此书为国家社科基金项目
“中医隐喻思维与隐喻话语研究”（编号：１７ＣＹＹ０１４）
和重庆师范大学博士启动项目（编号：１８ｘｗｂ００７）
研究成果。

中医隐喻研究

石勇◎著

STUDY ON
METAPHOR OF
TRADITIONAL CHINESE MEDICINE

中国社会科学出版社

图书在版编目（CIP）数据

中医隐喻研究/石勇著．—北京：中国社会科学出版社，2021.8
ISBN 978-7-5203-8523-7

Ⅰ．①中…　Ⅱ．①石…　Ⅲ．①中国医药学—名词术语—研究
Ⅳ．①R2-61

中国版本图书馆 CIP 数据核字（2021）第 098130 号

出 版 人　赵剑英
责任编辑　郭晓鸿
特约编辑　杜若佳
责任校对　师敏革
责任印制　戴　宽

出　　版　中国社会科学出版社
社　　址　北京鼓楼西大街甲 158 号
邮　　编　100720
网　　址　http://www.csspw.cn
发 行 部　010-84083685
门 市 部　010-84029450
经　　销　新华书店及其他书店

印　　刷　北京明恒达印务有限公司
装　　订　廊坊市广阳区广增装订厂
版　　次　2021 年 8 月第 1 版
印　　次　2021 年 8 月第 1 次印刷

开　　本　710×1000　1/16
印　　张　25.5
插　　页　2
字　　数　366 千字
定　　价　138.00 元

凡购买中国社会科学出版社图书，如有质量问题请与本社营销中心联系调换
电话：010-84083683

目　录

应用篇

拓 展 篇

插图清单

表格清单

前　言

古巴比伦、古希腊、古印度和古代中国都曾产生过独具本地特色、彰显民族智慧的传统医学，在生产力水平和认知水平相对落后的时代，这些医学曾经繁盛，泽及万民，彪炳史册。随着科学技术日新月异，突飞猛进，曾经在强势文化力和政治力庇佑下的民族医学、官方医学纷纷折戟沉沙，灰飞烟灭，只中医一枝独秀，长盛不衰，并随时代潮流的发展而精进向前，其中奥妙，值得玩味。

原始的经验医学因循守旧，墨守成规，缺乏创新意识，不具备常青藤式的传承与发展，这些缺陷足以"致命"，其"死亡"是历史必然。中医"不死"，得益于中医思维的合理性和创生性，即是说，中医学早已与纯粹的经验医学分道扬镳，绝不是对老祖宗医学经验的简单传承和运用。中医学属于自然科学（学科）范畴，也受惠于中国传统哲学。恩格斯曾说："不管自然科学家采取什么样的态度，他们还是得受哲学的支配"（转引自王自强，1981）。在中医学奠基之作《黄帝内经》（后称《内经》）诞生的时代，阴阳五行哲学业已成熟完善，大行其道，与古代许多学科如天文、历法、农学、兵法等互参互惠，中医也不例外，不仅以阴阳五行学说建构其理论体系，更通过广泛的医学实践，丰富和发展阴阳五行理论，使之与中医融会贯通，合为一体，形成中医阴阳学说和中医五行学说。

中医学成功地借用了阴阳学说和五行学说，把原本比较原始的、粗糙的、零散的医学实践和知识进行归纳总结，逐步系统化，构筑理论框架，并传承《易经》取象比类方法论，展开对自然、人体、疾病、健康等话题的幻化演绎。从《内经》开始，中医学从原始经验阶段步入了抽象概念的理论阶段，并形成了独具中国传统文化特色的医学思辨风范和推理品格。中医的思辨和推理并非浮想联翩、天马行空式的肆意浸淫，而是颇具时代特征和民族气息的方法论体系，以此方式形成的知识在中医临床实践中不断自我扬弃，否定与更新，传承与发展，实现长存，不断支持着人类探索生命本质的诉求。因此，有关中医问题的讨论应该紧紧围绕中医理论的思维逻辑展开。

中医发展之路并非一帆风顺，一路履霜踏冰，命运多舛，批判之声层出不穷。近代以来，随着“科学”浪潮席卷全球，中医存废之争不绝于耳，掣肘之势甚嚣尘上，引发了学界对中医经验性与科学性的深度反思。究其根本，中医批判源自中医理论研究自身之不足，导致中医（特别是中医理论）始终蒙着一层神秘的面纱示人。因此，有必要对中医的理论体系进行深度挖掘和全新诠释，而一切理论都是以一定的语言体系为载体，理论探究的实质就是对理论所属语言的逻辑重构（徐峰，2008）。中医学界有学者主张，中医理论需要重新建构（何裕民，1990），中医理论重构的主线，可以或可能依据的是“意义理论”（贾春华，2010）。在此倡导下，有必要从“意义理论”入手，深入探讨中医语言的特征，研究有关中医理论的语义表达，即中医学术语言（简称“中医语言”）。

一个特殊的科学共同体内部间的交流基于特定的学术语言，而后者是由与该共同体密切相关的认知模型隐喻所创建的，在理论交流过程中，共同体成员通常使用一种特殊的、经过集体约定的隐喻语言（郭贵春，2006）。贾春华（2010）的研究表明，中医语言是一种基于隐喻认知的语言，为我们描绘了一个有关人体生理、病理、疾病、治疗、养生的隐喻世界。有关人体的隐喻世界是通过中医隐喻语言进行勾勒的，这其中既有作为修辞学现象的隐喻话语呈现，又体现为建构中医理论的核心概念与体系、促进中医假设和推理的隐喻思维活动。两千多年来，历代医者为了破解医学难题，促进理论创新，追求美学效应，通过集体智慧的洞察力，将中医思维结晶为隐喻性思维，不仅促进了中医共同体主体间性统一，更成为中医共同体内部对话的思维工具和方法论工具。要揭示中医思维规律，必然要求将研究重心聚焦于中医隐喻思维和话语。

隐喻的核心在于意义的转换，具有两个层面的内涵：其一是外显的有形的隐喻语言表达，即隐喻话语；其二是内在的无形的思维形式，即隐喻思维。隐喻话语是隐喻思维的外在表现，隐喻思维是隐喻话语的内核。本书的研究对象为中医隐喻思维与隐喻话语。采用认知隐喻学的研究手段，透过中医隐喻话语和施治方略中的隐喻表达考察存在于中医思维中的隐喻，通过中医思维中的隐喻探索中医思维，为中医理论的重构和已经陷入瓶颈的中医理论研究提供全新的跨学科视角。人类进入21世纪以来，提倡科学施治，中医如若故步自封，一成不变，将很难掩饰其缺失，难逃被淘汰的命运。因此，在时代浪潮中追求嬗变才是中医生存之道，除了“实践”这一泛化方法论取向，更要对逻辑思辨基底进行深刻反思。中医的发展仰仗于思维方式的更新，中医隐喻思维研究的相关发现可以为中医思维方式的更新开启一扇门。这成为本书研究的出发点。本书的基本构想是：中医隐喻的本质是实体与过程隐喻编织的隐喻网络。实体隐喻对理论所涉的命理规律具备一定的解释力，但面对严格的逻辑推理，面对复杂的生理病理问题的追问，其在思维和理论方面的缺陷暴露无遗。不仅如此，近代以来的中医批判也与实体隐喻密切相关。究其根源，实体隐喻所采取的实体本位思维存在缺陷，难以完全涵盖中医象思维的复杂性和多样性。过程隐喻根植于中医之“象”的过程性特质，依附于概念隐喻的表述方法和术语体系，可以弥补实体隐喻对中医理论的有限解释。在隐喻网络视域下，实体和过程的互补态势不仅具有理论合理性和临床有效性，而且能够发挥过程本位的开放性特长，过程不依附于位素，其主体和客体是开放的，过程的类型也是开放的，这便能有效化解搁置上千年的部分中医学困惑，为中医摆脱“伪科学”指控提供了语言学理论支持，为中医的临床新发现预留广阔的空间，为中医现代化提供必备的逻辑前提。本书的特色是：在理论研究层面，追问中医隐喻语言的本质，结合认知隐喻理论与取象比类（中医思维核心方法论）的趋同与差异，创新已有的认知隐喻理论，挖掘中医隐喻思维新路径，揭示中医思维规律，透现构建中医理论的心智加工模式；在研究方法层面，采纳基于语料库的多学科系统化研究模式，定量分析中医学经典著作《黄帝内经》文本；在研究目标层面，不仅回答“是什么”，还追求“去何方”：在近十年来中医争鸣的历史背景下，不仅从认知思维层面揭开中医学的神秘面纱，还通过研究中医文献和临床施治中的隐喻表达，辩证审视中医的科学性与合理性，推动中医知识的传承与发展。

本书运用认知语言学研究成果探讨具有中国特色的医学、哲学、文化等方面的话题，以期推动中华文化的传承与发展。中医学根源于中国传统文化和中国哲学，本书试图从语言和哲学的视角把握中医思维模式的基本内涵，从而为隐喻的介入厘清中医思维过程中诸多要素间的关联，概括中医思维认知的工具和本原，反映中医思维的认知特征。中医学与隐喻思维相结合所形成的中医隐喻思维绝不是二者简单相加的结果，而是从中医理论研究的源头做起，囊括了中医学所涉的传统文化观、思想观和哲学观，体现了中国哲学的强大生命力，印证了中华文化的博大精深，展现了人与自然及人体自身整体论思想的全景画面，蕴含了丰富的复杂性科学的思维方法，可以为当代思维科学的发展和人类思维方式的创新提供全新的视角。中医隐喻方面的研究同时也可以丰富中医学自身的研究和发展，坚持中医理论研究的大方向，把握中医学理论的主体性，对中医学自身学术体系的认定、应用、继承、发扬以及对中医思维规律的进一步发展，对中医临床实践的创新，都具有一定的借鉴意义。

第一章 绪论

第一节 研究背景

20 世纪以来，西方学界对隐喻的界定和研究范式可谓百花齐放。文学评论家强调隐喻的虚构性和想象性（Richards，1936；Ricoeur，1975/1986；Steen，1994）；逻辑学家将注意力放在隐喻的失真方面（Davidson，1978；Soskice，1985；Danesi，1986，1993）；心理学家研究隐喻的概念表征性，致力于隐喻与心理动机、心理健康之间的相互关系和作用的研究，或隐喻性推理问题的研究（Ortony，1979/1993；Honeck & Hoffman，1980；Gentner，1983；Indurkhya，1992）；哲学家偏重对隐喻的历时性研究（Johnson，1981；Cooper，1986）；语言学家突出隐喻的不一致性（incongruence）（Halliday，1985/1994；Kittay，1987）或是偏离性（deviance）（Levin，1977，1979），或是探索隐喻话语的结构（White，1996；Goatly，1997），抑或是展开对隐喻的多学科运用和研究（Radman，1995；Mio & Katz，1996；Cameron & Low，1999）。

随着认知语言学的发展，延续了 2000 多年的认知维度隐喻研究再度兴起。认知语言学将隐喻的本质归结为概念系统中的跨域映射（Lakoff，1993），从而把学界对隐喻的研究兴趣从辞格拉回到了思格，凸显了“隐喻”的“隐”性特征，触发了对语言中隐喻现象和心智中概念机制的重新审视，以及对人类思维世界和意义世界的隐喻性诠释热潮。Lakoff 和 Johnson（1980，1999）又将隐喻的概念层次视为第一性，界定了由此思彼的思维模式，强调隐喻的体验性、普遍性、认知性、系统性，隐喻在思维活动和意义呈现过程中的基础性作用被推到了前所未有的高度。陈嘉映（2003：368）生动地总结到：连整个概念体系本身在很大程度上就是隐喻式的。许多认知隐喻研究者（Lakoff & Johnson，1980，1999；Lakoff & Turner，1989；Gibbs，1994；Turner，1993；Kovecses，2010）认为，人类日常语言中充斥着规约性的隐喻表达，这些丰富的表达反映了人类长时记忆中的跨域映射，即概念隐喻，它们是无处不在、不可或缺的语言工具和认知手段。随着中医学理论研究的不断深入，概念隐喻亦成为诠释中医理论建构与发展、中医临床施治、中药基本理论和临床应用的重要工具之一。

在一百多年来中医争鸣的历史背景下，中医学经历了是与非、真与伪、存与废之争之外的“第三条途径”，即对中医理论进行重新诠释与建构。中医理论的重新建构（简称中医理论重构）堪称中医理论发展创新的新路径。中医理论重构的新路径众多，其中一条便是中医语言研究。中医理论诉诸中医语言为我们描绘了一幅有关人体结构、病因病理、治疗养生的全景图，因此，采用语言学的相关研究成果对中医理论、中医思维和中医语言展开全新的审视，不仅有助于为中医理论的重构提供重要的参考和研究思路，而且可以丰富和发展有关中医理论的跨学科研究。

隐喻作为语言学研究的主要议题，历来被人们称作语言和思想的千古之谜（安军、郭贵春，2005），正如卡西尔（1985：140）所言，语言就其本性和本质而言，是隐喻式的；它不能直接描述事物，而是求助于间接的描述方式，求助于含混而多歧义多语词。近年来，国内学者已经达成共识：隐喻在中医药语言中无所不在（蒋继彪、张建斌，2015；贾春华，2017）、中医语言是一种基于隐喻认知的语言（贾春华，2014；李孝英，2016；李孝英，2018；李孝英，2019）、中医独特的思维方式与隐喻认知过程暗合（李成华等，2015；方信盛、贾春华，2015；李孝英、陈丽丽，2017；李孝英、解宏甲，2018；马晓苗，2018），并掀起了中医隐喻研究热潮。受限于语言文化差异，国外学者很难涉足于中医语言方面的研究，只有 Bellavite 等（1998）采用计算机模型解释五行生克，但该文未见有关中医思维和中医隐喻方面的论述；受限于学科跨度差异，外语界学者在此方面的研究相对滞后，主要集中于中医隐喻语言的英译（李照国，2011；张斌、杜福荣，2011；范春祥，2012；王雨艳，2013；梁慧、王银泉，2014；彭昌柳，2015；梁杏、兰凤利，2014；谷峰，2018；周恩，2018；王娜，2018；刘瓅莹等，2018；李孝英，2019；胡奇军等，2019）以及与之相关的文化对比和哲学考量（吴宗杰、吕庆夏，2005；兰凤利，2010；李莫男、张斌，2012；朱文晓，2014；李成华等，2015；李孝英，2018），未见从认知隐喻学角度对中医语言和思维的综合性考察。

与之形成鲜明对比，近年来，中医学研究者捷足先登，把隐喻当作一种重要的科学研究范式引入中医学研究，出现了对中医话语和理论的隐喻性研究热潮，比如中医学界有国家自然科学基金项目“基于认知语言逻辑心理的中医病因病机的概念隐喻研究”（项目编号：30973971）；国家自然科学基金项目“‘观其脉证，知犯何逆，随证治之’的认知心理学研究与动态认知逻辑刻画”（项目编号：81173464）；国家自然科学基金项目“具身心智视域下的中医五行概念隐喻的认知心理语言逻辑研究”（项目编号：81373770），这些研究在认知科学研究大背景下，从认知隐喻学角度对中医理论的形成、中医理论体系（包括症候、病因病机、脏腑功能、药性方剂等）、中医学逻辑、中医话语等诸多方面进行了全方位总结、分析、归纳和提炼，极大地推动了中医学的隐喻性研究热潮。对于认知语言学研究者而言，研究重心应聚焦于中医话语体系和理论体系，目的在于揭示中医理论构建的心智操作方式，以中医语言与隐喻之间千丝万缕的联系为基底创新现有的语言学理论，为中医学理论优劣的辩证分析与评判提供全新视角，探索中医知识传承与发展的认知基础。

第二节　研究目标

本书的研究目标之一是界定中医隐喻思维，即回答一个问题：“中医隐喻思维是什么。”两千多年前，我国第一部医学巨著《内经》诞生，成为建构中医学理论体系的奠基之作。在《内经》中，“天人相应”思想一以贯之，运用独具中国特色的“取象比类”认知手段，将人体与自然统一诠释，通过自然万象摹本描摹生命规律和病理知识。千百年来，这一最基本的思维逻辑促进了中医理论的自我完善与不断革新，时刻指导中医临床施治，比如后续的《伤寒杂病论》在《内经》思维逻辑的影响下，根据病邪入侵经络和脏腑的深浅、患者体质的强弱、正气的盛衰、病势的进退缓急、有无宿疾等情况，确立了中医辨证论治的基本法则；《本草纲目》在继承和发扬《内经》创立的取象比类思维的基础上，分析了药物的归经、作用机理，推演药物的作用特点（杨军、王振国，2010），成为中国医药史上的集大成之作。中医思维的操作范式可以通过认知隐喻理论充分揭示，形成中医隐喻思维，并以此为基础，展开对中医理论和中医话语背后心智认知活动的深度解剖和全新审视。

本书的研究目标之二是探讨中医隐喻思维的本质特征，即回答一个问题：“中医隐喻思维较之于其他隐喻思维有何区别性特征”。从本质上说，隐喻思维肇源于人类语言、思想和行为的连贯性取向，取值于事体间的相似性张力，通过始源域与目标域之间复杂的心智操作过程不断挑战人类认知极限，彰显人类智慧，更重要的是，隐喻思维在科学知识传承和科学理论创新的过程中具有重要的方法论意义。中医学理论中充斥着大量隐喻性认知方式和隐喻性语言表达。对《内经》《伤寒杂病论》《本草纲目》等中医学著作而言，隐喻更是无所不在，体现了“无譬，则不能言”的思维张力。从中医话语和施治方略中探索中医隐喻思维，不仅能钩沉中医话语浓郁的修辞情怀和厚重的历史喟叹，更能求索当今认知隐喻理论与传统取象比类相得益彰的方法论新路径，彰显中医思维方式中传统与现代的交融，触类旁通与临床实践的互现，中医理论也会因此从模糊走向清晰。

本书的研究目标之三是从认知隐喻学角度探讨中医理论被批判和诟病的根源，在中医相关理论与认知隐喻理论的碰撞过程中提出新的隐喻理论，以期对中医理论体系进行全新的诠释，为中医摆脱“伪科学”指控提供语言学理论支撑，为中医学理论的发展创新提供心智运作描述。人类的认知基于体验，始于范畴化，从而获取范畴。范畴的形成过程实际上就是概念的形成过程，也是意义的形成过程，概念系统也因此而组织起来。传统的隐喻思维能够比较合理地描述和解释中医概念系统的形成过程，利用位素映射和属性映射将自然万物及人体纳入阴阳五行范畴进行统一诠释，利用关系映射阐释自然和人体中诸多复杂关系和运动变化规律，利用知识映射揭示宇宙万物的阴阳本质和五行辩证思维在中医学中的建构性作用。但是，传统隐喻理论对中医理论的阐释力并非尽善尽美，以《内经》为例，对于诸如“尚阳思想”和五行循环论矛盾冲突和本质性追问，缺乏合理的自圆其说，导致中医身陷囹圄，坠入批判的旋涡而无法自我“救赎”。这些批判大多数以“科学”为参照，抓住传统隐喻思维解释力不足留下的诸多弊端，全面否定中医的立论基础，有鉴于此，有必要辩证分析中医学理论的优劣，提升现有认知隐喻理论，重新审视中医理论和话语体系，探索中医创新与发展的认知基础。

总之，中医隐喻思维研究的相关发现可以为中医思维方式的更新开启一扇门。一是通过认知隐喻视角下的中医理论文献研究和中医临床施治研究，从全新视角阐明中医理论的认知特点，明确中医临床实践过程中的思维路径，进而审视中医自身的优劣。二是从认知视角回应质疑，建立文化认同。近百年来，社会层面对中医的批判之声层出不穷，产生了诸多负面的影响，不利于中医学的发展。本书从中国传统文化及思维方式的研究入手，对中医的概念体系、范畴体系、思维方式、实践目标等方面进行深入分析，回答中西医对生命与健康的不同认识和理解，并以共同的价值理念，建立现代文化认同。三是研究中医隐喻思维，为当代思维科学的发展提供借鉴。在当今思维科学更迭的潮流中，人类早已抛弃了单一的思维取向，开始重拾多元化的思维方式和取向，开始回眸注视东方思维，而中医学是东方思维领域中最博大精深的理论体系之一，具有独特的思维特征，堪称东方文化的精髓，通过对中医隐喻思维的研究，探讨中医思维与当前主流知识体系的对话，完成创造性的转化，构建中医学未来的发展模式，实现理论飞跃。

第三节　研究方法

本书共采用了以下几种研究方法：话语分析法、理性思辨法、对比分析法、描述与解释结合的研究方法。

话语分析这一术语最早可以追溯到1952年美国语言学家Z. S. Harris发表于*Language*第二十八卷上的名为“Discourse Analysis”的论文（范宏雅，2003）。话语分析不是一门学科，而是一种语言研究方法，以大于句子的语言单位为研究对象，通过观察实际使用中的语言，探索语言的组织特征和使用特征。话语分析应该是严密的、系统的，可以被人文社会科学（甚至人文社会科学以外）各学科的研究者们用来研究各种问题（成晓光，2006）。本书对中医隐喻思维的研究基于对中医隐喻话语的分析，通过语言层面的表达回溯存在于中医思维中的隐喻。本书话语分析的语料①来自中医学的奠基之作《内经》以及与之具有传承关系的《易经》、《伤寒杂病论》、唐代王冰《补注黄帝内经素问》、《黄帝内经（大型六十集电视纪录片）》②、《本草纲目》等。

---

① 《黄帝内经》，姚春鹏译，中华书局2012年版；李浩等主编：《伤寒杂病论白话解》，北京科学技术出版社2017年版；《本草纲目》，崔瑞泽译，辽海出版社2016年版。

② 《黄帝内经（大型六十集电视纪录片）》，广东音像出版社2008年版。

“理性思辨研究方法”是研究者在已有知识积累和实践经验的基础上，对现实或历史等问题采用概念、判断和推理等形式进行理性思考而形成思想观点的过程中所运用的一种方法（栗洪武，2011）。本书对隐喻思维的研究除了分析文本中的隐喻话语，还从施治方略中寻找思维中的隐喻，并围绕中医理论的合理、缺陷、弥补、发展等话题展开理性思辨。中医文本中存在过程隐喻，但是对于非中医人士而言，如若不具备基本的中医知识，很难从话语层面洞悉过程意象图式与人体动态气机传变、脏腑生克、脉象传动之间的取象比类，因此出现了实体本位错置，产生了对中医的批判。但反过来说，对于医者而言，过程隐喻思维已经渗入灵魂深处，这体现为医者在施治过程中无所不在的过程隐喻（非言语）表达，本书称为施治方略，因此，我们可以通过施治过程中的隐喻表达反观医者思维中的隐喻形态，而后者恰恰是中医隐喻思维的真谛。

对比分析法是指把客观事物加以比较，以实现认识事物的本质和规律，并做出正确评价的研究方法。本书采用的对比分析法主要针对“取象比类”这一概念而言，体现为对“取象比类”概念多种界定的对比分析、认知隐喻理论与取象比类的对比分析。其一，取象比类是一种带有浓厚中国传统科学色彩的抽象思维方式，在《周易》的影响下，取象比类作为一种思维方式见诸古代天文学、物理学、化学、医学、工程技术等科学领域，极大地推动了我国传统科学的发展，李约瑟就曾说过：“宇宙类比贯穿于全部的中国思想史之中”（转引自王前，1996）。值得一提的是，取象比类思维方式在中医学中发挥着举足轻重的作用，赋予了中医学独特的象思维模式，钱学森将其称为“唯象的中医学”。尽管取象比类的作用如此重要，但是中医学界对其界定却是众说纷纭，莫衷一是，各有侧重，有必要对各种定义进行对比分析，权衡本书的论述主旨，得出本书对中医取象比类的界定。其二，取象比类不仅在譬与言的思维张力间彰显中医话语的魅力，更将天人相应思想演绎到极致，从宏观上把握人与自然的整体运动变化规律，构建中医理论体系。西方认知维度隐喻理论（特别是概念隐喻理论）与取象比类思维方式在某些层面上具有相通之处，也存在明显差异，通过对比分析，可以从认知隐喻视角对中医取象比类进行新的诠释。

对于描述与解释结合的研究方法，Chomsky 首提评估语法的三个不同平面，即观察充分性（Observational Adequacy）、描写充分性（Descriptive Adequacy）、解释充分性（Explanatory Adequacy），并指出任何理论的终极目标是解释。束定芳（2000：10）同样指出："现代隐喻学应该有两个目标，一是对隐喻现象的描述，二是对这一现象的解释。"对中医语言研究而言，不仅是要采用已有隐喻理论对中医话语现象进行恰如其分的描述，更要从理论层面有所创新，对其进行全面而有效的解释，这才是沈家煊所说的"语言研究的最终目的"（转引自孙毅，2013：4）。本书采用描写与解释结合的研究方法，对中医理论和语言现象进行多维度的审视：一方面，在前人研究的基础之上，运用现有隐喻理论对中医理论体系和中医隐喻话语进行描述，并分别对其进行优劣评判和文化内涵考量。另一方面，超越描述层面，深入分析现有隐喻理论对中医理论和话语的解释力。具体言之，面对中医理论和临床诊治中的整体性、灵活性、复杂性和辩证性等特色，现有的隐喻理论是否能够给予有效而合理的解释？是否能够全面揭示中医理论与话语的本质？如果答案为否定，则需要弥补现有隐喻理论之不足，新的隐喻理论呼之欲出，并与中医相关理论（特别是中医思维理论）达成适切，以期全面而深刻地解释中医理论与话语，揭示其心智操作规律。

第四节 篇章组织

本书共分为四个部分，共十三章。第一部分为绪论即第一章。第二部分为基础篇，包括第二、三、四、五章，主要阐述本书的理论基础和理论创新。第三部分为应用篇，包括第六、七、八、九章，将本书的理论观点和理论创新应用于中医学和中药学相关知识的分析和阐释。第四部分为拓展篇，包括第十、十一、十二、十三章，主要思考本书的相关理论对中医思维、中医创新、中医研究的影响。

具体而言，第一章是绪论，主要介绍本研究的研究背景，研究目标和研究方法。第二章是文献综述。本章首先分析近代以来出现的中医批判、近十年来围绕批判产生的存废争鸣、学界对中医前途命运的思索，由此引出中医理论发展的“第三条途径”，即中医理论重构思想，国内诸多学科的研究者对中医理论（特别是中医阴阳五行理论）的重构进行了积极的尝试，其中之一便是从认知隐喻理论视角对中医理论进行重新解读，本章的重点是综述国内学者运用认知隐喻理论对中医文献展开的话语分析，并总结其研究特色、不足和对本书研究的借鉴性作用。第三章是本研究的出发点，界定中医隐喻思维，并对中医隐喻思维所涉及的几个概念进行详细解释和说明，包括：阴阳五行概念的体验性本源、天人相应思想构筑的隐喻思维、中医取象比类思维的解析、中医理论的多元化隐喻系统。第四章分析中医隐喻思维的结构特征，探讨中医隐喻思维的复杂性致思向度，通过比较中医隐喻思维观与认知隐喻理论的异同，寻根溯源取象比类（中医思维核心方法论）的隐喻性本质，总结并阐述中医隐喻思维独特的双重映射结构。第五章主要讨论中医隐喻思维的双重本位思维观，将“本位”概念植入隐喻研究，借用过程哲学对传统实体论的颠覆，提出与实体隐喻相对和互补的过程隐喻构想，并分析过程本位隐喻思维与中医诸多理论的适切性。

第六章从实体本位视角讨论中医隐喻思维与阴阳五行话语，运用实体本位思维勾勒五行系统和阴阳系统中的隐喻映射，得出结论：实体隐喻能够结合天人相应思想，描述中医阴阳五行思维坐标，但充满推导性罅隙，现有理论（包括隐喻理论和中医学理论）对此无能为力，从而导致公众对中医理论本身合理性的怀疑与批判。本章还从隐喻思维角度分析近代以来中医批判的实质，认为中医批判的焦点应由中医本身转移到中医思维方式上来，既然实体隐喻理论以及支撑实体隐喻的思维方式不能够完全适用于中医，那么有必要反思中医思维，特别是中医隐喻思维，反思隐喻思维中实体本位的局限与补充，反思隐喻推理与临床实践的剥离与弥合，寻求全新的隐喻思维方式解释中医阴阳五行学说，以期为中医摆脱“伪科学”指控提供语言学理论支持。第七章从过程本位视角讨论中医隐喻思维与阴阳五行话语，针对实体隐喻的缺陷与失效，中医隐喻思维从实体本位转向过程本位成为必然，由此衍生出过程隐喻。本章明确界定了过程隐喻，并结合封闭语料，借助 AntConc 软件的词频检索功能，量化分析三大主题下过程隐喻表达的分布状况和语言特征，并以过程隐喻为理论基础分析中医阴阳五行学说，总结过程隐喻的理据和理论特色。第八章从隐喻网络视角讨论中医隐喻思维对中医理论体系的建构作用，分析过程隐喻与实体隐喻在多个层面的互补关系，前者关注“线”，后者关注“点”，二者结合不但能够对中医思维进行完整有效的阐释，而且还具有理论和临床有效性。第九章阐述了中医隐喻思维在中药学经典著作《本草纲目》中的表现和作用，研究发现：“药物功效是药物之象”概念隐喻贯穿于全书之中，李时珍运用隐喻思维剖析药物的特性，阐述药物的释名、集解、主治等，更重要的是，根据收集的药物之象推导药物的作用机理、归经、主治、四气五味等，发明新药、寻求新知。

第十章主要讨论中医隐喻思维的创生性，认为中医隐喻创生性的前提为“天人相应”集体意向性，其思维路径紧紧围绕创造一种有主体思维介入的经验完型的相似，其思维机制为受限于阴阳五行、“被接收”和认知水平的隐喻推理，同时推测与临床的有效接轨保证了中医隐喻创生的合理性。第十一章讨论中医隐喻思维与中医思维方式之间的关系，主要关注中医思维如何通过隐喻的方式对中医理论进行诠释和说明，并揭示隐喻在中医思维过程中的方法论表现。第十二章从中医隐喻的方法论特征和方法论功能两个维度总结中医隐喻的方法论意义。

第十三章回顾本书的基本内容，分析本研究的主要观点、创新之处、研究特色、学术贡献等，并指出对本书后续研究的展望。

基础篇

第二章　中医隐喻研究的背景：批判与重构

第一节　引言

中医学是中华民族灿烂文化的结晶，是一门具有哲学和实用意义的学问，但是关于中医的批判却由来已久。20世纪初以来，许多社会名流、文化学者、政府官员针对中医展开了犀利的批判，与此同时，许多中医界人士对此进行了有力的反击，双方“交锋”形成中医存废之争。本章综述近代以来围绕中医和中医学而展开的主要争鸣与论战，分析近十年来国内学者对中医前途命运的各种思索。对于中医理论而言，在摒弃与弘扬、批判与维护之间，出现了“第三条途径”[①]，即对中医理论进行重新诠释与分析，以促进其发展与进步。中医理论中充斥着大量的概念隐喻（贾春华，2010），并贯穿于中医思维体系始终，采用认知隐喻理论对中医理论体系和话语体系进行分析，进而从全新的视角诠释中医思维方式，堪称对“第三条途径”的积极尝试。本章由以下几个部分构成：第一，有关中医争鸣的历史回顾，包括近代中医批判，以及近十年来围绕中医而展开的争鸣与思考；第二，近十年来有关中医发展的思索，包括中医界权威人士对中医前途命运的思索，学术界对中医理论发展的思考，其中最重要的是中医理

① 杨昆：《现代养生》，《何裕民教授揭密中医药（四）》2007年第11期。

论重构思潮的兴起；第三，综述国内学者在中医重构思潮影响下运用认知隐喻理论展开的中医话语分析，并总结其研究之不足和借鉴意义。

第二节　有关中医争鸣的历史回顾

一　近代以来的中医批判

自从日本明治维新取消汉医以来，西方化的所谓“成功”范例在中国不胫而走，清末俞樾发表惊世骇俗的《废医论》，由此引发国人对中医的质疑和争议。随着洋务运动和新文化运动的兴起，西学东渐之风盛行，西方医学大规模输入，一股中医批判之风在许多文化名人尖锐决绝的言辞煽动下呈现甚嚣尘上之势：

(1) 晚清国学大师俞樾1879年著有《废医论》和《医药说》，从中医古籍中寻找矛盾之处，加以系统批判，进而得出结论，中医没有存在的必要，中药可以存在，成为日后废医存药的思想源头，俞樾也因此被称为“反对中医第一人”。

(2) 俞樾的学生章太炎著有《论五脏附五行无定说》，对中医五行学说加以彻底批判，主张完全废弃。

(3) 章太炎的学生余云岫是一个更坚定的废中医派，著有《灵素商兑》，瞄着中医经典著作《黄帝内经》，采用西医的观点进行批驳，集中批判了中医理论中的阴阳、五行、十二经脉、五脏六腑和气运、六气、脉学等说，认为中医阴阳五行六气脏腑学说是玄学（哲学），不是科学，并公开提出废止中医理论。

(4) 鲁迅在1922年《“呐喊”自序》和1926年《父亲的病》中对中医进行了严厉的批评，用辛辣的笔墨嘲讽了中医存在的弊病：故作神秘和玄虚、拼命捞钱、草菅人命的恶劣职业道德，认为“中医不

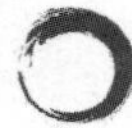

过是一种有意或无意的骗子”，并发誓“决不看中医”。

(5) 严复认为，中医缺乏实际观察和逻辑推理，属于风水、星相算命一类的方术。(转引自赵力，2011)

(6) 陈独秀曾说：“中医既不解人身之构造，复不事药性之分析。……惟知附会五行生克寒热阴阳之说。”(转引自李虹，2011)

(7) 梁漱溟认为：“中国说有医学，其实还是手艺。十个医生有十种不同的药方，并且可以十分悬殊。因为所治的病同能治的药，都是没有客观的凭准的。”(转引自何星亮，2003)

(8) 梁启超在《阴阳五行之来历》一文中认为阴阳五行学说为二千年来迷信之大本营，并将中医描述为“阴阳五行的瞎猜”。

(9) 周作人曾批评中医：“全然是行医的玄学家。”[①]

(10) 国学大师陈寅恪说：“宁愿让西医治死，也不愿让中医看病。”(转引自刘鹏杰，2014)

(11) 郭沫若 (1954) 把五行与中医的结合称为“玄理附会”。

(12) 李敖早在1961年发表废除中医的文章《修改“医师法”与废止中医》，认为中国的医学史，并不是什么真的“医学”史，而是一笔道道地地的“巫医”史。等等。

不难看出，以上列举的近代以来的文化名人们通过其占有的“公众发言权”和“文化高地”对中医进行了无情的批驳，批判的理由大致分为以下几个方面：中医典籍存在矛盾之处（如1、3)、中医施治方式有问题(如4、5、7、9、10、12)、阴阳五行不合理（如2、3、6、8、11)。在西学东渐历史背景下，在太蔟《科学礼赞》中“科学是光明”口号的感召下，以“微妙玄通”著称的中医及其理论体系遭到了携有“解剖学”基因的西方医学的巨大冲击，在理论清晰度和疗效方面似乎难以与之匹敌，加

① 孙乐涛：《中医与巫术之间的距离》，http：//www. docin. com/p－228788176. html，2015年10月10日。

之中医典籍的“晦涩难懂”、中医疗效中的“血的教训”、阴阳五行中的“玄之又玄”，这些文化名人迫不及待地将中医的缺陷曝光在公众视野之下，试图将中医“盖棺定论”，并“顺理成章”地送上“断头台”，其目的不是借助西医的思维和理论来弥补中医之不足，进而思索中医传承与发展之道，而主要是为了历数中医的种种不合理，降低中医在民众心目中的地位，从而行“废黜废止”之实。近百年来，伴随着诸如以上 12 例中的谩骂或讥讽，国内出现过五次声势浩大的“废医事件”①：第一次是 20 世纪初的“教育系统漏列中医案”，即 1914 年 1 月和 11 月，在北洋政府两次颁布的《中华民国教育新法令》中，都没有把“中医药”列为教育学科，只提倡专门的西医学校；第二次发生在 1925 年，中国教育界申请教育部批准将中医纳入学校体制，以余云岫为代表的西医界人士上书教育部，表示坚决抵制，教育部因此拒绝了中医进入大学学系的申请；第三次是 1929 年 2 月的“废止中医案”，国民政府召开第一届中央卫生委员会议，通过《废止旧医以扫除医事卫生之障碍案》，另拟“请明令废止旧医学校案”呈教育部。

二　近十年来围绕中医的争鸣

1. 近十年来批判中医的三个代表性人物

2006 年 10 月 7 日，中南大学科学技术与社会发展研究所教授张功耀领衔发起《促使中医中药退出国家医疗体制签名的公告》，并发表医改建言，提出“修改宪法，删除宪法第 21 条有关中医的内容②；采取适当措施

① 此处重点介绍前三次。第四次是在“文化大革命”时期，1966 年 6 月 1 日，《人民日报》社论《横扫一切牛鬼蛇神》，提出“破除几千年来一切剥削阶级所造成的毒害人民的旧思想、旧文化、旧风俗、旧习惯”的口号，中医被视为“四旧”之一，成为清除的对象。第五次发生于 2006 年，由张功耀领衔发起，后面有详述。

② 1982 年颁发的《中华人民共和国宪法》第 21 条明确规定“发展现代医药和我国传统医药”，确立了中医与西医平等的地位，为中医药发展提供了根本的法律依据。

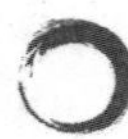

让中医在5年内全面退出国家医疗体制，回归民间，使科学医学（西医）成为国家唯一的主流医学；立即停止缺乏科学原理、违背科学精神、没有安全保障的中医中药研究……”这些言论立即掀起了又一轮激烈的中医废存之大论战。与此同时，张功耀连续抛出了《告别中医中药》《再论告别中医中药》《中医科学化失败的原因》《孔子不信巫医考》《中医连“伪科学”都不够格》等文，从多个角度对中医中药进行了全面批判，指责中医在理论上没有科学性，期望人为废除中医。张功耀（2006）对中医中药的批判主要集中体现在以下四点：（1）从文化进步角度看，中医既不可能科学化，也不能复古，没有找到自我进步的道路；（2）从尊重科学角度看，中医绝大部分概念缺乏经验基础，中医脉诊方法不具备起码可用来进行排中分析的逻辑基础；（3）从维护生物多样性角度看，中医没有标准化的诊断和治疗，立方混乱，滥用药物；（4）从人道主义角度看，中医对医理和药理不具备起码的确定性，并且将异物、污物、毒物入“药”。

2006年10月30日出版的《环球人物》中刊登了一篇该刊记者路琰采访中国科学院院士，粒子物理、理论物理学家何祚庥的文章，题为《何祚庥：中医理论的核心是伪科学》。何祚庥以“是否符合科学的原理和精神”为准则，批判了中医理论的核心——阴阳五行学说，理由是阴阳五行不具备波普的“可证伪性”，因此把中医归为伪科学。同时，何祚庥还认为张功耀的“废止中医说”太急了，并预测中医退出历史舞台是必然。

2007年，美国密歇根州立大学生物化学博士、科普作家方舟子出版《批评中医》一书，其核心是以科学的名义，说明中医及其理论的非科学性。其主要观点和做法如下：因无法检验，无法否证，作为中医理论基础的元气论和阴阳五行学说属于非科学；中医与现代医学和其他科学学科不兼容，因此归为玄学；用实验科学“观察—建模—预测—验证”的方法全面否定中医的系统论、辨证论治和治未病思想；通过对比现代药物开发和临床试验，说明中药的不可检验性，进而说明其无效性；通过分析砒霜、水银、雄黄等中药的毒性而对中药的毒副作用提出质疑；通过分析针灸无法接受双盲临床试验而否定针灸的疗效；通过揭露中医“扬威海外”的所谓“真相”说明中医在海外的边缘化；通过列举近代文化名人批判中医的言论和文选攻击中医的可信度和民众基础；通过中华人民共和国后中医医院的数量减少说明中医的步履维艰。在该书的结语中，作者将中医的命运盖棺定论，认为中医衰落是必然，提倡用医学科学取代中医。

尽管批判之声不绝于耳，中医仍以其顽强的生命力存续至今，并呈现持续发展的态势。许多网友、专家学者、官员通过各种媒体对三位“反医人士”的观点进行了反驳。首先是网友支持。根据《中国青年报》[①] 和腾讯网开展的一项社会调查显示，14677 名受访者中有 87.8% 的网友相信中医；另据新浪网 2007 年 1 月开展的一项 20219 人参与的调查显示，74.2% 的受访者表示“支持中医”（杨鹏，2009：4）。其次是专家点评。影响力较大的是《第三只眼看中医》作者毛嘉陵在光明网卫生频道发表的原创专栏，对三人的争议观点进行了非常到位的点评和反击，认为三人都喜欢用科学标榜自己，然而又拿不出科学的标准和言论；都在谈论中医，然而又不断犯中医常识性错误；都以科学的名义，然而其言论又不符合科学的精神。最后是官方力挺。卫生部公开表态“坚决反对”张功耀发起的所谓“签名活动”，并称“这样的签名行为，是对历史的无知，也是对现实生活中中医药所发挥的重要作用的无知和抹煞”；国家中医药管理局则称“取消中医”是“对科学的肆意否定”，并斥之为“一场不得人心的闹剧”[②]。国家对中医存废之争的表态还体现为《中医药创新发展规划纲要（2006—2020 年)》的颁布，规定了中医药发展的总纲领，明确指出中医将根据自身发展特点和规律，建立自身标准体系。由此看来，中医得到了政府和大多数公众的“力挺”，但却又从另外一个角度提醒我们，中医药的特色不仅仅要传承发扬，更要创新发展，才能不断为保障人民健康、促进社会和谐作出更大贡献。

---

① 董伟：《民调显示 87.8% 受访者相信中医》，《中国青年报》2006 年 10 月 30 日。

② 董伟：《卫生部：中医不会退出国家医疗体制》，《中国青年报》2006 年 10 月 10 日。

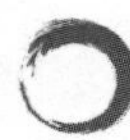

本书认为，张功耀教授、何祚庥院士和方舟子博士对中医的批判都同时诉诸现代科学理论的可证实性和精确性，批驳中医学基础理论（特别是中医阴阳五行学说）的非证实性和非证伪性，以及中医概念描述的模糊性，虽然出自不同的目的，但是都以缺乏辩证的眼光审视中医，过分强调甚至夸大中医及其理论中的不合理因素，进而全盘否定中医，忽视了中医的诸多合理因素，忽视了中医的博大精深和对中华民族繁衍生息的积极影响，最重要的是，对待中医以“罢黜”置之，对其发展并没有提出任何有建设性的意见，这样的言论和做法有失偏颇。

2. 近十年来学术界对中医的辩护

关于中医的是非、真伪、存废在学术界也出现了激烈的争鸣，通过CNKI“句子检索”工具，从2006年1月到2018年5月的十余年间，国内公开发表的学术论文中含有“中医”和“批判”字眼的论文数量达280篇（筛选后的数据），这些论文大多数针对五次“废医事件”，对中医理论进行深入思考和剖析，批驳“废医”观点的种种荒谬，以破解对中医“不科学”和“伪科学”的指控和质疑，倡导中医存在的合理性与合法性，这些文章大多从科学和文化两个维度对中医的合理性展开辩护，本书择取了其中具有代表性的文章进行分析。

（1）从“科学”角度为中医辩护

有些学者认为中医属于科学范畴。代表性人物是中国科学技术大学前校长朱清时院士，他认为①中医药是科学，但不同于西医的“还原论”，而是复杂性科学，中医的阴阳五行学说其实是用来描述人体复杂系统的基本形态；李致重（2006）从中西医研究对比的角度说明中医的科学性，他认为，西医着重研究人的“原质”，中医着重研究人的“原形”，人是“原质”和“原形”的结合体，二者各自研究了某一个层面，这与科学的出发点是相符的；黄顺基（2007）通过分析现代医学科学技术体系，用国际上通称的辅助替代医疗（Complementary and Alternative Medi-

---

① 朱清时：《中医是复杂性科学》，《中国中医药报》2004年8月16日。

cine）说明中医的科学性；连冬花（2007）认为，科学是一种社会建构，具有一定的文化相关性和相对性，中西医都是地方性知识，其存在的合理价值在于其疗效能够为不同地域和历史时期的人们所接受，所以二者都是科学；王振瑞、李经纬（2007）认为中医理论是科学理论，因为中医学运用定理、范畴、定律等思维反映与自然和社会密不可分的人体生命现象的本质和规律；郭勇（2008）认为中医学介于社会科学、思维科学与自然科学之间等等。

还有些学者认为中医不属于科学范畴，但是没有必要从科学的角度对中医进行评判。锦程（2006）认为中医建立于实践和哲学的结合，不属于自然科学体系；烟建华、邵雷（2007）按照科学哲学对科学与伪科学的划分，得出结论：中西医都不是严格意义上的科学，医学不应该受到科学的束缚，应该从生命探索角度思考医学的应用价值；陈徽（2009）认为中医产生于中国思想传统，是非科学的，不属于西方自然科学范畴，二者不具备可比性；王惠颖（2010）、陈斌（2013）、慕景强（2013）也认为中医理论虽然不符合“科学性”，但不能因此否认中医的地位和作用。

（2）从文化角度为中医辩护

此类论文认为中医是至今世界上作为一个完整体系能够被完整地保留下来的传统医学系统，因此应该从尊重文化的角度加以保护。张效霞（2007）认为中医理论的概念和范畴根植于中国文化，背离文化批判中医是徒劳；马伯英（2007）也认为中医文化属于临床实用的技术文化，中医科学、非科学、伪科学之争属于无谓之争；还有的学者将中医与中国传统文化紧密捆绑在一起，认为对中医的否定就是对中国传统文化的否定，甚至上升到对民族灵魂的批判（王健，2007），中国中医科学院医史文献研究所所长柳长华教授甚至说：“‘否定中医’论的本质，是反传统”（转引自刘永等，2008）；持这种观点的还有《刘太医谈养生》的作者、中国金朝医学家刘元素第33代后裔刘弘章先生，他认为：“中医是一种文化，文

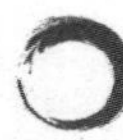

化本身不是谁想取消就取消得了的，它有着内在的传承性……取消中医就是取消优秀的传统文化。”①

本书认为，中医是医学，无所谓科学与非科学的严格划分，中医学来源于感性认识，受惠于古代哲学，服务于理性实践，采用综合的方法，基于宏观的思辨，动态地研究人体与自然的各种关联，更重要的是，中医能够指导临床医疗，且疗效显著，成果丰硕，为中华民族的繁衍生息作出过不可磨灭的贡献。时至今日，中医仍然在人类医疗和保健方面发挥着重要的作用。同时中医植根于我国优秀的传统文化土壤，是五千多年来我国劳动人民集体智慧的结晶，现在中医逐渐受到世界的认可，国外也逐渐兴起了中医热，因此中医理应得到尊重和传承，在现代科学技术浪潮下寻求嬗变，不但不能“罢黜”或“告别”，反而应该提倡进一步发展与创新。

第三节　近十年来有关中医发展的思索

一　对中医前途命运的思考

近十年来，对于中医的讨论不仅仅局限于中医存废、科学与伪科学、合理与不合理的争鸣，还出现了许多针对中医前途命运的思考。1985 年“中医现代化”被正式列入国家攻关课题，以钱学森院士为代表的学者对此进行了许多开创性研究，在此背景下，许多业界权威人士提出了不同的思路。比如：

> 曾任卫生部中医司司长的吕炳奎建议中央以保护中医药学为由，将卫生部一分为二，设立中医与西医两个在行政等一切方面平等的行

① 任华南：《医学博士刘弘章：取消中医就是取消传统文化》，《中国青年报》2006 年 10 月 30 日。

政机构，使中医部能够独立管中医；将中医药的教育权从教育部移交给新的中医药行政部门；由新的中医药行政部门起草有关中医药的各个方面的法律法规，上报人大批准，对以前限制中医药的法律法规宣布它不适宜中医药界，只适用于西医药界；确立中药自身的符合中医药的鉴定标准，废除以美国医药鉴定标准为中医药的标准的规定和做法。

上海中医药大学教授何裕民认为，中医要发展，关键是要为中医的发展提供一个宽松的氛围，从政策角度，不仅要在基础研究方面舍得投入，对于重大科研项目给予全力支持，同时在实用技术方面鼓励中医院大胆地深入群众，不能用西医的评判标准来评价中医，不能把所有东西纳入一个考核体系。

我国著名中医前辈崔月犁之子张晓彤提出振兴中医的三条建议：一、所有的中医要当铁杆中医，要踏踏实实地下苦功。二、政策全面调整，把政策中所有西化的地方全部删除，踏踏实实地发展中国文化和中医药，收起中医药的“现代化”“标准化”“规范化”等口号。三、全民教育。在普及中国文化的基础上，普及中医药知识，让老百姓做一个成熟的就医者，有自己的判断和选择。

中国协和医科大学校长助理袁钟认为，西医现在已经发展为世界性医学，中医仍为地方性医学。根据医学发展的规律，地方性医学最终将融入世界性医学之中，但“在相当长时间内两者还会独立存在”。中医的发展应该大量运用科学方法验证中医成功的治疗经验，不断将传统医学融入现代医学之中。同时也要完整保留中医的传统特色，从基础教育到专业教育，从教学内容到临床技艺，要完全恢复传统本色。“中医内部要发展创新。”

著名老中医邓铁涛提出了中医事业发展的三点思考。一、人才是根本。百年树人，必须把中医教育搞好。二、医院是关键。中医医院应逐步健全和发展，使中医有“用武之地”，大显身手。三、中医特

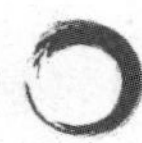

色是方向。中医学院和中医医院，必须办出中医特色来。

…………

总之，近年来，业界对中医发展和创新的思考和探索如雨后春笋，层出不穷，以上业界专家学者的思考和言论紧紧围绕临床与科研、政策与教育等方面对中医的发展寄托了美好的希冀。但是，本书的初衷是探索中医理论的发展与创新，关注涉及中医语言和思维方面的论述与考量，特别是作为中医理论基础的阴阳五行理论，遭受到几乎所有批判者的批评与问责，如何在现代科学技术高速发展的历史背景下，寻找契机，扬长避短，突破创新，成为本书思考和研究的重中之重。

二　“第三条途径”的提出与运用

对于“发展中医学理论”这一命题，何裕民（1990）早就明确提出“对传统中医理论体系进行解构和重建，是现阶段中医理论发展的最佳选择”，张远英等（1999）甚至认为理论重构是中医现代化的必由之路。近年来出现了重构中医学理论的热潮，即对原有的中医理论概念、规则、理论体系进行重新理解和分析。其核心思想是通过解构中医学理论，试图用现代的理论和科学语言解读和重建中医学理论体系（张世茂、赵恒侠，2013），何裕民教授将其生动地称为对中医理论简单摈弃和盲目弘扬两极之间的“第三条途径”。

对“第三条途径”作出最好诠释的研究成果是王琦（2012，2013）提出的中医原创思维模式，此模式是集“取象运数，形神一体，气为一元”为一体的整体思维模式，又称为中医学的“象数观—形神观——元观”，整合了中国传统文化特有的象数思维、中医学生命观中的“形神”概念、古代哲学中的气一元论，将中医思维活动描述为：思维主体（医者），以象数为认识工具，获取客体的信息进而认识客体，作为客体的人是形神相偕相依的统一体，而“象”“形神”的内在本质是由“气”构成的，并通过“气”贯通内外上下达到整体联系、动态统一。中医原创思维模式是中医思维领域近年来研究的热点（邢玉瑞，2015a），且影响深远，比如郭刚等（2015）运用此模式从多个维度重新解读了中医学理论。总体上说，中医原创思维模式结合了中国传统思维和中医思维活动，概括了中医思维模式的基本内涵，厘清了中医思维过程中各个思维要素之间的关联，有助于中医学自身学术体系的确认与应用、传承与发扬，但是该模式过分强调对中医学的整体思维和全局性把握，很难细化到中医学具体概念及其相互关系，特别是对于作为中医理论核心、灵魂、立论基础、物质基础的中医阴阳五行理论缺乏明晰的阐释和细致的论证，对于阴阳五行学说与中医学结合、发展、升华的认知机制更未形成系统的描述和解释。本书认为，中医理论重构的核心是对中医阴阳五行的解剖和深度挖掘，通过学科内的整合串联和跨学科交叉研究，从多维度重新审视中医阴阳五行，从而为中医理论研究的深化带来新的启示。

三　中医学界对阴阳五行理论的重构

中医学者对阴阳五行理论的重构进行了许多有益的尝试，主要包括：张其成（2003，2007）将“气”模型、“五行”模型与“阴阳”模型结合为“气—阴阳—五行”生命模型，用于阐释生命规律和生命现象；刘长林（2006）对阴阳和五行关系进行深入研究，提出五行关系是阴阳关系的展开；萧汉明（2007）提议将中医理论框架视为藏象系统、经络系统和运气系统三大板块组合而成的网络性思维；邓铁涛、郑洪（2007）针对五行生克理论机械性和循环性等不合理之处，在结合中医脏腑学说和五行学说合理内容的基础上，参照现代科学技术方法论，提出五脏相关学说取代五行学说；杨学鹏（2008）通过解构《内经》破译了人的阴阳二气是人的整体医学指标，从传统医学里提炼出概括生物钟、健康与疾病的转化、生命演

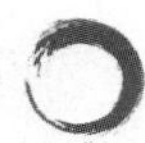

化等整体现象的三个基本生命规律，运用现代数学符号和数理公式重构了整体生命理论体系；郝万山（2009）从气的运动方式（五时季节认知域）重新讨论五行的基本概念；李洁等（2010）采用思维模型的方式对《内经》中的“阴阳思维模型”进行全新解读；郭刚、王琦（2014）采用生命符号论和生命过程论对中医取象思维进行全新的解读；吴清荣、贾春华（2015）采用类比与集合论对《金匮要略》进行篇章分析；刘文平、富文俊（2015）以体用哲学为基础，结合阴阳变化和五行生克乘侮，构筑了一个反映结构与功能互动的复杂系统模型，并以此为基础搭建中医理论与现代系统科学的彼此通联。马思思等（2016）从哥德尔的不完全定理分析了五行学说相生相克的不一致性，继而应用玻尔的互补原理寻求五行相生相克使用的正确途径。等等。

四　有关中医阴阳五行重构的跨学科研究

对中医阴阳五行理论重构的跨学科研究也非常丰富，主要包括：从系统科学的角度研究阴阳五行理论，建立了“五行生克机制”的逻辑系统模型（管小思，1999），此范式还提出了控制人体系统自组织演化方向的根本力量（郭蕾等，2004）。数学研究者对阴阳五行的研究也颇有建树，比如通过数学复数概念创建阴阳理论的多种应用形式的表达式（吴昌国，2002）；借助计算机二进制数字语言对中医阴阳进行二进制数字编码，并构建数字模型；用代数的思维模式解释五脏关系（冯前进，2003）；应用思维数学分析法建立阴阳五行逻辑公式体系（孟凯韬，2007：9－27）。还有学者通过生命科学定量计算生命动力元素分布的群子统计力学参数的方法，考察中国传统五行学说与量子统计力学理论参数之间关系（金日光等，2004）；韩金祥（2012）提出了量子中医学学科基本框架设想，用量子理论等现代科学手段转化阴阳五行等哲学的思辨工具，试图重新解构中医学理论，并纳入现代科技成果之中，建构新的中医学理论；于彤等

（2013）基于语义 Web 对中医的象思维方式进行语义建模和计算模拟，并运用到阴阳理论的描述中；等等。

五　评论

近十年来，中医学界和众多学科的研究者立足于本学科已有的知识储备和理论框架，对作为中医理论基础的阴阳五行进行了重新建构和重新解读，从多维视角对传统的中医阴阳五行进行了深度剖析和评判，并以阴阳五行为枢纽，串联起传统中医理论中的诸多概念，创建了诸多中医学学科范围之内或中医学与众多学科相结合的跨学科系统模型，有助于全方位解释中医理论中的诸多现象、概念和规律，其有效性与合理性还有待于后续研究和临床实践的检验，但其终极目标不是为了罢黜中医，而是对中医理论进行理性的重新解读和再发现，从而丰富了中医学的理论研究，有利于中医学与其他各学科之间的取长补短，拓展了中医研究的深度和广度。总之，中医理论的重构属于中医学理论发展创新研究的新路径，任重而道远，而从认知隐喻视角对中医语言的全新审视可以被视作中医理论重构精神主导下的积极探索和尝试。

第四节　认知隐喻视角下中医话语分析综述

近代以来的中医批判引发学界对中医前途命运的深度思考，中医理论的重新建构可以堪称中医理论发展创新的新路径。通过语言学的相关研究成果对中医学理论展开全新的审视，不仅有助于为中医理论的重构提供重要的参考和研究思路，而且可以丰富和发展有关中医理论的跨学科研究。近年来，学界已经逐渐认识到：隐喻在中医药语言中无所不在（闫舒瑶，2008；贾春华，2009；刘臻、卢卫中，2013；蒋继彪、张建斌，2015），中医理论独特的认知方式与隐喻认知过程暗合（汪炯，2006；殷平善、庞

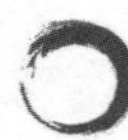

杰，2011；肖建喜、许能贵，2011；马子密、贾春华，2012；李成华等，2015；方信盛、贾春华，2015；李孝英，2016；李孝英、陈丽丽，2017)，因此，中医思维逻辑期待全新的理论进行诠释和解读。贾春华（2010）提倡，在认知科学背景下，用概念隐喻理论对中医理论的形成、中医学理论体系、中医学逻辑、病因病机、脏腑功能、症候、药性方剂等进行全方位分析。具体的研究包括以下几个方面。

一 中医理论语言研究

中医理论研究的新路径众多，其中一条便是中医理论语言研究。中医理论诉诸中医语言为我们描绘了一幅有关人体结构、病因病理、治疗养生的隐喻全景图。张远英等（1999）最早把隐喻与中医理论语言相结合进行研究，认为隐喻描述是中医理论语言的深层结构。近十年来，中医学界极力主张从认知隐喻学角度对中医语言和中医理论展开分析，提出中医语言是一种基于隐喻认知的语言（贾春华，2009）这一论断，强调隐喻对中医理论的构建性作用（贾春华，2010），并提出了基于认知隐喻的中医语言研究纲领（贾春华，2014a），具体回答了“中医语言是一种什么语言？由谁言说？说了什么？为什么这样说？”等问题，这些主张极大地推动了中医理论的隐喻性诠释热潮，囊括了中医理论的构建机制和认知过程的隐喻理论分析（马子密、贾春华，2012；贾春华，2017；谢菁等，2017；李春雨等，2017）、中医脉象语言（张晶，2013）、中医气概念的语言表达和思维路径（张文昊，2010；杨晓媛等，2015；吴玉花，2018；高黎，2018）、中医辨证求因认知进路推理模式（贾春华，2014b）、中医治疗方面的隐喻研究（殷平善、庞杰，2011；张恒等，2017；张恒，2018；刘宁，2018；侯星宇，2018）、中医“时脏相应”理论（谷浩荣等，2014）、中医术语与文化（谷浩荣，2014；李成华等，2015；李春雨等，2017；黄慧雯等，2018；张永康等，2018）等方面的隐喻认知研究，等等。

二　中医思维研究

认知隐喻视角下的中医思维研究主要围绕以下三点展开：（1）认知隐喻理论如何与中医思维模式，特别是中医特有的象思维模式进行结合；（2）隐喻如何在中医思维中体现；（3）隐喻合理阐述中医理论和中医临床实际的各种表现。按照这些研究思路，温世伟等（2018）提出中医“象思维”的认知隐喻机制——“象隐喻”，认为在中医“象思维”的认知机制层面存在一种用概念隐喻或其他常规隐喻很难解释的隐喻机制，这种隐喻的实体存在和运作模式以“象”为主要表征，故称为“象隐喻”。在“象隐喻”发挥作用的过程中，认知主体以自身所经历的各种感知和领悟为认知基础，通过视觉、触觉、听觉、嗅觉等多种感知觉器官采集认知客体的各种“象”信号，同时通过头脑中的认知活动把感知到的“象”信号与大脑中象数据库中的各种“象”知识模块进行识别、比对等心理加工，如此去理解和把握客观事物。“象隐喻”是中医象思维活动时所依赖的心理认知工具，温世伟等（2019b）以“象隐喻”认知理论框架为基础，对五行学说范畴体系的发生学进行了研究，认为象隐喻是五行学说发生的主要认知机制。“象隐喻”与概念隐喻有差别，温世伟等（2019c）认为，象隐喻是“以象为工具”，在对不同“象”的认知范畴之间以认知对象的“象似性”为联系纽带而进行思维活动的认知机制，是象思维心理活动所依托的认知平台。在此基础之上，温世伟等（2019a）提出了“象—概念隐喻”二重性，认为中医学的隐喻认知研究应越过概念隐喻的边界，探索开展用中国本土原创思维工具和媒介来进行认知隐喻理论的创新，以中国原创思维认知平台为依托，结合概念隐喻理论进行深层次的中医学隐喻理论探索，从而找到一种“中医隐喻思维模式的新路径”。

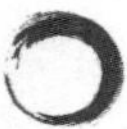

三　脏腑功能研究

谷浩荣等（2012）运用概念隐喻理论分析了中医藏象学说，认为中医五行藏象系统是基于体验所构建的概念隐喻系统，在此基础上，贾春华（2013）提出用认知语言学的相关理论进一步挖掘五行学说，并为五行学说的拓展提供认知框架，建构概念基底；朴恩希等（2013）对中医五色理论进行了概念隐喻层面的解读；林佑益等（2014a、2014b）运用 Glucksberg 等人的特征赋予模型和 Gentner 的隐喻结构映射模型分别分析中医五行配五脏和五脏生克关系，从而证明了自然五行（生克）与中医五脏（生克）之间的对应关系。对五脏系统的构建和描述离不开中医取象比类，利用"象思维"模式，把握潜藏于自然万物与人体脏腑之间的功能属性，进行对比归类，实现"应象"，这一过程的实质是隐喻映射，即始源域自然结构的五行概念向目标域人体脏腑功能的映射，有学者已从认知隐喻学角度探究了五脏各个系统的概念内涵，比如刘惠金等（2012）探究了中医生理之"火"与病理之"火"的概念内涵，分析了人体之"火"与自然之"火"的对应关系，认为前者是以对后者的体验作为其认知本源；在后续研究（刘惠金等，2013）中，又利用概念隐喻理论进一步探讨了从自然之"火"到人体之"火"的隐喻认知过程，揭示中医理论中以"火"为始源域的概念隐喻系统。杨晓媛等（2012）将自然之"土"的治理与脾胃治则进行对比，进而诠释中医脾胃治则的隐喻认知本源；王茂、项成东（2013）通过实例分析证明了概念隐喻与中医"胆"认知的密切关系；权五赫等（2014）通过以"自然之金"为始源域的跨域映射分析探讨肺脏的生理特性、病理现象和治疗原则；庄享静等（2014）分析了中医中以"木"为始源域的概念隐喻系统，以此为基础讨论肝胆的生理特性、功能、病理、诊断、治疗；陈晨等（2015）论述了伦理学视域下的中医五脏生克关系，有利于唤起存在于五行世界中的整个中华民族的经验；郭瑨等（2016）运用认知隐喻理论的方法，对中医水的概念进行了元理论分析，总结出“人体水代谢是自然界的水循环”这样一个隐喻表达；邱春华等（2017）依据五行相生的理论，讨论了培土生金法之合方在临床中的应用；黄慧雯等（2017）运用词频分析法和语料分析法对《内经》中的“五藏”概念进行了定量研究，从而考察了五藏核心观建构的动机、主体、辅助条件等问题；等等。

四　病因病机研究

贾春华（2008）探讨了运用概念隐喻理论研究中医病因病机学说的可行性和应用价值。后续的相关研究包括：分析与“六淫”中的风相关的中医病因的隐喻性特征（贾春华，2011）；采用认知隐喻理论分析中医病因病机话语中的战争隐喻，说明“疾病是战争”这一基本概念隐喻对认识、理解表达疾病过程的重要意义（谢菁等，2011b）；运用概念隐喻理论和原型范畴理论分析病因学说中的“六淫”概念（谷浩荣等，2011）；运用概念隐喻理论讨论中医学“痰饮”（马子密等，2011）；从概念隐喻角度探讨《金匮要略》黄汗病的病因病机，并对其致病因素和病理机制进行隐喻性阐释（林佑益等，2012）；以湿邪概念为例，分析中医“六淫”的隐喻映射特征（谢菁等，2012a）；讨论“中风病”病因病机语言的隐喻特征，并分析其隐喻多样性的认知根源（谢菁等，2012b）；以概念隐喻为研究工具，分析擅长治疗“痛风病”的三位国医大师朱良春、路志正、王琦关于现代医学“痛风病”病因病机的不同认识，探索其隐喻认知多样性的根源（吴彤等，2017）；从隐喻视角探寻“瘾疹”的病因病机和治则治法，认为“瘾疹”治法的认知根源是人类对自然界风的防护（戴明等，2018），等等。

五　中医隐喻语言类型研究

谢菁等（2011a）将《内经》中隐喻语言的类型归为哲学型、社会型、

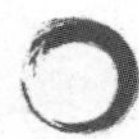

自然型三类，并总结了隐喻语言在《内经》中的作用。谢菁、贾春华（2012）又以中医经典古籍为研究语料，举例说明容器意象图式对于表达身体部位器官、脏腑经络等抽象概念的重要作用；刘臻、卢卫中（2013）利用概念隐喻理论区分了《内经》中的脏腑隐喻和阴阳隐喻；刘臻、梅德明（2015）分析了中医战争隐喻背后的哲学思想和民族心理，认为战争隐喻在中医书籍中具有较强的普遍性和系统性；陈战（2015）梳理了《素问》中大量的隐喻实例，并将其划分为空间隐喻、本体隐喻、结构隐喻和社会关系隐喻四种类型；王顺治（2016）以《内经》中的相关隐喻语言为基础，运用概念隐喻理论分析了中医通道理论，揭示了其形成、概念和临床实践；李孝英、陈丽丽（2017）结合认知语言学的相关理论分析了《内经》中的情感隐喻类型及其认知机制；等等。

六　评论

已有研究从认知隐喻角度对中医理论语言、中医思维、阴阳五行概念、病理病机、治法原则等方面展开了全面分析，总结和归纳了中医隐喻语言的类型和功能，属于理论应用型研究，即采用概念隐喻理论分析中医话语，通过引用中医典籍，证明了中医话语的隐喻性特征，说明了概念隐喻理论对中医学理论具有足够的解释力。这些研究存在以下亟待解决的问题：

（1）在理论研究层面，作为一门研究生命规律的自然科学学科，中医学共同体内部之间的交流、中医理论的语义表达、知识的传承与发展通过规约化的隐喻性思维和语言实现。中医隐喻不仅体现为语言层面的修辞添彩，更能透现构建中医理论体系的心智加工模式。因此，相关的研究不能仅仅驻足于对中医语言和理论的隐喻性诠释，更要加强对中医隐喻思维的本质性追问，结合当今认知隐喻理论与传统中医思维方式的彼此勾连、相得益彰，探讨适切于中医医理和实践的隐喻思维模式新路径，从而有效地揭示中医思维规律的全景画面。

（2）在研究方法层面，对中医学研究而言，若以现有的隐喻理论作为出发点展开对中医话语体系的隐喻性诠释，此研究范式可以作为中医理论探索与重构的全新视角。但就认知隐喻学研究而言，将现有隐喻理论奉为“万能钥匙”，并基于此对中医话语展开隐喻性分析，在研究方法层面显得比较单一。彭昌柳（2014）认为，基于语料库的多学科系统化研究是今后中医隐喻研究的趋势。本书认为，以认知隐喻学作为取向的中医语言研究应该深入剖析现有隐喻理论对中医理论各种冲突的解释力，深度挖掘适切于中医思维和话语的可操作性方案和隐喻思维模式。

（3）在研究目标层面，中医隐喻研究的目标不仅是要回答“是什么”，还要追求“去何方”的问题。在近十年来围绕中医争鸣的历史背景下，中医隐喻研究的价值不仅在于从认知思维层面揭开中医学的神秘面纱，更重要的是，通过阐述隐喻思维在中医理论建构和临床施治中的作用，验证中医的科学性和合理性，推动中医的传承与发展。比如阴阳五行学说与中医学的结合是中医临床实践的选择，赋予了中医学非常丰满的实际内容，保证了中医学两千多年来的长盛不衰，但二者的结合长期以来饱受批判与质疑，合理与缺陷交织，引发学界对中医学理论的深度反思，在此大环境下，有待于从隐喻思维视角讨论中医阴阳五行学说的合理与不合理、理论缺陷与弥补策略，以期为中医摆脱“伪科学”指控提供理论支持，为中医理论的发展创新提供心智运作描述。

第五节　小结

中医有别于西方医学的根本因素之一是其极具自然整体观的思维艺术，它成功地运用取象比类思维模式，把看似不同的事物关联起来，通过已知的知识和结构，无限拓展到其他领域，实现对生命规律的诠释和演绎，从而形成一个系统的“同构体系”，因此对中医存废的争鸣与思索应

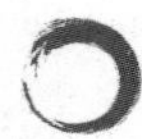

该聚焦于思维方式。认知隐喻理论不仅能够揭示中医隐喻话语的奥秘所在，更能对中医的发生和发展提供全新的视角，为处于争议旋涡中的中医及其理论提供全新的跨学科诠释方案。正如贾春华（2010）所言，中医理论需要重新建构，中医理论重构的主线，可以或可能依据的是“意义理论”。对语言研究者而言，有必要明确界定“中医隐喻思维”，揭示中医隐喻话语的特征，探讨中医理论构建的心智操作方式，运用全新的语言学理论（特别是隐喻理论）对中医学理论的优劣进行辩证的分析和评判，探索中医传承与发展的认知基础。

第三章　中医隐喻思维的界定

第一节　引言

认知维度隐喻研究具有悠久的历史，可以追溯到两千多年前的亚里士多德。亚里士多德隐喻研究的一个重要方面是概念化工具和认知功能（赵彦春，2010）。到 20 世纪 80 年代，《我们赖以生存的隐喻》（*Lakoff* & *Johnson*，1980）一书提出了概念隐喻理论（Conceptual Metaphor Theory，CMT），隐喻逐渐成为语言研究所关注的焦点，认知维度隐喻研究再度兴起，并形成了认知隐喻学。孙毅（2013：3）将“认知隐喻学”界定为一门以方兴未艾的体验哲学为哲学依据、充分考虑诸多民族文化因素、主要以概念隐喻观和概念整合理论为支撑工具、试图为我们赖以生存的各个隐喻范畴制定统一而具有强大阐释力和说服力方案的新兴认知科学。认知隐喻理论的特点在于将隐喻视为思维（metaphor-as-thought）（Deignan，2005：4），隐喻不仅是语言表达方式或修辞手段，而且是思维方式和交际工具（孙亚，2013：11），隐喻在思维中的作用被提升到了前所未有的高度，成为人类认知世界的强有力的工具。由于隐喻被视为思维方式，那么通过对隐喻的分析和研究便可以通达思维的存在状态与特征，因此认知隐喻理论，特别是概念隐喻理论，受到了许多科学领域研究者的青睐，其应用的广度和深度都得到了快速的拓展；其研究内容从最初各种不同类型概念隐

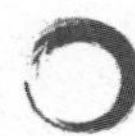

喻的分析转向概念隐喻的生成、理解、识别机制、概念隐喻与概念转喻的区分、概念隐喻与意识形态等更深层次的研究；其研究方法由内省法转向为定量分析与语料库研究方法相结合；概念隐喻受到诗学、哲学、符号学、心理学、认知科学、翻译学、外语教学、词典编纂等学科领域的关注，形成了跨学科的多元研究态势（胡敏文，2010：153）。近年来，计算机领域（Veale 等，2016）、军事科学（Egan，2016）、精神分析心理学（Katz 等，2017）、表观遗传学（Squier，2017）、心理学（Slavin，2018）、农学（Anderssen 等，2018）对隐喻的密切关注进一步挖掘了隐喻研究的发展潜力，促进了隐喻研究与众多学科之间的融合。

中医对人类生命规律的求索基于对自然物象的体认，崇尚象思维文化，依赖阴阳五行逻辑，运用取象比类，实现知此达彼、以外揣内的效果，这一思维艺术可以通过认知隐喻理论充分揭示，形成中医隐喻思维。中医隐喻思维是坚持体验哲学观，将“天人相应”作为逻辑原点，以取象比类为核心方法论，对接阴阳五行思维，对人体、疾病、健康进行描述，进而寻求疾病辨证论治，指导养生之道的复杂认知活动（石勇等，2015）。其中，体验哲学（Embodied Philosophy）滥觞于 Lakoff 和 Johnson 于 1999 年出版的《体验哲学——体验性心智及其对西方思想的挑战》一书，倡导主体和客体间的互动，既强调客观实际对认识的第一性地位，又重视主观意识（王寅，2006：57）；“天人相应”首提于《内经》，强调人体之气与自然之气的息息相通、彼此照应；“阴阳五行”是《内经》中最重要、最常用的哲学思维方法，是中医和中国传统文化的基石（彭坚，2010），是中医理论的核心、灵魂、立论基础、物质基础等；“取象比类”的过程是隐喻化的过程（刘宇红，2011：10），对于中医而言，取象比类在始源域“自然”概念范畴与目标域“人体”概念范畴之间进行取象、归类、类比、推理，进而把握人体脏腑经络，推断病因病机，寻求治病方案，指导养生之道；“复杂认知活动”强调中医隐喻在结构、内容、功能方面的复杂性致思向度。本章详细解析中医隐喻思维所涉的基本内容，包括哲学基础、逻辑原点、核心方法论、中医理论隐喻系统。

第二节　哲学基础：阴阳五行理论构建的体验观

朱清时院士曾经提出“中医是复杂性科学”的观点①，因为中医不但涉足疾病的本质和规律，而且非常关注疾病的载体——人。人是共性与个性的结合体。所有的人都具有普适性的（人体）结构和（脏腑）功能，这是人共性的一面。同时，不同的人经历着彼此截然不同的生存环境，感受着具有差异的生活体验，这些因素造就了中医因人、因时、因地的复杂性。与中医相同，哲学研究的出发点和归宿也是人，即研究人与自然、社会、思维的关系。刻在古希腊特尔菲（Delphi）太阳神神殿上的碑文中有一句至理名言：“know thyself”，此言印证了哲学的终极关怀。古希腊著名的哲学家普罗塔戈拉（Protagoras）曾指出“人是万物的尺度”，这与饱含生命气息的中国传统文化不谋而合。在先民的认知系统中，也时常把人体作为衡量外部世界的标准和尺度，《易经》便提出“近取诸身，远取诸物”，强调人体本身在形成认知的过程中发挥着不可替代的作用。随着后现代主义哲学思潮的蔓延，“人本精神”之灯被重新点亮，曾经被贴上“客观”标签的“自然、思维和语言”被打上了人的烙印，在此大环境下，Lakoff & Johnson 创立了体验哲学，指出：“概念是通过身体、大脑和对世界的体验形成的，只有通过它们才能被理解，概念是通过体验，特别是通过感知和肌肉运动能力而得到的”（Lakoff & Johnson，1999：497）。体验哲学的核心原则是，人们的概念、思维、推理和语言等都是人们基于对现实互动体验和认知加工而形成的（王寅，2012）。体验哲学的意义在于，鞭挞了统治西方两千多年的客观主义哲学，宣扬世界范畴的主客观性、思维的体验性、心智结构的隐喻性、概念结构的建构性。Lakoff（1987：267）将“体验性”界定为：“我们共有的生物机能以及我们在环境中活动

① 参见《江苏中医药》2005 年第 8 期。

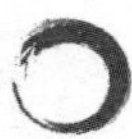

而得来的身体经验和社会经验。”孙毅（2013：93）认为，此界定说明了体验不仅与身体的生理构成有关，还与人的社会经验有关，身体、思想和世界三者相互联系，以体验性为枢纽。

体验性在概念化过程中的枢轴性作用同样适用于中医学。中医学在中国这片古老辽阔的土地上生根、发芽、成长，历经数千年风雨，始终保持勃勃生机，蕴藏着不同于其他民族医学的区别性特征，这源于中医学的基本理论和思想是中国人民长期以来基于独特体验的概括与升华。中医是从“生成论”出发研究人体的，不是解剖学的构成论（曹东义，2012），中医的“生成论”思想从体验出发，强调人类与生存环境条件的互动，并通过互动获取知识。因此，有关人体、疾病、健康等抽象知识的获取，往往借助于与人类关系最密切的自然环境。自然界的四时转换、气候变化、日月运行、地理条件等影响着人体的生理功能及病理变化，人体通过自我机体调节适应自然变化。人类对自然的叩问从依赖于自我体验过渡为利用意蕴深刻的生命符号，如“气”“阴阳”“五行”“藏象”“五运六气”等，不但能够促进言语共同体之间的交流，更有助于中医正确把握“天人”关系，更好地服务于诊断、治疗及疾病预防。

阴阳五行是人类与自然互动体验的结晶，中医与阴阳五行的结合是时代经验的抉择。按照邓铁涛、郑洪（2008）的观点，中医作为应用科学，早期运用（阴阳）五行学说来整理实践经验，将经验上升为理论。中医将深邃的阴阳五行哲学思维形态客观清晰地呈现出来，将阴阳五行所透现的深奥哲理寓于对生命活动的解读中，实现从思想领域到应用领域的飞越。中医的阴阳学说实际上就是中医的矛盾论，中医的五行学说实际上就是中医的联系论（丁宇、李焱，2012：13）。首先，阴阳矛盾思维贯穿于中医理论与实践的方方面面，是天地万物创生、发展、繁盛、衰退、消亡的总规律；其次，五行联系论强调人体与自然的整体观，将人视为一个整体，将自然视为一个整体，将人与自然也视为一个整体，并且以此分析阐明人体生理病理、分类药物，指导养生，用配伍思想和生克乘侮阐述脏腑、形体、自然间的复杂关系。《素问·五脏生成论篇》认为“五脏之象，可以类推”，《素问·五运行大论篇》又说：“天地阴阳者，不以数推，以象之谓也”，这说明阴阳五行思维与取象比类在中医学中彼此兼容，几千年来医者按照此法诊断治疗，经过千锤百炼的实践检验，成为趋于合理的中医思维方法论。烟建华（2014）在第十四届中华中医药学会内经学分会全国学术研讨会上的发言中将此方法论形象地称为“天才的演绎”。正是这种“天才的演绎”将人体脏腑、经络、气血置于一个合理的坐标，通过以简驭繁的思维路径将感性的“混沌表象”上升为理性的知识体系，从而使中医顺利地摆脱了纯粹的感性综合，与经验医学分道扬镳，在思维逻辑上跨越了知性分析的浅显，而具备了理性综合阶段科学形态的某些特征。阴阳五行构筑了辨证论治和整体观念两大中医特色，实现了从哲学到医学再到临床实践的有效过渡，成为中医“不死”的法宝和永葆青春的秘诀。阴阳五行作为中医思维的理论基础（祝世讷，2000：233），在其形成和医学化的过程中处处透现出体验哲学的学理智慧。面对神秘莫测的大自然，先民从生产生活实践中总结归纳出朴素的阴阳五行概念，用于解释宇宙万物及自然中的各种现象，进而将人体结构和各种生理功能与自然万物的各种运化功能对应联系起来，形成了“天人合一”的生命观，通过人的身体经验和认知加工，中医阴阳五行学说从发端逐步走向成熟，并成为中国传统文化的重要组成部分。

一　阴阳概念的体验性本源

阴阳概念来源于《周易》中的阳爻和阴爻（用基本符号““—”和“--”表示），这对基本矛盾滥觞于人类对自然和环境的体验。先民在生产实践过程中亲身体验各种对立的自然现象，逐步归纳出一种相对的而非绝对的阴阳概念，如图 3－1 所示，阳表示斜坡向阳的一面，阴表示斜坡阴暗的一面。从最初的日照向背，到自然界很多具象的东西，如天地、水火、

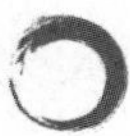

昼夜、明暗、升降等，都能够通过阴阳概念进行解释，这样的思维模式逐渐发展为泛指自然界一切现象中存在的两个不同方面或相互排斥的倾向。《内经》将阴阳思维移植到对人体和生命的描述和阐释中。比如，“生之本，本于阴阳”（《素问·生气通天论篇》）、“人生有形，不离阴阳”（《素问·宝命全形论篇》），用阴阳来解释生命的本源；“夫言人之阴阳，则外为阳，内为阴。言人身之阴阳，则背为阳，腹为阴。言人身之脏腑中阴阳，则脏者为阴，腑者为阳。肝、心、脾、肺、肾五脏皆为阴，胆、胃、大肠、小肠、膀胱、三焦六腑皆为阳”（《素问·金匮真言论篇》），用阴阳思维来区分人体结构，这些区分既具有现实基础，又体现认知智慧。这是阴阳学说历史上的一次飞跃。

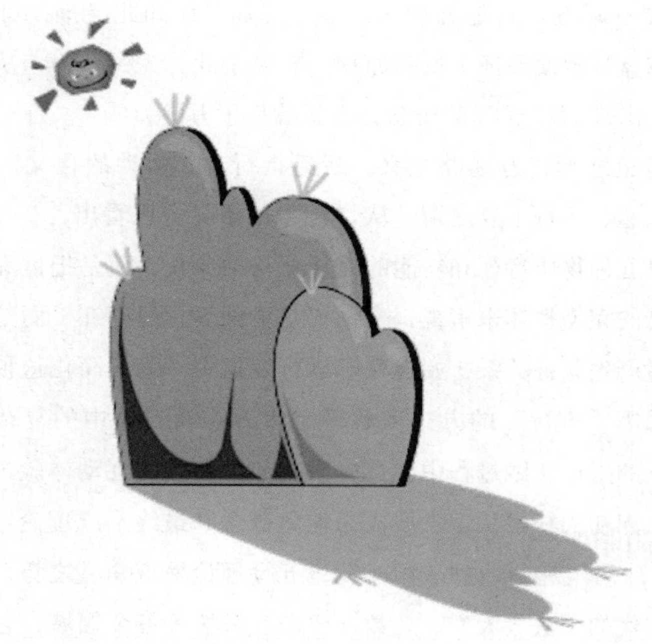

图 3－1　日照向背[①]

① 此图选自腾讯图库。特此声明。

二 五行概念的体验性本源

五行产生于商代①。《尚书·洪范》首提五行说，但有关五行概念的来源却是五花八门，有来自生产活动中的“五材说”、占星活动中的“天源说”、卜辞中的“五方说”、（古代）职业中的“五工说”、手指计数而得出的“五数说”等，这些说法都体现了先民在长期的生产实践过程中，通过与自然社会的互动体验和认知加工，抽象出五行概念。以“五数说”为例。先民在记数时，目光聚焦在一只手上，手上只有五个指头，手可以创造万物。因此，先民认为，“五”就足够他们记载万事之数了，即是说，万事之数离不开五。六是五加一，七是五加二，如此类推，可以千变万化，比如算盘计数便印证了这一原理。有鉴于此，先民认为，从生产生活实践中抽象出来的“五”的概念，也就统括了万事万物。“行”本指古人作井，像街道之形，有通路之义，后泛指行动、运动的含义，即运动变化、四通八达、运行不息之谓。从“行”的语义可以看出，“五行”并不仅仅是针对五种物质特征和功能的概括化与抽象化，而是把世界和自然当作一个和谐的完型整体来审视，事物不是单独静止的存在，而是始终与其周边的环境产生某种关系，始终处于运行变化中。为了简化这种关系和特征，古人采用“五行”的方式来解释宇宙万物及自然中的复杂现象。总之，在持续的生产实践过程中，在一次次与大自然的互动体验过程中，先民对五行从起初的朴素认识发展成为抽象概念并最终形成理论。到春秋后期，“尚五”风气盛行，到战国时期，五行理论呈现鼎盛之势，并逐渐渗透于中国古代的历法、天文、礼数、音乐、医学等各个领域，它既是思想方法论，又是世界观，成为我国上古文化的代表（梁宁森，2007）。

周书《尚书·洪范》曰：“水曰润下，火曰上炎，木曰曲直，金曰从

---

① “五行”字眼最早出现在殷商时代著作《尚书·甘誓》中的一句话“有扈氏威侮五行”，但对此处“五行”的意义，学界难有定论。

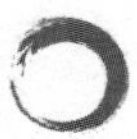

革，土曰稼穑”，先民在体验自然的过程中，通过基本的感知归纳了“水火木金土”五种物质各自的特性。随着思维水平的提高，五行学说远远超越了起初的五物，形成了对五行特性的高度概括，比如凡是滋润下行的性质归于水、明亮上升的性质归于火、能屈能伸属木行、收敛沉降归属金、生化承载归属土，并以此为依据，以“五”为纲，从最基本的时空层面延伸至自然界和人类社会的各个方面，形成诸如五谷、五果、五畜、五禽、五官、五岳、五音、五味、五色、五臭、五志、五德、五气、五运等，构成了一个庞大的、复杂的、周密的“五行”系统。《灵枢·阴阳廿五人》中提出“天地之间，六合之内，不离于五，人亦应之”，正式将五行文化引入中医学，并根据五行生克关系阐释自然界与人体生命活动的变化规律，形成了独特的中医五行说。

三　阴阳五行语境构筑的体认观

阴阳五行是先民基于体验认知的精神，经过漫长的艰苦思索，从具体事物和现象中提炼出来的抽象概念，幻化为哲学世界观和方法论，几千年来一直指导着中国科学文化发展，其实质是依据阴阳或五行的属性把自然界和人类社会的一切事物和现象归纳到阴阳或五行的系统，然后根据阴阳之间和五行之间的联系去构建整个宇宙的大系统（贾成祥、杨英豪，2010）。从《内经》开始，阴阳五行学说逐步医学化，对于古代的医家们来说，阴阳五行学说已然成了他们的心理定式：既然人体被认为是自然界的一部分，那么在二者间寻求类比，进行有意识的知识迁移，解释复杂的人体现象，就成为理所当然，所以才会出现五脏配五行，各脏腑及全身器官的阴阳无限划分，相生相克，亢害承制，并将这些心理定式系统化、语言化，便形成了阴阳五行语境。

阴阳学说最直接的体认性是地球自转，日夜交替，人体生命节律与之同步协调，因此阴阳学说被广泛接受和使用；五行学说最直接的体认性是地球公转，季节交替，人体生命活动随之变化，因此出现春生、夏长、长夏化、秋收、冬藏的五阶规律，五行便是对这些自然生化规律的抽象与升华。对于中医而言，二者被用于描述人体结构、生命现象、疾病规律，被彻底医学化，形成自然意义向医学意义迁移的恒定心理潜势。在《内经》中，阴阳是“天地之道，万物之纲纪，变化之父母，生杀之本始”，坐拥宇宙总规律的思想地位；而五行则按照“天地之间，六合之内，不离于五，人亦应之”的思想，统筹人体的生理、病理、脏腑间纵横交错的联系以及自然界与人体生命活动的同步变化规律。二者的关系在《内经》中有非常透彻的阐述：

> 夫自古通天者，生之本，本于阴阳。天地之间，六合之内，其气九州、九窍、五脏十二节，皆通乎天气。其生五，其气三，数犯此者，则邪气伤人，此寿命之本也。（《素问·生气通天论篇》）

自古以来，人的生命活动与自然界的变化是息息相通的，这是生命的根本，生命的根本就是阴阳。在天地之间，四方上下之内，无论是地之九州，还是人的九窍、五脏、十二节，都与自然之气相通。天之阴阳化生地之五行之气，地之五行又上应天之三阴三阳。如果经常违反阴阳变化的规律，那么邪气就会伤害人体，所以说阴阳是寿命的根本。按照《内经》的精神，二者作为重要的中医思维模式，搭建中医理论体系，可谓相辅相成，相得益彰，二者的结合方式主要体现为：一方面，五行生于阴阳之气，五行为阴阳属性所切割。比如班固在《白虎通义》中指出：“火者，阳也，尊，故上；水者，阴也，卑，故下；木者少阳，金者少阴”。脏腑同样也有阴阳之分，《素问·金匮真言论篇》说：“言人身之藏府中阴阳，则藏者为阴，府者为阳。肝心脾肺肾五藏皆为阴，胆胃大肠小肠膀胱三焦六府皆为阳。”五行的阴阳化还体现在中医对“长夏”的规定，“长夏”为夏秋之间的转折过渡（郝万山，2009；贾成祥、杨英豪，2010），源于此

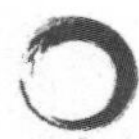

时由阳转阴，气的展放、上升与内敛、下降相对平衡，这不但通于土性的敦厚平稳，而且符合《素问·六节藏象论篇》中脾“至阴之类”的描述，王洪图（2008：105）将“至阴”解释为“到达于阴”“由阳而到阴”“从阳转阴”，这说明了通过对阴阳的体认可以从另外一个角度认识五行。另一方面，阴阳学说作为《内经》诊治疾病的基本原则，可以揭示有机体整体的动因及其本质联系，但是无法揭示有机体内部诸要素之间的结构关系和普遍联系，更无法阐释有机体病理关系的具体机制，因此阴阳学说只有与五行学说相结合才能体现先民在认知事物过程中理性和科学的倾向，实现矛盾论与过程论、运动观与发展变化观的统一（景红，2000）。

第三节　逻辑原点：天人相应

“天人相应”指人体与大自然有相似的方面或相似的变化，其英文为“correspondence between man and universe”（Ning Yu，2009：40）。天人关系，即人与自然的关系，是我国古代哲学中思想家们讨论的一个重要命题。

《易经》崇尚“同声相应，同气相求”（《乾·文言》）、“天地人合一”的“三才之道”，认为天人同构，天人之气相通，人只是天地自然的一个组成部分，并与天、地之气息息相通。到春秋战国时期，天人关系呈现出各种认识和观点百花齐放的局面，其中以道家的观点最具代表性。老子《道德经》中论述了天人关系问题，指出“人法地，地法天，天法道，道法自然”。这种观点认为，人与天地相参，都要效法自然，统一于自然之中，即是说，作为独立于人的精神意识之外而客观存在的“天”，与作为具有精神意识主体的“人”都有着统一的本原、属性和规律。《庄子》云：“人与天，一也”“有人，天也；有天，亦天也”，说明人与天同是组成自然的一部分，人作为自然的一部分，与天地相参，服从于“道”，人与自然之间应该相互依存、和谐相处。这就是道家“天人相应”思想的主要内涵。在《易经》“三才之道”和道家“天人相应”思想影响之下，《内经》

在对人体生理的总认识上采取将天、地、人相参的思维路径，这主要体现在《内经》中最早出现了“天人相应”的字眼，出自《灵枢·邪客》中的一句话“人与天地相应也”。“天”概括了人体以外的整个自然界（吴忠祥，1998；盛星明，2003）或者外部世界（external world）（Ning Yu，2009：40），“人”指人体组织结构、生理现象以及疾病（高忻洙、胡玲，2010：72），“应”具有双重含义：一是对应，即人是自然的产物，人的存在遵循自然法度，人处于从属地位；二是适应，即人能够对自然界的影响做出相应的反应，通过自身调节保持稳态（韩金祥、韩奕，2010）。“天人相应”的核心是把天、地、人有机地统一起来，强调自然界中的一切变化都可以影响人体并使之相适应。《内经》依据此规律，提出了“人与天地相参也，与日月相应也”（《灵枢·岁露》）、“善言天者，必应于人”（《素问·气交变大论篇》）、“善言天者，必有验于人”（《素问·举痛论篇》）等一系列原则。《素问·宝命全形论篇》认为：“天覆地载，万物悉备，莫贵于人，人以天地之气生，四时之法成”，非常好地诠释了“天人相应”思想，说明天地之间，万物俱备，没有一样东西比人更宝贵，人依靠天地之大气和水谷之精气，并顺应四时生长收藏的规律生存并发展，也就是说，自然界物象及其变化与人体体象及其变化受同一规律支配，二者拥有相同的物质构成——气，效法相同的结构——阴阳五行。先民早在几千年前就已经采用对自然的认识来阐述人，用认识自然的方法来认识人，从人和自然的关系中研究人。在“天人相应”思想影响下，《内经》将人体置于天地之间，比如在讨论脏腑的结构、功能、失用、转归的过程中，突出描述脏腑之象与自然之象的通应关系，形成了充满隐喻气息的藏象学说，且看以下句子：

夫人生于地，悬命于天，天地合气，命之曰人（《素问·宝命全形论篇》）。

天地之间，六合之内，其气九州、九窍、五脏十二节，皆通乎天

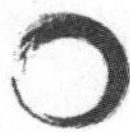

气（《素问·生气通天论篇》）。

天圆地方，人头圆足方以应之。天有冬夏，人有寒热。天有阴阳，人有夫妻。地有高山，人有肩膝。地有深谷，人有腋胭。地有泉脉，人有卫气。地有草蓂，人有毫毛。天有昼夜，人有卧起。地有山石，人有高骨。地有四时不生草，人有无子。此人与天地相应者也（《灵枢·邪客》）。

余闻人之合于天道也，内有五脏，以应五音、五色、五时、五味、五位也；外有六腑，以应六律，六律建阴阳诸经，而合之十二月、十二辰、十二节、十二经水、十二时、十二经脉者，此五脏六腑之所以应天道（《灵枢·经别》）。

上配天以养头，下象地以养足，中傍人事以养五脏（《素问·阴阳应象大论篇》）。

以上言论充分揭示了人与自然的密切关系，人与自然存在共性。自然界的日月运行、四时转换、气候变化、地理条件都能影响人体的正常生命运动，乃至疾病变化，甚至治疗用药的效果。比如：

《灵枢·顺气一日分为四时》探讨日的变化对人体疾病的影响："夫百病者，多以旦慧昼安，夕加夜甚，……朝则人气始生，病气衰，故旦慧；日中人气长，长则胜邪，故安；夕则人气始衰，邪气始生，故加；夜半人气入藏，邪气独居于身，故甚也。"

《素问·咳论篇》形成了著名的"四时五脏"理论："人与天地相参，故五脏各以治时感于寒则受病，微则为咳，甚者为泄为痛。乘秋则肺先受邪，乘春则肝先受之，乘夏则心先受之，乘至阴则脾先受之，乘冬则肾先受之。"

《素问·金匮真言论篇》也明确提到"五脏应四时"理论，肝主春、心主夏、脾主长夏、肺主秋、肾主冬，五脏在各自的主季中，调节机体适应四时变化，这种调节能力下降，就会出现相应的病变。脉象也会随四时变化而不同，比如《素问·脉要精微论》说："脉其四时动……万物之外，六合之内，天地之变，阴阳之应，彼春之暖，为夏之暑，彼秋之忿，为冬之怒，四变之动，脉与之上下，以春应中规，夏应中矩，秋应中衡，冬应中权。"

《素问·经络论篇》阐述气温变化对人体脉络色泽变化的影响："阳络之色变无常，随四时而行也。寒多则凝泣，凝泣则青黑，热多则淖泽，淖泽则黄赤，此皆常色，谓之无病。"

《素问·异法方宜论篇》说明地理条件不同影响人体的生理、病理及治法不同："东方之域，天地之所始生也，鱼盐之地，海滨傍水，其民食鱼而嗜咸，皆安其处，美其食，鱼者使人热中，盐者胜血，故其民皆黑色疏理，其病皆为痈疡，其治宜砭石。故砭石者，亦从东方来。西方者，金玉之域，沙石之处，天地之所收引也，其民陵居而多风，水土刚强，其民不衣而褐，其民华食而脂肥，故邪不能伤其形体，其病生于内，其治宜毒药，故毒药者，亦从西方来。"

中药学借用自然气候的寒热温凉特征划分药物的特性。

…………

总之，关于"天人相应"的描述在《内经》中不胜枚举，贯穿于中医思维始终，这便成了中医结合自然万象推知人体诸象思维路径的逻辑原点，或称之为中医逻辑推论的大前提（邢玉瑞，2010：24），也赋予了中医隐喻思维中本体和喻体丰富的内容呈现，诚如 Ning Yu（2009：89）所言，在宏观世界自然与微观世界人体之间能够为人所感知到的对比成分，都成为隐喻关注的焦点。

第四节　核心方法论：取象比类

一　"取象比类"的界定

取象比类思想滥觞于《周易·系辞》："古者庖牺氏之王天下也，仰则

 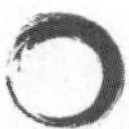

观象于天，俯则观法于地，观鸟兽之文与地之宜，近取诸身，远取诸物，于是始作八卦，以通神明之德，以类万物之情。”取象比类，创造八卦，演绎万物，是《周易》最基本的操作范式。《内经》借用了“取象比类”思维方式，比如《素问·脉要精微论》对面象的精彩描述：

> 夫精明五色者，气之华也。赤欲如白裹朱，不欲如赭；白欲如鹅羽，不欲如盐；青欲如苍璧之泽，不欲如蓝；黄欲如罗裹雄黄，不欲如黄土；黑欲如重漆色，不欲如地苍。《素问·脉要精微论》

此段用明确的事物或直观的现象（画线处）描述深奥的精气表现于外的善色与恶色，堪称一绝，这样的取象比类方式还见诸《素问·大奇论篇》中对脉象的绝妙描述、《素问·阴阳应象大论篇》中对阴阳概念的形象描写、《素问·宣明五气》中借用外界事物描述五脏脉象等。通观《内经》全篇，取象比类思维方式是建构其理论的核心认知手段，是中医藏象学说、病机学说、辨证论治、养生之道各理论体系和知识间推衍络绎的灵魂。

取象比类是一种带有浓厚中国传统科学色彩的抽象思维方式。李约瑟曾说：“宇宙类比贯穿于全部的中国思想史之中”（转引自王前，1996）。在《周易》的影响下，取象比类思维方法见诸古代天文学、物理学、化学、医学、地学、工程技术等科学领域，极大地推动了我国传统科学的发展。值得一提的是，取象比类在中医学中发挥着举足轻重的作用，赋予了中医学以独特的形象思维方式，钱学森将其称为“唯象的中医学”。正如《周易·系辞》所云：“象其物宜，是故谓之象”，这句话成为取象比类思维活动产生的基础；《素问·示从容论》云：“援物比类，化之冥冥”，说明取象比类思维方法是中医意象思维的重要表现形式。中医学的“藏象”“脉象”“证象”等学说，通过取象比类进行演绎，中医的理论体系通过取象比类来建构，虽然“取象比类”如此重要，但是学界对“取象比类”的界定却是众说纷纭，莫衷一是，各有侧重，现总结如下：

（1）“取象比类”就是一个由“物象”提炼“意象”，再由“意象”反推“物象”的过程。（王颖晓、李其忠，2006）

（2）“取象比类”是通过获取事物的“象”，然后把这种“象”进行“比类”——类比、推理，得出一定结论的思维方法。（王宏利、朱辉，2006）

（3）“取象比类”意即取八卦的象和它们所象征的事物进行运思，借某种直观的形象作为诱导物，触类旁通、引思联想，经过推导而得出相关的结论。（李海玉、潘桂娟，2009）

（4）“百度百科”认为，“取象比类”是运用带有感性、形象、直观的概念、符号表达对象世界的抽象意义，通过类比、象征方式把握对象世界联系的思维方法。

（5）“取象比类”的实质在于，通过比喻寻找在逻辑关系上相距较远、在性质上差别很大的两种事物，这二者的很少的一点共性，恰好是人们要说明的事物的本质属性或特征。（王前，1997）

（6）“取象比类”，也称为取象思维，是指在观察事物获得直接经验的基础上，运用客观世界具体的形象及其象征性符号进行表述，依靠比喻、象征、联想、推类等方法进行思维，反映事物普遍联系及其规律性的一种思维方法。（邢玉瑞，2006）

（7）“取象比类”即对自然界（包括人类社会）的各种事物现象的性质、形态及其变化发展过程作一系统地观察、了解和总结，以此为依据，作为一种线索指导人们解释、解决与之类似、相关联的各种事物现象，是一种观察、比较、取法的思维过程。（韩旭，2006）

（8）“取象比类”是在掌握大量感性材料的基础上，通过把两种不同的事物或现象联系起来加以比较，指出它们之间的相似或共同的地方，然后把已知的某一事物或现象的有关知识和结论推论到与之相

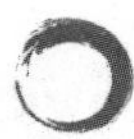

类似的现象或事物，也可能具有相同的知识和结论。（徐春，2009）

（9）“取象比类”，是通过详细比较两个或两类不同范畴的事物，根据它们在某些功能属性方面的相似性或同一性，进而对双方的其他功能属性以及运动方式进行相互推测和印证，最终实现对两个或两类事物的正确理解和把握的一种思维方法。（窦鹏、黄玲、陈小梅，2013）

（10）“取象比类”就是用从客观世界摹写来的“象”去规范事物，进而为客观世界各种事物及过程，为它们之间的有机联系和相互转化，提供广泛的类比和推测。（奕皓，1990）

（11）“取象比类”是指联系某些自然界物理现象、生物现象和社会现象等以类比于人体，找出事物之间的某些共性和特征，从而解释生理、病理、药理等的一种思维方式。（李继华、王荣，2010）

（12）中医取象类比思维系一种医者通过感官感知自然、人体、疾病的现象，比象的类比方式，建立起事物之间的关系和联系，并通过这种联系来认识事物的功能属性及特征规律，并在动态属性相同的前提下可以广泛地类比，以感性、直观之象表达抽象概念，以达到把握人体生理、病理本质为目的的思维方式。（崔艺馨、刘庚祥，2011）

（13）取象比类就是一种对人体生理病理现象与宇宙万物属性进行比较归类，进而认识人体生理病理规律的认知工具。（马子密、贾春华，2012）

中国哲学界和中医学界对取象比类的界定可谓众说纷纭，莫衷一是，从以上列举的几条定义分析，有的侧重于从宏观上描述取象比类的过程（如 1 – 4），有的是对取象比类运作机制的深度剖析（如 5 – 9），有的突出取象比类在认知事物过程中的作用（如 10 – 11），有的则侧重于取象比类在中医学中的运用（如 12 – 13）。虽然以上定义对“取象比类”的描述侧重点各有不同，但具有以下共同特点：

(1) 取象比类涉及两个不同“象”之间的碰撞;

(2) 取象比类是心智层面的思维方式和概念加工;

(3) 取象比类是在比较、归类、推理基础之上的知识传递过程。

不难看出，取象比类是一种思维模式，很善于以“象”入手，寻找在逻辑关系上有差距、在性质上有差别的两种事物之间的共性，用于描述和解释事物的本质属性。Lakoff 和 Johnson (1980: 84) 提出了隐喻的两个基准:(1) 两个牵涉概念分属不同的认知域;(2) 只涉及部分特征的操作。在《素问·脉要精微论》有关面象的取象比类描述中，用帛裹朱砂、鹅的羽毛、璧玉、丝包着雄黄、重漆之色等具体物象阐述表示健康的善色，用砂石、盐、蓝色、黄土、地苍等阐述表示疾病的恶色，在操作手法上有选择有侧重地把始源域具体物象的部分属性映射到目标域中，用诸象中充满生机的一面说明善色，用晦暗深沉的色泽说明恶色。由此可见，取象比类与认知隐喻理论之间存在相通之处，这种古典的思维艺术为中医提供了重要的思维途径，是认知隐喻理论与中医学的接口，是中医有别于西医的分水岭，同时也成为批判与谴责的焦点，有必要对此进行深入分析与探讨。

二　中医取象比类

1.《内经》之“象”

在中国文化中，“象”是人脑思维的结晶，具有深邃的内涵。取象比类以“象”为中介展开，但由于这种思维方式独立于科学抽象思维之外，因此很难用现代科学思维的定义方式对其进行精确的表述，只能追根溯源，从其产生的源头对其进行解读。所谓“象”，本义为一种动物，《说文》将其释义为:“长鼻牙，南越大兽，三年一乳象，耳牙四足之形”，后经过假借或转注，其义与“像”字同义，比如《周易·系辞传》云:“象者，像也”，指事物的外在形象和征兆（吴润秋、杨绍华，2007），如天象、地象、人象、万物之象。直接运用物象进行思维，是先民思维的特

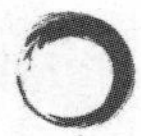

征，比如象形文字。受此影响，中医思维也离不开“象”。《素问·六节藏象论》首提“藏象”一词，唐代王冰释“象”为：“象谓所见于外，可阅者也”，张景岳解释说：“象，形象也。藏居于内，形见于外，故曰象。”二者都把“象”解释为内脏显于外的功能表象。但是本书认为《内经》之“象”应有更深刻的含义。《周易》之卦象分现象、意象、法象三者：事物自然的人为的静态或动态的显露，能为人目视所见的对象为现象；由抽象思维的意念虚拟的想象为意象；由现象和意象的推理而取法者为法象。从《内经》与《周易》的传承关系推理，《内经》的藏象理论应受到《周易》卦象思维的深刻影响，体现为对人体脏腑经脉器官等的现象、意象和法象的综合。现以下面例句进行分析：

> 藏有要害，不可不察。肝生于左，肺藏于右，心部于表，肾治于里，脾为之使，胃为之市。鬲肓之上，中有父母，七节之傍，中有小心（《素问·刺禁论篇》）。

脏腑可以用不同的“象”表征：“父母”之脏和“小心”之脏，以解剖位置的直观所见为基础，属于现象；“脾使”“胃市”运用抽象思维提炼出脏腑的功能，属于意象；“肝左”“肺右”“心表”“肾里”用效法体外事物方位的方法描述人体脏腑，属于法象。再比如，肝的特征：“东方青色，入通于肝”“其色苍”“通于春气”“诸风掉眩，皆属于肝”等，皆为法象。任何一脏腑之象，都包含现象、意象和法象三者，现象表述的是解剖学基础，意象表述的是外现功能，法象表述的是对人体外事物的效法，再比如肺气属金（法象），在位西方（现象），肺气之肃降功能（意象）犹如在右之西方阴气之降（法象）。本书认为，“取象比类”之“象”应包含这三者，且三者之间没有严格明晰的界限，着眼于特征、功能和关系，用于反映、表征、描述事物的本质属性。

就“象”的特征而言，“象”绝非静态的物象，而是一种具有流动转化特性的存在，《周易·系辞传》说“见乃谓之象”“兆见曰象”，这都表明“象”具有显见、显兆的流动性。按照王树人、喻柏林（1998）的分析，“象”可以是外观之象，也可以超出外在形象的象意，成为超越时空、把握事物整体性内涵的意象，也可以打破意象来到本原之象，即大宇宙的“整体之象”，与《道德经》中的“道”一体相同。“象”在同一层次和不同层次的运动是借助流动与转化实现的。

2. 中医“取象”

取象比类根植于先民在长期生产实践过程中的感性认识和理性认识。取象过程与生产实践的过程相随，从起初对直观表象的观察到对“象”所反映的事物本质的认识越来越深刻，进而实现由此及彼的“象象推理”和“象象类比”，取象思维涉及先民生产实践活动和思想领域的方方面面，比如用物候气象指导农业生产，铸金流程中的“炉火纯青”，《易经》借物象归纳六十四卦象，等等。对于中医而言，取象更是中医学积累知识、总结经验的重要手段。中医的望闻问切诊断方式正是通过对人体表象的归纳总结，要么是体征，要么是脉象，由表及里、从外知内，从而把握人体脏腑、经脉的运行状况。比如《素问·玉机真脏论》谈到“脉象”，有“春脉如弦，夏脉如钩，秋脉如浮，冬脉如营”之说，借用“弦、钩、浮、营”四字对人体四季脉象进行言说。除此之外，《素问·六节藏象论篇》《素问·金匮真言论篇》《灵枢·本藏篇》《灵枢·阴阳系日月篇》《素问·离合真邪论篇》《素问·疏五过论篇》《素问·示从容论篇》《素问·疾论篇》《素问·移精变气论篇》《素问·诊要经终论篇》等篇章对中医学中取象思维的运用都有详细描述，此处就不列举了。

中医的基本认识和思维方式是“唯象”，中医话语因此具有“无譬，则不能言”的美誉，中医文献中广泛存在的明喻、隐喻、借喻等比喻辞格，以“取象”思维作为出发点，从经验世界中提取相关的现象、形象、表象及其抽象的概念特征和关系特征，然后用以感受、认知、领悟陌生、抽象的事物。例如《素问·阴阳应象大论篇》中：“阴阳者，血气之男女也；

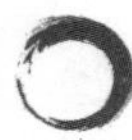

左右者，阴阳之道路也”，取用男女、道路等具体实物之象表述“阴阳”这一抽象概念；“风者，善行而数变”，取自然界中“善行而数变”的风来借喻具有游动、走窜、多变特点的风邪；《素问·六节藏象论篇》说：“心者，生之本，神之变也；其华在面，其充在血脉，为阳中之太阳，通于夏气……”取脏腑的外部生理特征制定脏腑概念等等。总之，中医取象思维是从客观事物的形象（物象）到客观事物的意象的抽象、概括的过程（王宏利，2013），也是一个艰苦的认知演进历程，是取象比类的起点，郭刚、王琦（2014）称其为中医认识生命的逻辑原点。通过取象，还可以归纳总结事物间的共性之象，从而为“比类”这一更加抽象复杂的心智操作提供心理理据，并开启了“取象比类”螺旋式上升的演进模式历程。

3. 中医“比类”

“比类”是将事物间的共性之象作抽象比较和归类，并以此为基础，将对一个（类）事物的认知迁移到另一类事物。本书认为，“比类”有双重含义，一方面，以两个（类）事物的“共性之象”为基础，阐述和把握陌生一方的本质性意义，即从已知推导出未知，以熟悉推理陌生、以简单推理复杂、以具体推理抽象、以通俗推理科学、以具体物象推理抽象医理，目的是求得新的知识；另一方面，通过更高层次的类比推理形式去把握和认识对象世界的联系，即对事物或相同属性的抽象归类及综合（马子密、贾春华，2012）。“比类”之术散见于先秦诸子的作品中。孔子的“能近取譬”，孟子的“凡同类者，举相似也”，墨子的“援”“辟”，公孙龙的“正举”“狂举”，荀子的“以类行杂”“推类而不悖”，《内经》中共出现9处“比类”字眼①等。

以“天人相应”为主旨，中医“比类”涉及两种“象”，一种为自然万物之物象，另一种为人体生理病理之体象，以取象思维提供的心理证据

---

① 分别是：《素问·示从容论篇》中的“若能览观杂学，及于比类，通合道理”“别异比类，犹未能以十全”“复问所以三脏者，以知其比类也”“援物比类，化之冥冥”“不引比类，是知不明也”“明引比类从容，是以名曰诊轻”；《素问·疏五过论篇》中的“比类形名，虚引其经”“善为脉者，必以比类、奇恒”；《素问·征四失论篇》中的“不知比类，足以自乱”。

作为出发点，并对自然物象和人体体象进行抽象处理和泛化演绎，属于感性认识基础之上的理性认识，《内经》称之为“应象”，即对“象”进行更高层次的推理、抽象、归类和综合，并以此为基础推衍出人体的病理状况，成为一种察病治疾的方法。比如，《内经》将反映日照向背的自然万物阴阳之象推衍到人体，并以此来判断人体的健康状况。《素问·阴阳应象大论篇》曰：“故清阳为天，浊阴为地；地气上为云，天气下为雨；雨出地气，云出天气。故清阳出上窍，浊阴出下窍；清阳发腠理，浊阴走五脏；清阳实四支，浊阴归六府”，《素问·调经篇》又说：“阴阳匀平，以充其形，九候若一，命曰平人”，意思是人体及其脏腑是阴阳统一体，阴阳平衡即健康，当阴阳平衡被打破，疾病就会产生。因此，疾病的诊断就必须坚持“察色按脉，先别阴阳”（《素问·阴阳应象大论篇》）的基本原则，与之相应的《内经》话语还有：“善为脉者，必以比类奇恒，从容知之，为工而不知道，此诊之不足贵，此治之三过也”（《素问·疏五过论篇》）；“夫脉之大小滑涩浮沉，可以指别，五脏之象，可以类推；五脏相音可以意识；五色微诊；可以目察；能合色脉，可以万全”（《素问·五脏生成篇》）等等。

第五节　中医理论隐喻系统

中医学又名中国传统医学，主要研究人体生理、病理、疾病诊断和治疗、养生等。中医理论承载着我国人民同疾病作斗争的经验和历史，是在古代哲学思想指导下，融合古代自然科学知识（包括天文、历学、农学等），并通过长期临床医学实践，逐步形成并发展而成的医学理论和知识体系。中医学以阴阳五行学说作为其理论基础，将人体视为气、形、神的统一体，采用望、闻、问、切四诊法，探求病因、病性、病位，分析病机及人体五脏六腑、经络、关节、气血、津液的变化，判断邪正消长，进而得出病名，归纳证型，以辨证论治原则，制定“汗、吐、下、和、温、

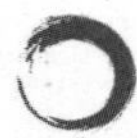

清、补、消”等各种治法，使用中药、砭石、针刺、导引、布气、祝由、推拿、按摩、拔罐、气功、食疗等多种治疗手段，使人体达到阴阳调和康复。中医理论具有文化性。中国传统文化强调“天人合一”的基本哲学精神和“天人相应”主导的整体思维逻辑，“人”与“自然”这两大概念域被置于医学的高度，借助取象比类建立经验性对应，形成“人体是自然”的规约性隐喻，并作为基本概念隐喻存在于中医思维之中。阴阳五行学说是中国传统文化的主流，中国古代医者在长期医疗实践过程中，将其广泛运用于医学领域，实现其从哲学到医学的嬗变，成为中医理论的重要支撑点和核心架构，贯穿整个中医知识体系之中。在阴阳五行营造的语境之下，《内经》通过一套多元化隐喻系统巧妙地将人体生理结构、脏腑功能、功能失用、病机转归等诸多医学内容纳入系统化的概念结构和知识体系之中。现将其总结如下：

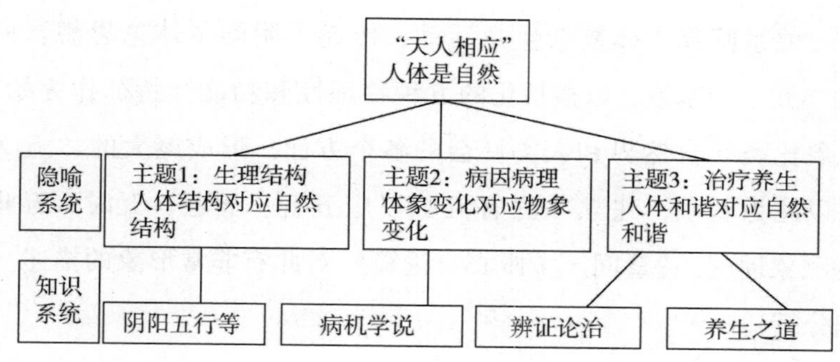

图3－2　中医理论隐喻系统

根据《内经》的观点，人是一个“小天地”（李今庸，2008），中医思维将人体“小天地”类比于自然“大天地”。按照束定芳（2000：54）从认知功能角度将隐喻划分为“根隐喻”和“派生隐喻”的方法，中医理论隐喻思维紧紧围绕“人体是自然”这个根隐喻展开，其中派生出一系列子隐喻系统，涵盖了人体生理结构、病理变化、治疗养生三大中医学研究主题，并与中医知识体系相对接，包括中医阴阳五行学说、病机学说、辨证论治、养生之道等内容。该系统的核心是自然物象与人体体象两大“象”

之间的碰撞，实现“以象说象”。始源域“自然”指广义的自然概念，包括人类社会在内的整个客观物质世界，此物质世界以自然的方式存在和变化，目标域“人体”也是一个广义的人体概念，包括人体结构、生理结构、病因病理、生命规律等。

一　生理结构：人体结构对应自然结构

《内经》把人体视为一个以脏腑为中心，通过阴阳对立统一规律串联起来的有机整体，与天地自然界相呼应，借助自然中的阴阳五行概念认识人体阴阳结构和脏腑结构。一方面，采用阴阳思维模式，把先秦哲学中有关自然界的阴阳观移植到对人体结构的描述中，即将自然域中的“阴”和“阳”两个位素映射到人体结构，形成人体阴阳，并利用自然阴阳属性和对立统一关系阐释人体复杂生命活动，传递了阴阳本体论思想。另一方面，以“五”为基数，以概括化的五种物理性和功能性特征作为始源域，广泛取象比类于自然界和人类社会的各个方面，形成庞大的“五X”配列，并以此为基础，建立“内有五脏以应五音、五色、五时、五味、五位”的藏象理论，《素问·金匮真言论篇》对此有非常形象的描述（后文将详细分析）。

二　病因病理：体象变化对应物象变化

《素问·宝命全形论篇》说：“人以天地之气生，四时之法成……人生如地，悬命如天，天地合气，命之曰人”，指出了自然是人类生命的源泉，人类受到自然变化规律的支配而存活于天地之间，并顺应四时变化规律而完成其生命活动，这又是一个充满了矛盾的动态过程，即人体机体既有相对平衡的健康状态又会出现动态失衡的疾病。《内经》以“病机”（见《素问·至真要大论篇》）为名，展开对疾病产生、变化、结局的描述。

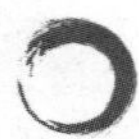

《素问·生气通天论篇》认为，人的生命活动与自然的变化息息相通，生命的根本是阴阳，人的九窍、五脏、十二节与自然之气相通，如果违反阴阳变化的规律，那么邪气就会伤害人体。以此为基础，在自然之象的变化与人体病机之间取象比类，结合阴阳五行思维模式，形成了系统的《内经》病机理论。

1. 病因

外感病因：人体遭遇邪气伤害对应自然遭遇异常气候

内伤病因：人体内因引起疾病对应自然遭受人祸

中医把病因称为“病邪”。《素问·阴阳应象大论篇》说：“天有四时五行，以生长收藏，以生寒暑燥湿风；人有五藏化五气，以生喜怒悲忧恐”，将自然四季五行变化产生寒暑燥湿风气候与人体五脏情志波动产生喜怒悲忧恐情绪进行类比，同时也揭示了中医体系内的致病外因和内因。《灵枢·百病始生篇》说：“夫百病之始生也，皆生于风雨寒暑，清湿喜怒”，印证了这一观点。

从外在角度分析，自然界中存在许多异常的气候变化，将此映射到人体便形成了伤害人体的最主要外感病因——“六淫”，即风寒暑湿燥火。风寒暑湿燥火本是六种正常的自然气候，称为“六气”，但如果这些气候出现变化异常，便会对自然带来灾难，“六气”与自然之间的关系被用来描述病邪与人体之间的关系，“六气”的角色便发生了变化，成为侵犯人体的致病因素。从内因角度分析，人类对自然的过度开发给自然带来了巨大灾难，这不是天灾而是人祸，二者之间的此种关系被用来描述人的情志状况对人体造成的伤害，便形成“内伤七情”，即喜怒忧思悲恐惊。《灵枢·百病始生篇》又云：“喜怒不节则伤藏，藏伤则病起于阴也”，“内伤七情”由内而发，损伤五脏，对接五行思维，形成了“怒伤肝，喜伤心，思伤脾，忧伤肺，恐伤肾”（《素问·阴阳应象大论篇》）的五行五志配属规律。

2. 病理：人体不协调对应自然不和谐

为揭示疾病产生、变化、转归的原理，《内经》用自然的不和谐来说明人体的不协调。最显著的致病因素是阴阳失调，即人体阴阳不协调对应自然阴阳不和谐。《阴阳应象大论》说："阴胜则阳病，阳胜则阴病，阳胜则热，阴胜则寒，重寒则热，重热则寒……此阴阳更胜之变，病之形能也"，表明阴阳盛衰、阴阳失衡是疾病发生和发展的机理。同时，正邪相争，邪不压正，也会导致疾病。比如《灵枢·岁露论》曰："月满则海水西盛，人血气积，肌肉充，皮肤致，毛发坚，腠理郄，烟垢著。当是之时，虽遇贼风，其入浅不深。至其月郭空，则海水东盛，人气血虚，其卫气去，形独居，肌肉减，皮肤纵，腠理开，毛发残，腠理薄，烟垢落。当是之时，遇贼风则其入深，其病人也卒暴"，此段从月亮盈亏、潮汐涨落等自然现象类比人的形体气血盛衰与抗病强弱。

3. 疾病诊断：人体之象与自然之象间的取象比类

中医诊断疾病基于取象比类。这个过程涉及了多个概念域之间的相互参照，但多个概念域之间的取象比类都是围绕人体与自然两大领域展开。诊断过程中的"取象"所取之象乃是疾病之象和人体之象，即运用望闻问切的方法获取疾病在人体整体层面的表现。"取象"以阴阳思维为核心。所谓"阴阳之变，其在人者，亦数之可数"（《素问·阴阳离合论篇》）、"善诊者，察色按脉，先别阴阳"（《素问·阴阳应象大论篇》）、"脉有阴阳，知阳者知阴，知阴者知阳"（《素问·阴阳别论篇》），说明善诊者善于将自然的阴阳变化规律推衍到人体身上，辨清阴阳，找出阴阳的失衡点，并以此为基础分析和判断疾病的属性。如"腰以上为天，腰以下为地，故天为阳，地为阴。故足之十二经脉，以应十二月，月生于水，故在下者为阴；手之十指，以应十日，日主火，故在上者为阳"（《灵枢·阴阳系日月》），就是以天地日月之象类比推理人体及其经脉特征；"冬病在阴，夏病在阳，春病在阴，秋病在阳，皆视其所在，为施针石也"（《素问·金匮真言论篇》）、"发于春夏，阴气少，阳气多，……发于秋冬，阳气少，阴气多"（《灵枢·根结》），体现了四时之象与疾病阴阳属性之间的取象比类。同时，阴阳思维与五行思维两大系统可以互参，所谓"谨察五脏六

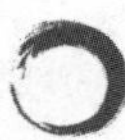

腑，一逆一从，阴阳表里，雌雄之纪，藏之心意，合心于精”（《素问·金匮真言论篇》）。亦可在四时、疾病、脏腑、体表特征之间取象，比如《素问·金匮真言论篇》就说“东风生于春，病在肝，俞在颈项；南风生于夏，病在心，俞在胸胁；西风生于秋，病在肺，俞在肩背；北风生于冬，病在肾，俞在腰股；中央为土，病在脾，俞在脊”。诊断过程中的“比类”突出将所取的人体和自然中诸多具象性特征进行分析、综合，进而确定治疗方法。其中最重要的步骤是将众象归于阴阳系统的范畴化过程。表证、热证、实证的疾病属阳；里证、寒证、虚证的疾病属阴，医者必须“审其阴阳，以别柔刚，阳病治阴，阴病治阳”（《素问·阴阳应象大论篇》）。以望诊为例。人体外部表现和特征与体内五脏六腑的功能以及自然界的季节变换有着密切的关系，通过对外部的观察，参照季节特征，便可以了解人体脏腑失用。

三 治疗养生：人与天地同纪

《素问·阴阳应象大论篇》云：“与天地相应，与四时相副，人参天地，故可为解。”可见《内经》在人体的生理病理、治疗养生方面时刻将天人相应作为其立论之本和精髓所在，所谓“治不法天之纪，不用地之理，则灾害至矣”。（《素问·阴阳应象大论篇》），很好地诠释了人与天地同纪的道理。《素问·调经篇》说：“阴阳匀平，以充其形，九候若一，命曰平人”，说明了阴阳平衡的人才是健康的人。因此，中医治疗养生便将“谨察阴阳所在而调之，以平为期”（《素问·至真要大论篇》）作为基本原则，协调人体脏腑阴阳，实现体内阴阳平衡，协调人与自然环境的关系，达到人体与自然的和谐。五行和谐也是人体健康的重要条件，在治疗过程中，常常运用五行的生克关系来阐述疾病之间的克制关系，常见的施治方法包括，滋水涵木，益火补土，培土生金，助金生水，抑木扶土，培土制水，佐金平木等等，这些都是借用自然之理阐述中医治疗之道。

在养生方面，中医提倡顺应自然、适应自然是预防疾病发生的首要原则，其中最重要的便是应四时法五行。《素问·四气调神大论篇》便说："夫四时阴阳者，万物之根本也，所以圣人春夏养阳，秋冬养阴，以从其根，故与万物沉浮于生长之门。逆其根则伐其本，坏其真矣"。人体阴阳随着四季变迁而出现升降盛衰，春天阳气生发，至夏到达极致，秋季阳气降而阴气升，至冬阳气沉伏于内，阴气鼎盛，四季寒暑更替的阴阳消长映射到人体，体现为人体夏季脏腑功能旺盛，阳气发散，阴液易耗，冬季脏腑功能减退，阴气凝结，阳气易损（盛星明，2003）。自然界与人体阴阳消长往往是同步变化，且时时刻刻都在进行着，将自然四时的变化规律作为养生必须遵循的原则，把天地万物、自然现象、人类生理病理现象统一起来，才能从真正意义上实现人与天地同纪、养生防病、延年益寿。

第六节　小结

认知语言学对人类思维本质的隐喻性笃定决定了在该范式下的中医思维研究势必将隐喻作为突破口，进而对整个中医结构体系展开全方位的解码，因此，隐喻研究是中医思维研究的重要途径。中医语言中蕴藏着大量的隐喻性表达，体现了先民在生产实践过程中，善于发现与挖掘、总结与归纳已知世界中的现象和规律，并将其与人体结合，启发相似性联想，运用取象比类，将人与自然万物范畴化和隐喻化，本章基于这一基本思想，提出中医隐喻思维，有机串联了传统哲学和医学中诸如"天人相应""阴阳五行""取象比类""辨证论治""藏象学说""六淫七情"等概念，运用独特认知视角审视人体、疾病、健康等抽象命理概念。中医隐喻思维凸显天人相应思想，打通了阴阳五行概念与人体结构、病机病理、治疗养生之间的密切关系，把千变万化的自然百态与抽象神秘的人类生命活动囊括其中，使二者互参同纪，既巧妙地揭示了生命规律，又驾简驭繁，纲举目张，彰显了中医话语慎思明辨与文采飞扬的交融。

第四章　中医隐喻思维的结构

第一节　引言

中医学表现为受中国传统思维影响，以把握动态中事物的关系为主要倾向，以阴阳五行为主要思维工具，以取象比类为主要认识方法（邢玉瑞，2015）。从认知隐喻学角度研究中医学，可以丰富中医学跨学科研究，进而从全新的角度揭示中医对待人、人体、生命、疾病和养生的认知规律，前文厘定了中医隐喻思维观涵盖的基本内容，本章将深入探讨中医隐喻思维作为一种复杂认知活动的结构特征，集中体现为中医隐喻思维观与认知隐喻理论的趋同性与差异性解析，趋同性表现为中医取象比类的隐喻本质溯源，差异性主要表现为中医隐喻思维独特的映射结构。通过研究中医隐喻思维的结构特征不仅有助于丰富和发展认知隐喻理论，还可以为全面地呈现中医的本真面貌，寻求中医创新发展之道提供重要的思维路径。

第二节　中医取象比类的隐喻本质溯源

一　国内学者的观点及不足

认知维度的隐喻研究将隐喻上升到认知工具层面，其中的典型代表是

Lakoff & Johnson（1980）提出的概念隐喻理论（Conceptual Metaphor Theory，CMT），具有下述主要特征：①隐喻建构了人们的思维过程和概念系统，从而制约人们的思维和行为，而隐喻以人体经验所产生的结构为理据，使人们能用直接的经验理解抽象的经验（孙亚等，2017）；②隐喻根植于概念系统的跨域映射，具体言之，隐喻是语言形式（含手势）、概念结构和交际功能三方面的跨域映射（Herrmann & Berber Sardinha，2015：8），具有深刻的现实经验基础和充分的心理学实证支持，不仅渗透于语言使用之中，还渗透在思维活动之中；③CMT 的实质是借助一类事物理解和体验另一类事物（Lakoff，1980：5），是对 Richards 和 Black 等人“隐喻互动论”的补充和发展，隐喻映射具有单向性特征，为支撑这一特征提出“不变原则”，即拓扑不变或意象图式结构不变；④对经验理解的凸显是 CMT 的核心原则，与人的身体经验和生活体验密切联系的身体部位、动物、温度、味觉、视觉、动觉等领域的概念和语言表达受到了史无前例的关注（唐树华，2013：18）；⑤根据始源域的不同，将概念隐喻分为空间隐喻、实体隐喻和结构隐喻。空间隐喻的始源域是基于意象图式的空间经验，结构隐喻强调始源域和目标域之间的实体对应和关系对应，实体隐喻是用相对具体的物体认知抽象的事件、活动、感情和想法等。

取象比类思维方式历史久远，取材于经验世界中具体直观之“象”，采用类推、比喻、联想等抽象思维手法，认识和理解必然世界，具有博喻巧譬、触类旁通的逻辑品格和形象生动、惟妙惟肖的思维特色。中医学成功地借用了取象比类，并将其发展成为核心方法论，其思维路径是用具体的自然物象及其变幻规律描述、解释抽象的命理规律，包括人体脏腑功能、功能失用和病机转归等。国内许多学者坚信，中医取象比类思维方式与现代认知隐喻理论异曲同工，堪称“中国式隐喻认知模式”（马子密等，2012），比如孙登本等（2006）认为，中医理论的“隐喻”语言学特征是“类比”思维方法的运用；汪炯（2006）也认为，中医学是一种“唯象医学”……因“取象比类”而广泛使用比喻；申光（2009）认为，中医学中

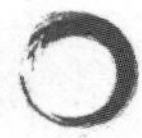

的"取象比类"是隐喻作为通过语言表现出来的思维方式的最好注脚；肖建喜、许能贵（2011）认为中医取象比类等同于认知隐喻；于彤等（2013）认为中医取象比类与认知隐喻具有相似性，二者都可以抽象为概念网络中模式的涌现和匹配过程。兰凤利等（2014）认为，取象比类是中医学隐喻形成的过程与方法，贯穿中医概念的形成、医理阐述、临床发展；李成华等（2015）认为取象比类是中医语言的隐喻思维；李孝英等（2017）指出，中医的取象比类与认知语言学中的概念隐喻具有"同源性"和一致性等。

本书认为，认知隐喻理论与中医学的接口便是取象比类。通过以上分析得出结论：基于 CMT 和取象比类思维方式的主要特征在某些层面上存在的契合，国内学者对"取象比类具有隐喻性特质"的论断已经达成共识，即取象比类是一种隐喻，但几乎所有的论调都只是作为一种见解被抛出，且理所当然，一以贯之，缺乏严格的思辨与论证，更未见对二者之间的趋同和差异进行的对比考量。鉴于此，本章将对二者的异同作细化分析，从而揭示中医取象比类的隐喻性特征，将取象比类的研究推向深入。

二 中医取象比类与 CMT 的趋同

1. 中医之"象"与 CMT 之"概念"的趋同

现代认知科学视域下，理性与经验结缘，受时空维度及大脑和身体的物理性羁绊，康德的先验理性存在明显缺陷，于是出现了 Herbert Simon 和 Daniel Kahneman 的有限理性和 Gerd Gigernerzer 的生态理性（王馥芳，2014）。在此大环境下，认知语言学倡导体验认知，将思维过程视为体验性概念化过程，概念的形成离不开人的身体结构及身体与环境的互动。CMT 所言的概念并不是纯粹理性思维下对事物本质属性的直接界定，而是一种基于有限理性，对事物本质属性的多视角反映，依赖体验和主观化识解，属于纯直观和纯概念之间的中间地带，类似于知性概念，这种通过身体经验获取的概念是非全景式的，却又为概括和描摹事物的本质提供了多重视角和无限可能。

中医理论的概念形式是取象比类思维的中介“象”。按照《易经》的区分，“象”既包含能为人目视的现象，又包含抽象思维的意念和虚拟之意象，还包括表征人与自然互动关系的法象。王树人、喻柏林（1998）根据“象”所包含的不同层次，将其分为：外在感知之象、内在感知之象、感知之气象、整体之气象和意象、小宇宙整体之意象、大宇宙整体之象，“象”在同一层次的运动属于“象的流动”，“象”在不同层次的运动属于“象的转化”，“象”通过永恒的“流动与转化”，实现不同境界的升华。邢玉瑞（2014a）从人类认识事物发展过程的角度将中医象思维之“象”分为四类，包括：物态之象（即可以直接感知的有形的实体形象，如脉象、声象等）、功能之象（即从物态之象中抽象出来的事物功能或属性，比如中医藏象、药物寒热等）、共性之象（即反映事物各种功能之象内在联系的“意象”，比如阴阳五行之象、证候之象等）、规律之象（即反映事物各种本质属性之间必然联系的“道象”，比如阴阳转化之象，五行生克之象，六十四卦推演之象等）。无论是《易经》的现象、意象、法象之分，王树人、喻柏林对“象”不同层次的区分，还是邢玉瑞的物态、功能、共性、规律之象的切分，抑或是许多学者（赵继伦，1996；崔艺馨等，2011；张宇鹏，2012 等）对“象”由简单到复杂的不同层级性排列，都体现了取象思维循序渐进的过程，构成了一个从具象到抽象的连续统，然而又缺乏明晰的内涵和外延。“象”的这一特征决定了它有别于纯粹理性思维下的概念，而只能反映事物本质的各个维度和可能，这种在感性基础之上抽象概括而形成的相对理性概念是一种既带有浓厚的非理性色彩，又彰显理性智慧的思维元素。CMT 之概念与中医取象比类之象同属于思维层面上纯感性和纯理性之间的中间环节，二者虽不建立在严格的逻辑论证基础之上，但对认识客观事物提供了丰富的资源和全方位视角。事实上，中医语言从来没有将人体生理病理进行严格的界定，而是采用隐喻的方式进行迂

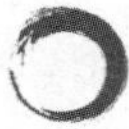

回的概括和描摹，这便是隐喻在中医学中存在的基础。

2. “二域”模式的趋同

以认知科学为出发点的隐喻研究将研究重心放在隐喻机制的阐述方面，其目的是揭示意义建构和识解过程中的认知运作机制，描述隐喻意义的推理过程和机制。按照Steen（2007：48－49）的研究方法，根据隐喻研究所涉及的概念域结构及其操作手段的差异将认知维度隐喻研究区分为以下四种理论模式：

（1）“二域”模式（Lakoff & Johnson，1980，1999；Johnson，1987；Lakoff & Turner，1987；Lakoff，1993；Kovecses，2002）；

（2）“多域”模式（Fauconnier & Turner，1996，1998，1999，2002；Turner & Fauconnier，1995，1999，2000；Fauconnier，1997）；

（3）“三范畴”模式（类属归入模式）（Glucksberg，1991，2001；Glucksberg，Brown & McGlone，1993；Glucksberg & Keysar，1990，1993；Glucksberg & McGlone，1999；Glucksberg，McGlone & Manfredi，1997；Keysar & Glucksberg，1992）；

（4）隐喻生涯模式（Bowdle & Gentner，2005；Gentner & Bowdle，2001；Gentner，Bowdle，et al.，2001；Gentner & Rattermann，1991；Gentner & Wolff，1997；Wolff & Gentner，2000）。

Lakoff和Johnson（1980：5）将隐喻的本质界定为“通过另一类事物来理解和经历某一类事物”，就是将隐喻置于两种不同的概念域之间，即“目标域”（target domain）和“始源域”（source domain），采取“二域”的方式阐述隐喻的工作机制不仅出现在隐喻的认知观之中，还体现为中国传统修辞学中的“本体”和“喻体”，Richards等人的“tenor”和“vehicle”等等。斯坦哈特（2009：1）认为一个隐喻在一个世界里为真，当且仅当那个世界的某些部分在结构上相对不可辨别（它们是可类比的），可及性就是类比（斯坦哈特，2009：5）。因此，隐喻就其结构特征来说，必须具备两个要素，一是“两个对象”，二是两个对象在相对不可辨别基础之上实现可及。纵观以上四种隐喻理论研究范式和中医取象比类思维方式，都是将两个（类）具有差异性的事物之间的可及性作为研究的切入点：

（1）“二域”模式将隐喻视为始源域向目标域的映射。隐喻创造性实质上是首先发现始源域与目标域之间共享的结构关系，然后使用始源域中存在的各种表达法来表达目标域中对应的各种概念和关系（王军，2011）。

（2）“多域”模式泛指 Fauconnier 和 Turner 提出的“心理空间理论”“概念整合理论”“概念合成理论”等系列理论。“多域”即概念合成的四个（或以上）空间。隐喻意义的产生机制通过对输入空间 1、输入空间 2、类属空间、合成空间四者之间的互动和映射进行描述而实现，并最终形成“新创结构”。“多域”模式虽然涉及多个概念域之间的映射关系，但仍旧是以“二域”的跨域映射为基础。其类属空间服务于两个输入空间之间建立对应关系和产生跨空间映射，其合成空间的形成也基于两输入空间的部分映射，其突现结构只不过是对部分映射结构的组合、完善和扩展。

（3）类属归入模式使用了一个特设的术语：范畴（category）。隐喻操作所涉的范畴之间的关系并不是基于对比或者对应的映射关系，而是通过类属归入方式将始源范畴的属性赋予到目标范畴之中。在隐喻表达中，喻体不是其字面所指，而是被识解为一个上位范畴，后者将本体和喻体的字面所指归入其范畴之中，因此该模式被取名为 class-inclusion approach。虽然类属归入模式强调三个概念范畴之间的互动关系，但是其根本目的是启动相关知识去解读“二域”（本体和喻体）的关系。其认知心理机制是把目标域划归为始源域所属的这一类别的一个成员（张征、杨成虎，2013）。

（4）隐喻生涯模式描述了隐喻从新奇到规约整个“生涯”的不同解读方式。新奇隐喻的解读采用比较加工机制，通过两个语义域（“二域”）中处于同一抽象性水平的两个具体概念之间的结构映射机制来实现，而规约

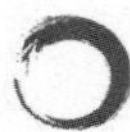

隐喻则采用类属归入模式中的“三范畴”概念，即本体概念、下位喻体概念和上位喻体概念之间的范畴化加工方式，通过处于不同抽象性水平的具体概念和抽象概念之间的特征赋予机制来实现。由此可见，隐喻生涯模式仍然属于“二域”模式的变体。

取象比类思维模式取象于在逻辑关系上相距较远、在性质上差别很大的两种事物或现象，并对所取之象进行抽象化处理。中医取象比类与 CMT 都属于广义范畴的“二域”模式，即都是基于二域相似的可及，二者共同的思维基础（映射的基础）是经验化（体验化）了的相似性或共性之象，受制于认知主体的个体经验和认知水平，二者涉及的“二域”属于两个不对称的世界。CMT 认为，人类概念系统仅仅是围绕一小部分体验性概念建立起来的。所谓体验性概念，就是那些来自直接经验，并能够自我界定的概念。对于那些不能来自直接经验的概念，特别是抽象概念则只能诉诸隐喻映射才能认知，隐喻将处于不对称关系的两种概念紧密联系到了一起。取象比类取材于经验世界中具体直观之“象”，去认识和理解必然世界，经验世界是自在世界对我呈现出的世界，是一个主客观合一的世界，必然世界是完全受客观规律支配的世界。取象比类涉及的两个“世界”也是不对称的。

3. 认知本质的趋同

隐喻之所以为隐喻，在于喻体和本体之间存在一定的相似性……相似性有外在和内在的相似，或者说客观（物理）和主观（心理）的相似（侯国金，2013）。这种外在的客观的相似和内在的心理的相似形成了两种迥然有别而又彼此兼容的隐喻观，即“隐喻的修辞观”和“隐喻的认知观”。“隐喻的修辞观”把隐喻视为一种特殊的语言表达手段，凸显其在辞格层面外显的比喻功能；“隐喻的认知观”凸显隐喻在思格层面的功能，把隐喻视为一种内在的思维方式，即思维本身具有隐喻性，这种隐喻性思维具有普遍性和系统性，以一种潜移默化的方式影响着日常语言表达。在隐喻理论发展史上，对隐喻的本质性研究有替代、比较、互动三种论调，可以发生在辞格层面，也可以发生在思格层面，而 CMT 将隐喻视为人类认知事物、理解世界和形成概念的基本方式，无疑抬高了隐喻在思格层面的功能。认知语言学所说的隐喻往往不限于指其语言形式，更是指体现在语言表达中的概念隐喻（张敏，1988：91），从思格层面考虑，从一个认知域到另一个认知域最直接最有效的方式就是概念隐喻，概念隐喻对语言不仅有美化传神之效，还有建构之功。

取象比类被誉为“中医学的认知方法”（王娇娇等，2016），属于象思维的衍生。在取象比类过程中，取事物之征象，经类比、象征等方式对所象征事物的特性和规律进行整理和归纳（康砚澜，2017），这些思维过程启发了联想性的思维网络，为中医提供了重要的认知线索。中医取象比类是建构中医学理论的思维方式，对事物间共性之象（即相似）的归纳、抽象、泛化和演绎属于心智层面的概念加工，在此过程中，人的潜意识中存在概念隐喻，并将其细化。比如“天人相应”视域下的“人体是自然”概念隐喻是取象比类思维在中医学中的主要体现，《素问·灵兰秘典论篇》说：“心者，君主之官；肺者，相傅之官；肝者，将军之官；胆者，中正之官；膻中者，臣使之官；脾胃者，食廪之官……”，这样的隐喻话语在人体脏腑功能与金銮殿上皇帝和大臣所扮演的角色之间进行取象比类。按照 CMT 分析，此话语是对概念隐喻“人体脏腑是朝廷君臣”的实例化和具体化，而“人体脏腑是朝廷君臣”又是对“人体是自然”的实例化和具体化。再比如，《素问·风论篇》曰：“风之伤人也，或为寒热，或为热中，或为寒中，或为病风，或为偏枯，或为风也……风中五藏六府之俞，亦为藏府之风，各入其门户所中，则为偏风。风气循风府而上，则为脑风。风入系头，则为目风眼寒。饮酒中风，则为漏风。入房汗出中风，则为内风。新沐中风，则为首风。久风入中，则为肠风、飧泄。外在腠理，则为泄风。”风邪侵入人体后，发病部位没有定处，可归为中医的“风证”，此处体现了自然界中风的特征与人体的“证”之间的取象比类，具体而言，人体风寒湿三气杂至而引起的痹证、关节游走性的疼痛、手足抽

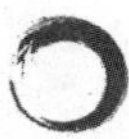

搐、眩晕欲扑、风疹块（荨麻疹）引起的皮肤瘙痒时隐时现、疹块发无定处等症状通过自然界中风的善行数变、游移不定等特征进行认识和理解，从而形成对概念隐喻“人体是自然”的实例化和具体化。

总之，中医取象比类与CMT同属认知手段，同为二域模式下的知识迁移过程，基于被感知的心理相似，实现从一个认知域到另一个认知域的知识演绎。概念隐喻为取象比类提供了前提和基点。中医学追求天人相应，不仅为概念隐喻的选择提供了一个从自然到人体的独特视角，还为取象比类提供了独特的隐喻语境和场景，提示人们：取象比类在此语境和场景下具有可行性和可操作性。

第三节　中医隐喻思维的双重映射结构

作为中医隐喻思维核心方法论的取象比类与隐喻映射同属认知手段，具有概念性的特质，同为二域模式下心智层面的知识迁移过程，以被知觉的相似性为依据，实现一物及一物的诠释和演绎，二者可谓异曲同工，但对操作方式作细化研究，发现相比于CMT在隐喻映射的过程和机制方面详尽的阐述，中医对取象比类机制的描述只是以一个简单的“应象”概括之，并没有对“应象”作具体的说明（马子密、贾春华，2012），尽管如此，以隐喻映射作为基点分析中医取象比类，从《内经》等中医文献对自然规律和生命规律的隐喻话语中不难管窥二者存在的不同之处。

一　取象比类“鲜花原理”

由于出发点和研究方式的不同，学界对取象比类的界定和解读可谓百花齐放，此处不再赘述。本书将取象比类视为建构中医理论的基本认知工具，并尝试从人类认知事物和思维方式的角度对取象比类进行剖析。取象比类的基本原理如一朵鲜花（如图4－1所示）。每一片盛开的花瓣（pet-

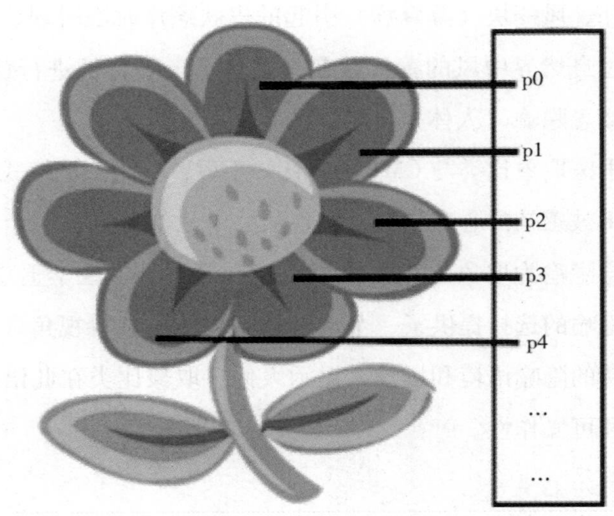

图 4-1　取象比类“鲜花原理”

al，简称“p”）代表某个或某类事物，花瓣所共享的交集是花蕊，代表“共性之象”（shared image①，简称“s”），s 即事物的“同一性”，指主体对表象相异的两（或更多）对象根据自己的认识所及对其某一方面的某种程度的共同点的特征做出的概括（徐盛桓，2014）。根据此定义，s 赋予了任意一个花瓣 p0 和其他任何一个花瓣 p1（2，3，4，…，n）（简称 pn）之间具备类比可及性（analogical accessibility，简称“aa”），并为取象比类提供真值条件，s 与 p1（2，3，4，…，n）之间的可类比性可用公式表达为：

写作：$\forall p0 \forall pn\ [\forall s\ (s\ (p0) \leftrightarrow s\ (pn)) \rightarrow (p0,\ pn)_{aa}]$

读作：对于任意的 p0 和 pn，如果 p0 同任何 s 的结合在心理上等价于 pn 同这个 s 的结合，那么 p0 和 pn 具有类比可及性 aa。

① “shared image”的提法受 Turner（1996：30）中“shared image schemas”提法的影响，本书表达的意义与之相同。

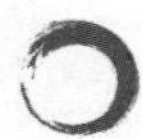

徐盛桓（2014）在“隐喻的起因：事物的同一性”一节中将 Leibniz 提出的“不可分辨物的同一性”（identity of indiscernibles）拓展为“不可分辨物是同一的”，表达式为：$\forall x \forall y\ [\varphi\ (\varphi\ (x) \leftrightarrow \varphi\ (y)) \rightarrow x = y]$（读作：对于任一个 x 和任一个 y，如果 x 同任一属性 φ 结合为陈述实质上等价于 y 同这个属性 φ 结合为陈述，那么 x = y）。例句：“自在飞花轻似梦”（秦观《浣溪沙》）一句可以表达为［（轻（花）↔轻（梦））→花 = 梦］。受此启发，本书提出了“可类比性公式”。如图 4－1 所示，任一花瓣 p0 与其他任何花瓣 pn 因拥有 s 而具有类比可及性，那么存在函项 f 将 p0 中的变量元素 x（或属性、关系、知识等）与 pn 中的对应变量元素 y（或属性、关系、知识等）关联起来，则 p0 中的 x 与 pn 中的 $f\ (x)$ 可以产生取象比类的映射关系。以下是“取象比类”的表达式：

写作：$(\ (y)_{Pn}\ (Be)\ (x)_{P0})_{MET}$

读作：当且仅当有情景 p0 和 pn，并且有类比映射 f，使得 p0 和 pn 之间呈 f－类比，并且 pn 中的 y 是 p0 中 x 的类比 f－配对物，则 $(\ (y)_{Pn}$（是）$(x)_{P0})_{MET}$ 为真。

取象比类以具有主体心理可及的 s 为基础，以“类比可及性”（aa）为前提，运用比较、推理、归纳和演绎等复杂心智活动，在 p0 和 pn 之间相互征象，将对 p0 的认知迁移到 pn，最终揭示、描述和把握 p 的特征和规律。中医对取象比类的借用发生在天人相应视域下，更多地强调自然与人体的对应，通过类比、推理、联想等方法，自然与人体两大范畴中的 p0 和 pn 融为一朵鲜花之中，形成一个天人合一的整体。这契合了中医整体性的思维方式，把天、地、人统一起来，强调人体与自然在取象比类思维范式基础之上的归类“合一”。比如《素问·气交变大论篇》中讲述了五气变动与德、化、政、令、灾、变的取象比类关系，且以土气变动为例：

中央生湿，湿生土，其德溽蒸，其化丰备，其政安静，其令湿，其变骤注，其灾霖溃。(《素问·气交变大论篇》)

采用取象比类“鲜花原理”将土气变动规律进行分析，首先考察土行各成员间在某个层面的某种程度的共同点，中央具有“恩泽四方”的功能，湿润气候具有“温润舒适”的特点，土气变动能够“滋养万物”，特性（德）方面有“湿热滋润”等等，参照这些交集，便可以归纳 s 是具有“滋润”属性的共同特征，土行各成员与“滋润”的结合在心理上能够达成某种等价关系，从而赋予了土行成员的类比可及性。

[滋润（滋润（中央）↔（滋润（湿气））→（中央，湿气）$_{aa}$）]

[滋润（滋润（湿气）↔（滋润（土气））→（湿气，土气）$_{aa}$）]

[滋润（滋润（土气）↔（滋润（土德））→（土气，土德）$_{aa}$）]

[滋润（滋润（土气）↔（滋润（土化））→（土气，土化）$_{aa}$）]

…………

基于土行成员间的 aa，按照《素问·气交变大论篇》中医话语的描述，始源情景 p0 和目标情景 p1（2，3，4，…，n）之间形成类比映射 *f*。通过取象比类，土气变动可与自然、人体、社会等众多领域之间形成类比和推理关系，如表 4－1 所示，p0 代表土行成员中的始源域概念，p1（2，3，4，…）代表土行成员中的目标域概念，圆形括弧表示其所属的上位范畴，方形括弧是语义注释。

表 4－1　《素问·气交变大论篇》土气变动取象比类

始源情景 p0	目标情景 p1（2，3，4，…，n）	类比 *f*（x→y）
中央（方位）	湿气（气候）	恩泽四方→多雨多湿
湿气（气候）	土气（变动）	多雨多湿→滋润

续表

始源情景 p0	目标情景 p1（2，3，4，…，n）	类比 f（x→y）
土气（变动）	土德（特性）	滋润→溽蒸【湿热滋润】
土气（变动）	土化（生化作用）	滋润→丰备【万物充实丰满】
土气（变动）	土政（职权）	滋润→安静【使万物安详】
土气（变动）	土令（表现）	滋润→湿【四时之湿气】
土气（变动）	土变（异常变化）	滋润→骤注【暴雨骤降】
土气（变动）	土灾（灾害）	滋润→霖溃【久雨土溃】

二 单一型映射结构

映射是个数学概念，指建立一个值的集合，其中每个值定义为与另一个结合中的参数或值相对应（束定芳，2011：80），或者说，指两个集之间的对应关系，一个集合中的每一个成员在另一个集合中都有对应的成员。CMT 所言的始源域（source domain，S）向目标域（target domain，T）的映射体现为静态的匹配关系和动态的投射关系，前者强调二域之间的相似性，后者强调目标域概念的凸显，即通过使用始源域中的概念词语把目标域中原本显著程度较低的成分突显出来（王军，2011）。但是在取象比类思维过程中，“取象”和“比类”都属动态过程，“取象”更加侧重心理证据的索取，“比类”更加侧重用直观性类比推理把握抽象意义和把握联系，把看似不同的事物关联起来，将已知的知识和结构拓展到各个领域。尽管如此，CMT 单向性映射在取象比类中同样适用，同样受限于单向性特征和不变原则束缚，如图 4－2 所示：

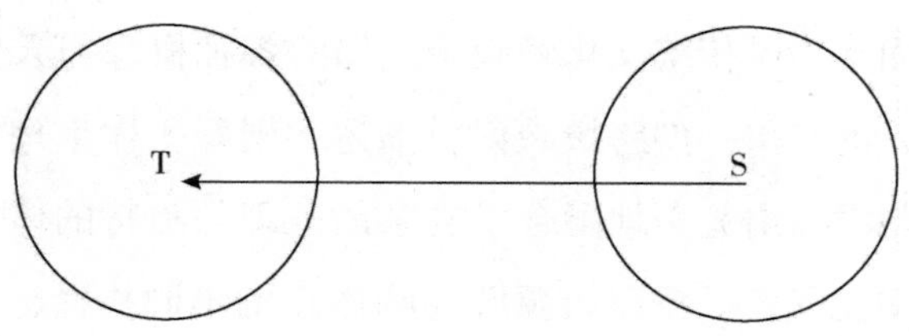

图 4－2 单一型映射结构

图4－2为直接比较型映射结构，通过取象，把握事物“形象—意象”连续统，按照主体认知所及的相似性对二者之“象”进行比较，建立联系与匹配，用已知S推未知T。此种映射属于S到T单一型映射结构，与CMT单向性映射相似。比如：

坚者削之，客者除之，劳者温之，结者散之，留者攻之，燥者濡之，急者缓之，散者收之，损者益之，逸者行之，惊者平之，上之下之，摩之浴之，薄之劫之，开之发之，适事为故（《素问·至真要大论篇》）

此句运用军事隐喻，“削”“除”“温”“散”“攻”“濡”“缓”“收”“益”“行”“平”等动词常用于古代军事著作之中，将兵法原理寓于深奥的疾病治疗法则，体现了《内经》作者高超的以象比象能力。再比如《难经·十四难》云：“人之有尺，譬如树之有根，枝叶虽枯槁，根本将自生”，用树的枯荣生灭描述肾的精气盛衰：树叶虽枯，然树根存则树木生，这一自然规律映射到人体，人即使有病，然尺部有脉则肾气存，人则不死。

三　单一型映射结构与中医隐喻话语

汉语民族偏重形象思维，习惯用具体形象的词语表达抽象的概念（梁俊雄、王冠军，2006）。先民对宇宙和自然的体验认知是中医隐喻思维坚实的起点，进而将中国传统文化经验中熟知的各种概念与人体相关的深奥医理彼此照应，通过单一型跨域映射，描述和阐释人体生理病理，以此方式形成的中医隐喻话语完美地融合了复杂的医理与独特的体认，承载着厚重的中国传统文化气息。按照始源域（喻体）的不同抉择，本书将中医隐喻话语总结为如下几种类型：

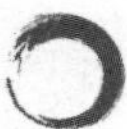

1. 空间隐喻

(1) 肝病者，平旦慧，下晡甚，夜半静……肺病者，下晡惠，日中甚，夜半静。(《素问·藏气法时论篇》)

(2) 色见上下左右，各在其要。上为逆，下为从；女子右为逆，左为从；男子左为逆，右为从。(素问·玉版论要)

(3) 四盛已上为关阴。(《素问·六节藏象论》)

(4) 十二官者，不得相失也……主明则下安。(《素问·灵兰秘典论篇》)

(5) 地气上为云，天气下为雨。(《素问·阴阳应象大论篇》)

人类在时空感知和语言建构过程中具有中心地位，人类将自我置于宇宙的中心，并以此为参照，形成视角（perspective），然后确定“上下、左右、前后、高低、远近”等概念（Miller & Johnson-Laird，1976：395）。按照 Lakoff 和 Johnson（1980：14－21）的描述，空间隐喻即通过参照上下、内外、前后等空间方位而组建的一系列隐喻概念。《内经》中的空间隐喻大多是根据“上”和“下”两个概念而展开的。句（1）为表时间是空间的隐喻；句（2）“逆从”指是否按照规律发展，“上下左右”指运动的区间范畴，此处为范畴是空间的隐喻；句（3）“上”指多余，此处为数量是空间的隐喻；句（4）中“主”为君主，“下”为各级官吏，此处为层级是空间的隐喻；句（5）“上下”表上升状态和下降状态，为状态是空间的隐喻。对比《内经》“上下”空间隐喻特征与 Lakoff & Johnson（1980）和蓝纯（1999）对“UP/DOWN”空间隐喻的分析，三者的结论大致相同，即“上下”通常被用来构造状态、数量、社会等级、时间等抽象目标域，表达的内涵包括：“多是上；少是下”；“掌权是上；受控是下”；“地位高是上；地位低是下”等，这些内涵根植于相似的身体、物理、社会和文化经验，因此具有普适性。但是，句（2）“上为逆，下为从”之说未在二位学者的总结范围之内，属于具有中医特色的空间隐喻。

2. 军事隐喻

(6) 卒然逢疾，暴雨而不病者，盖无虚，故邪不能独伤人。(《灵枢·百病始生篇》)

(7) 八正之虚邪，而避之勿犯也。(《素问·八正神明论篇》)

(8) 邪气交争于骨肉而得汗者。(《素问·评热病论篇》

(9) 阳不胜其阴，则五藏气争，九窍不通。(《素问·生气通天论篇》)

运用对军事战争的认识来理解和表达病因病机是中医典籍中最为常用的隐喻类型。国内许多学者（谢菁、贾春华，2011b；刘臻、梅德明，2015）已经深刻地分析了疾病与战争之间的相似以及军事隐喻的文化内涵，战争与疾病在发生、发展、高潮、结局、影响、参与者、特征、类型等多个层面上具备类比可及性，很容易诱发联想，形成系统的跨域映射。此外，中国五千年来丰富的军事理论著作和无数次的战场厮杀在古代汉语中贮备了丰富的军事语素和基本词汇（刘宇红、余晓梅，2007），比如句(6)—(9)中的“伤”“避”“犯”“交争”“胜”等军事词汇对于直接或者间接接触战争的人来说早已耳熟能详，将这些词汇运用于病因、治病、防病的话语之中，有助于普通人对中医概念的理解和接受，有助于中医知识的普及。

3. 容器隐喻

(10) 脾者，仓廪之本，营之居也。(《素问·六节藏象论篇》

(11) 经虚络满者，尺热满脉口寒涩也。(《素问·通评虚实论篇》)

(12) 所谓五脏者，藏精气而不泻也，故满而不能实；六腑者，

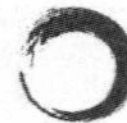

传化物而不藏，故实而不能满也。(《素问·五脏别论篇》)

(13) 肠胃之小大长短，受谷之多少。(《灵枢·肠胃》)

(14) 荣者，水谷之精气也……乃能入于脉也，故循脉上下，贯五藏，络六府也。(《素问·痹论篇》)

容器是用来包装或装载物品的贮存器，在日常生活中，箱、罐、坛、碗等容器是最常见的实体，它们具有内外分明、可填充实物、装满物品溢出、可进可出等清晰的物理特征，这些具象的特征常用来认知器官、脏腑、经络等相对抽象和模糊的中医概念。如句（10）把脾脏视为仓廪，好比供人居住的房子，供营气生长；句（11）—（13）分别将经络、五脏六腑、肠胃视为容器，“满”可被视为容器内装满物品，“藏”好比往容器放置物品，“受”犹如衡量容器容量的承受度；句（14）将营气在体内的运行空间视为容器，可以进入，可以循道而行，可以贯通联络。

4. 政治隐喻

(15) 脾者土也，治中央。(《素问·太阴阳明论篇》)

(16) 上以治民，下以治身，使百姓无病。(《灵枢·师传》)

(17) 心者，君主之官也，神明出焉。肺者，相傅之官，治节出焉。肝者，将军之官，谋虑出焉。胆者，中正之官，决断出焉。膻中者，臣使之官，喜乐出焉。脾胃者，食廪之官，五味出焉。大肠者，传道之官，变化出焉。小肠者，受盛之官，化物出焉。肾者，作强之官，伎巧出焉。三焦者，决渎之官，水道出焉。膀胱者，州都之官，津液藏焉，气化则能出矣。(《素问·灵兰秘典论篇》)

(18) 五脏六腑，心为之主，耳为之听，目为之候，肺为之相，肝为之将，脾为之卫，肾为之主外。(《灵枢·五癃津液别篇》)

句（15）和（16）中的“治”体现了治国与治身的合体，治理身体与管理国家有颇多相似之处，可以诱发无限的比附与创作灵感。所谓“一人之身，一国之象也”（《抱朴子内篇·地真》），政治体系尊卑有序，协调互助，分工合作，方能经邦济世，维系国家和谐与安宁，这些治国理念早已深入人心，《内经》的作者们怀揣安邦定国、长治久安的美好愿景，将祛病之术类比于治国之道，各脏腑器官正常运转，各司其责，才会成就身体康健、人伦敦睦。中医理论的发展不是孤立无援的，而是时刻与政治、哲学、军事、科学等多学科互动互参，相互借鉴。句（17）和（18）将脏腑功能寓于古代朝廷官职的尊卑、职能、特征之中加以阐述，不但体现了古代王朝的皇权思想对医学的介入，儒家修身治国平天下价值观的侵淫，黄老道家“身国同治”养生观的影响，还充满了极强的人文主义色彩，赋予了各脏腑鲜活的灵魂，同时也颇为贴切地界定了各脏腑的职责和重要性，深入浅出，成为《内经》中最精彩的描述。

5. 自然隐喻

（19）阳气者若天与日，失其所，则折寿而不彰。（《素问·生气通天论篇》）

（20）胃为水谷之海。（《素问·五藏别论篇》）

（21）故邪风之至，疾如风雨。（《素问·阴阳应象大论篇》）

艰深晦涩的医道如若通过科学语言直接描述，往往事倍功半，难以言说，更难推广，中医的巧妙之处在于，将与人类的体验息息相关的自然现象与错综复杂的生理病理现象结合起来，借助自然界中具体的、熟识的、普遍的现象及其规律表达只能意会而无法直言的医学要旨。句（19）体现了《内经》尚阳思想，其体验性基础在于自然界所有动植物依赖太阳而生存，因此太阳具有主宰生命的地位，借助隐喻手法将阳气比作太阳，不仅是战国时期人文社会中阳尊阴卑思想的映现，而且准确地说明了阳气是温煦濡养生命的动力和源泉。句（20）中所言之“海”，乃物器之大者也，

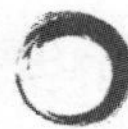

用“海”喻胃，足以体现其盛纳水谷，六腑之源的重要地位；句（21）病邪的特征跃然纸上，用疾风暴雨比喻病邪对人体的侵扰，突出体现了医道取法于天地之理的道理。

6. 城市隐喻

（22）夫胸腹，脏腑之外郭也。膻中者，心主之宫城也。胃者，太仓也。咽喉小肠者，传送也。胃之五窍者，闾里门户也。（《灵枢·胀论》）

（23）请言气街：胸气有街，腹气有街，头气有街，胫气有街。（《灵枢·卫气》）

城市隐喻是用城市的建筑或者街道比喻中医概念。古代都城从内到外大多由宫城、皇城、京城、外郭四重城墙构成，宫城是围绕帝王或侯国宫室院落的城垣，外郭是都城内面积最大的部分，功能为居民商业区，同时也作为都城的外围，拱卫皇宫安全。句（22）将胸腹比作外郭，膻中比作宫城，胃比作仓库，咽喉小肠比作运输过道，五窍比作乡里的门户，能够有效而生动地把握脏腑的位置、形象、特征和功能。“街”指居民区、城镇中交通功能较完善、两边有房屋的、比较宽阔的道路，句（23）用普通人熟知的“街”比喻头、胸、腹、胫部经气聚集运行、纵横通行的共同道路，同时，基于“街”的隐喻还可以推理内脏与胸腹、背腰之间的内外、前后相应，胸腹背腰部的腧穴既能治疗局部疾病，又能治疗相关内脏的疾病。

7. 社会隐喻

（24）黄帝曰：一时遇风，同时得病，其病各异，愿闻其故。少俞曰：善乎哉问！请论以比匠人。匠人磨斧斤，砺刀削，斫材木，木之阴阳尚有坚脆，坚者不入，脆者皮弛，至其交节，而缺斤斧焉。夫一木之中，坚脆不同，坚者则刚，脆者易伤，况其材木之不同，皮之厚薄，汁之多少，而各异耶。夫木之蚤花先生叶者，遇春霜烈风，则花落而叶萎；久曝大旱，则脆木薄皮者，枝条汁少而叶萎；久阴淫雨，则薄皮多汁者，皮溃而漉；卒风暴起，则刚脆之木，枝折杌伤；秋霜疾风，则刚脆之木，根摇而叶落。凡此五者，各有所伤，况于人乎！（《灵枢·五变》）

社会隐喻用社会工作或者社会现象比拟中医病症和施治。句（24）用伐木工砍削木材的经验比喻人同时受风邪、同时得病，可病症不同的状况，其中体现了多种隐喻类型的交叉重叠，比如将人比作树木，用五种木材的状况说明人受到的不同伤损，又可以划归自然隐喻范畴。而此句中的社会隐喻则更强调将医者治病与匠人伐木之间的异曲同工，匠人伐木必须考虑树木生长环境，厘清不同材质，由此认识因时因地因人展开施治，不甘于墨守成规、一成不变，勇于创新，融会贯通，拥抱变化的医者精神。

四　归类型映射结构

图4－3为归类型映射结构，通过取象，把握事物“形象—意象”连续统，按照主体认知所及的相似性，获取事物间的对应、相关和联系，确定类别（Category，简称“C”），在进一步把握类别整体共享特征（shared image，简称“s”）的基础之上，用s推知T（target domain），或用S（source domain）推知T。此种映射属于加载了类别C的S或s到T复杂映射，这也印证了黄志杰（2000）对取象比类的界定：

取象比类法是在“天人相应”整体观指导下，通过对客观事物和现象的观察，确定“类”的概念和特征，将要认识的事物和现象与

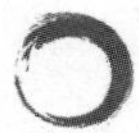

"类"的概念和特征进行比较、类比，然后推论出要认识的事物和现象的属性的方法。(黄志杰，2000)

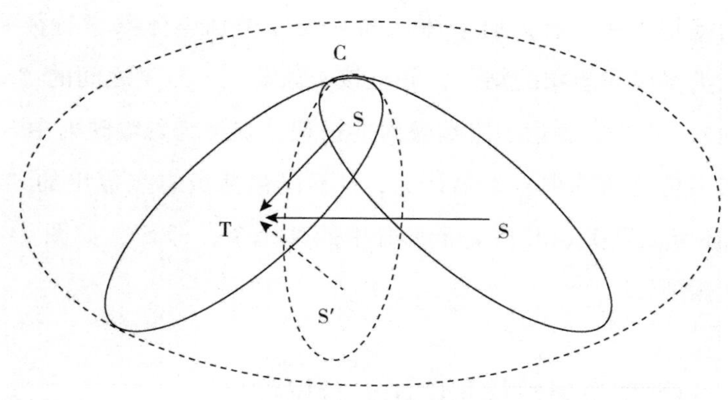

图 4－3　归类型映射结构

归类型映射结构是针对归类而言的，按照"鲜花原理"分析，C 即是整朵鲜花，S 和 T 代表花瓣 p0 和 pn，归类型映射包括归类和映射两个部分：

①$\forall S \forall T\ [\forall s\ (s\ (S) \leftrightarrow s\ (T)) \rightarrow (S,\ T)_{aa})] \rightarrow S \wedge T \subset C$

读作：对于任意的 S 和 T，如果 S 同任何 s 的结合在心理上等价于 T 同这个 s 的结合，那么 S 和 T 具有类比可及性，由此推出 S 和 T 归于某一共同范畴 C。

②$(\ (y)_{T}\ (be)\ (x)_{S/C})_{MET}$

读作：当且仅当有情景 S/C 和 T，并且有类比映射 f，使得 S/C 和 T 之间呈 f－类比，并且 T 中的 y 是 S/C 中 x 的类比 f－配对物，则 $(\ (y)_{T}\ (be)\ (x)_{S/C})_{MET}$ 为真。

公式①表达了归类的过程，也就是图 4－3 中粗虚线圈标明的 S 和 T 加载类别 C 的过程。归类过程与认知语言学家们讨论的范畴化（categorization）是一致的，即把不同的事物归为同一个类型的过程，或者说，是将不同事物看作同一类事物的过程。束定芳（2008：67）认为，范畴化是人类经验和想象的结果，它一方面来源于感知、行为活动以及文化的交互作用，另一方面来源于隐喻、转喻以及心理意象等认知途径。与之相同，归类的前提是存在具有人类主体认知可及的类别整体共享特征 s，而后者也是人类经验和想象的结果，并且该 s 触发了 S 与 T 之间的“aa”（类比可及性）。公式②表达了隐喻映射的过程，归类为隐喻映射中 S 的选择提供了诸多可能的选项。本书认为，S 不仅包括黄志杰提出的“类”的特征 s，还可以是类别 C 中若干部分中的某一个，即 S′，如图 4－3 中的细虚线花瓣所示。

五　归类型映射结构与阴阳五行思维

中医遵循天人相应的世界整体系统观。整体观强调宇宙同构，人与自然受同一规律支配；系统观强调对宇宙事物的阴阳五行归类，在默认宇宙同构的基础上对世界进行划分，用整体特征反哺对部分的认识。这种阴阳五行的分类方式属于中医学科范围之内总结出的以“象”为类的分类方法（王宏利，2013）。加载类别 C 使中医取象比类思维成功地对接了阴阳五行思维，将自然和人体作阴阳五行归属，再通过隐喻映射的方式认知人体结构和生理病理，这是中医取象比类在结构上的最大特征。从这个角度说，中医取象比类拓展了单一的 S 到 T 的映射结构，丰富了隐喻映射的结构类型。比如：

东方青色，入通于肝，开窍于目，藏精于肝。其病发惊骇，其味酸，其类草木，其畜鸡，其谷麦，其应四时，上为岁星，是以春气在头也。其音角，其数八，是以知病之在筋也，其臭臊。

南方赤色，入通于心，开窍于耳，藏于心，故病在五脏。其味苦，其类火，其畜羊，其谷黍，其应四时，上为荧惑星。是以知病之

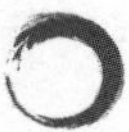

在脉也。其音徵，其数七，其臭焦。

中央黄色，入通于脾，开窍于口，藏精于脾，故病在舌本。其味甘，其类土，其畜牛，其谷稷，其应四时，上为镇星。是以知病之在肉也。其音宫，其数五，其臭香。

西方白色，入通于肺，开窍于鼻，藏精于肺，故病背。其味辛，其类金，其畜马，其谷稻，其应四时，上为太白星。是以知病之在皮毛也。其音商，其数九，其臭腥。

北方黑色，入通于肾，开窍于二阴，藏精于肾，故病在膝。其味咸，其类水，其畜彘，其谷豆，其应四时，上为辰星。是以知病之在骨也。其音羽，其数六，其臭腐。

（《素问·金匮真言论篇》）

此段是《内经》中有关五行配伍思维最精彩的描述。将在天的方位、季候、气候、星宿、生成数，在地的品类、谷、畜、音、色、味、臭，在人的藏、声、志、病位等进行五行归类，如许就能够经由类别间“象”的可及和联系去识别同类成员及其运动方式的配合特征和相互作用规律。以文中“木行”（黑体）的隐喻映射规律为例。东方、青、肝、目、酸、木、鸡、麦、春、角、八、筋、臊本来属不同的范畴，通过取象将它们联系起来，总结归纳其共性之象 s，即类似于生长、升发、条达、舒畅的特征，按照公式①将它们归为同类，即木行，比如：

［生发（生发（东方）↔生发（肝脏））→（东方，肝脏）$_{aa}$］→（东方∧肝脏⊂木行）

［生发（生发（青色）↔生发（肝脏））→（青色，肝脏）$_{aa}$］（青色∧肝脏⊂木行）

……

然后按照公式②反哺对以上各种事物的认识。以对脏腑范畴中肝脏的认识为例，如图 4 - 4 所示：

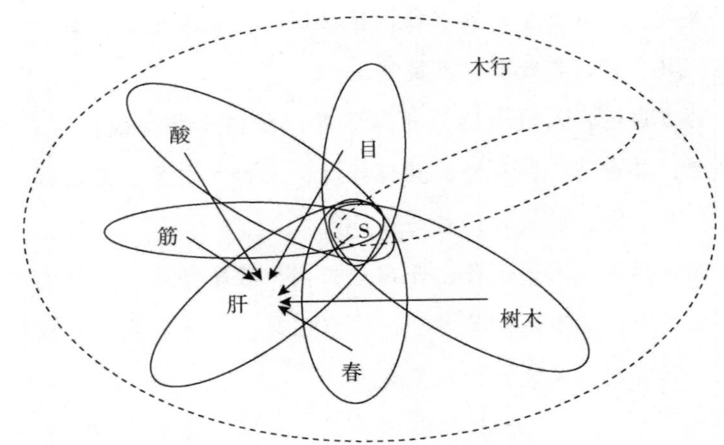

图 4 - 4　木行归类型映射（以肝为例）

虽然木行成员通过共享的 s 促发了 aa 而归于同类，但是各成员的个别特征也可以作为始源域中的变量 x，与目标域中的变量 y 形成类比。比如肝喜条达憎压抑的特征来自木行共性之象 s 的映射，其形态应象于春季伸展的树木，其舒畅伸展的生理功能通于春气，其病理特征则要借助于在志为怒、开窍于目、在体为筋，其治疗又可以征象于酸，等等。值得一提的是，酸具有促进消化吸收的功能，因此与肝共享“生发之性”而归于同类，但是酸除了生发，体现得更多的特性是收敛固涩，这与肝的特性恰恰相反，将二者归为同类成为中医合理性争议的焦点话题，本书将在后文中详述。从隐喻映射角度分析，酸的反面，即“少酸”，便可以与肝脏形成类比映射，并为春季肝旺时的肝气疏泄提供认知视角。表 4 - 2 对图 4 - 4 中的映射内容作出具体分析［圆形括弧表示木行成员各自所属的上位范畴，x 和 y 分别代表始源域和目标域概念携带的变量元素（或属性、关系、知识等）］：

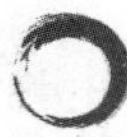

表 4－2　　木行成员对肝脏的映射分析

始源域 S/C	目标域 T	类比 f（x→y）
东方（方位）	肝脏（脏腑）	太阳升起的方向→生长、生发
青色（颜色）	肝脏（脏腑）	成长、生机→生长、生发
木行（五行）	肝脏（脏腑）	升发、条达、舒畅→喜条达憎压抑
草木（类）	肝脏（脏腑）	发芽、开枝、散叶→疏通、条达、升发
春季（季节）	肝脏（脏腑）	万物复苏、欣欣向荣→舒畅伸展
目（窍）	肝脏（脏腑）	神光充沛与黯淡无光→舒畅与压抑
怒（志）	肝脏（脏腑）	心理不满发泄于外→疏泄调畅气机
筋（体）	肝脏（脏腑）	收缩弛张→劳逸结合、张弛有度
酸（味）	肝脏（脏腑）	促消化吸收、收敛之性→生发畅达
……	……	……

阴阳学说的归类映射亦是如此，比如：

夫言人之阴阳，则外为阳，内为阴。言人身之阴阳，则背为阳，腹为阴。言人身之脏腑中阴阳，则脏者为阴，腑者为阳。肝、心、脾、肺、肾五脏皆为阴，胆、胃、大肠、小肠、膀胱、三焦六腑皆为阳（《素问·金匮真言论篇》）

先民在长期的生产实践活动和认识事物的过程中，通过体认的方式逐步归纳和总结了阴阳属性，即凡是运动着的、外向的、上升的、温热的、明亮的属阳；相对静止的、内守的、下降的、寒冷的、晦暗的属阴。通过取象，在阴阳诸多属性与人体结构、脏腑、经络之间寻求共享特征 s，诱发类比，将它们归入阴阳范畴（如上句所言），并反哺对人体生理病理的认识，仍以对肝脏的认知为例，如表 4－3 所示。

肝为下焦，属阴；肝位于腹部和体内，故肝体为阴。但是在生理功能方面，肝主疏泄，其气主升主动，属阳；在病理方面，肝阳易亢，肝风易动，肝病在临床上有眩晕、颤动，故肝用为阳。同时，按照表中黑体所标注，也可以根据阴范畴的共性之象 s 推知肝脏静止内守、藏精不泻的特点，根据阳范畴的共性之象 s 推知肝脏为刚强之脏，属将军之官，肝气易逆等。中医的八纲辩证正是以阴阳为总纲，采用取象比类的方式，既能定性，又能定位，由症象而得知基本的位置和属性。

表 4－3　肝脏的阴阳属性映射分析

始源域 S/C	目标域 T	类比 f（x→y）
下部	肝脏	向下为阴→阴性
腹部	肝脏	腹为阴→阴性
体内	肝脏	内为阴→阴性
疏泄生理状态	肝脏	疏泄→阳性
动态病理状况	肝脏	亢、动→阳性
阴（C）	肝脏	内守（s）→静止内守、藏精不泻
阳（C）	肝脏	刚强（s）→肝为刚脏

中医隐喻思维的归类式映射结构契合了中医概念整体化的特征，通过类属特征或者同类成员对某一特定成员进行认知和把握。此类例子不胜枚举。比如《素问·四时刺逆从论篇》说："春时气在经脉，夏时气在经络，长夏气在肌肉，秋时气在皮肤，冬时气在筋骨，因之在针灸选穴有所不同"；《灵枢·顺气一日分四时论》认为："春选荥穴，夏选输穴，长夏选经穴，秋选合穴，冬选井穴"，说明中医治疗讲究应四时，善于通过四季归类，并按照四季"类"的属性决定不同的治疗方案。再比如五脏心系统将心、小肠、血脉、舌、面归为一类，临床中通常用利小肠而治心火上炎；肺系统将肺、大肠、皮、鼻、毛归为一类，在临床中用通大肠而泻肺中实热等，这些都体现了治疗中脏腑相关的归类式映射。

第四节　小结

在中医的世界里，取象比类是象思维的主要方法，是认识和理解必然

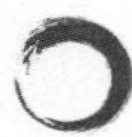

世界的重要手段，也是中医隐喻思维的核心方法论。国内学者的共识认为，中医取象比类是一种隐喻性思维，本章以此为基础对中医取象比类的操作机制进行了细化分析。首先，中医取象比类与概念隐喻理论具有趋同性，二者同属认知手段，同为二域模式下的知识迁移手段，基于被感知的相似，实现一个认知域对另一个认知域的诠释和演绎。其次，中医取象比类在结构方面独具特色。本章以概念隐喻理论为基础，针对取象比类的结构特征提出了"鲜花原理"，认为取象比类以具有主体心理可及的"共性之象"为基础，以"类比可及性"为前提，运用隐喻映射，在自然、人体、疾病诸象间寻求类比，实现知识迁移。由"鲜花原理"推导出归类型映射结构，后者拓展了黄志杰（2000）对取象比类的界定，对接了阴阳五行思维，将自然和人体作阴阳五行归属，通过映射的方式认知人体结构和生理病理，这是中医隐喻思维在结构上的最大特征。总之，作为中医隐喻思维的重要组成部分，中医取象比类不仅在譬与言的思维张力间彰显中医话语的魅力，更将天人相应思想演绎到极致，用隐喻性思维诠释宇宙同构，建构中医理论体系。

第五章　中医隐喻思维与本位思维

第一节　引言

由仿象臆测、忖度联想催生的非直观认知，是时代的无奈与抉择，其中，由实体及其特征所诱发，形成联想，寻求类比，进而构建中医知识体系，已然成为中医思维的一大特色，即中医实体隐喻思维。中医学以象释理，善于以客观事物自然整体显现于外的现象为依据，以物象或意象为工具，运用类比、联想、推类等方法来表达象世界的抽象意义，把握象世界的普遍联系（孟庆岩等，2017）。如果说象世界是中医思维的起点，那么对象世界的解剖则应成为中医思维研究的重点。中医的象世界是一个丰富多彩的网络化世界，充斥着静与动、虚与实、点与线的彼此勾连，纵横交错。从本位观视角分析，在人类认知事物的原初状态下，实体性事物直观清晰，物理性特征明显，很容易被人识解，诱发联想，形成类比，但是中医之象已然超越了实体范畴的限制，比如中医藏象不仅包括脏腑的实体之象，还包括脏腑之间的通应之象、脏腑与其表现于外的生理病理征象、脏腑与自然界的通应之象等等，也正是基于中医之象的纷繁复杂性，造就了中医追求局部与整体在结构上密切关联的基本特点，强调机体各机能活动之间的协调制约和相互影响。因此，要把握中医理论的实质，仅仅通过实体本位思维是远远不够的，为适应中医思维体系的整体性、辩证性和动态

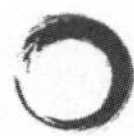

性特征，本书的研究思路跳出单一的实体本位视角，提出实体本位之外的过程本位，并运用到中医思维和隐喻研究之中，形成中医隐喻思维的双重本位观。

第二节 对“本位”的界定

“本位”一词在各个学科领域当中运用很广泛，通过 CNKI“主题词”查询，发现许多“X 本位”的提法，比如权利本位、社会本位、效率本位、教学本位、民法本位、美元本位、工作本位、政府本位等，《现代汉语词典》（2002 年版）对“本位”的解释有二：一为货币制度的基础或货币价值的计算标准，比如金本位、银本位；二是自己所在的单位或自己工作的岗位，比如立足本位。很显然，《现代汉语词典》（2002 年版）对诸多学科领域中的“本位”并不具备解释力。在语言研究中也存在许多“本位”观，比如马建忠（1898）的“词本位”、黎锦熙（1924）的“句本位”、徐通锵（1991）的“字本位”、朱德熙（1982）的“词组本位”、邢福义（1996）的“小句本位”等，本书不重点讨论这些本位观的具体内涵，而是聚焦“本位”本身。石如玉（2012）认为本位是语法研究中的基本单位，学者在研究中选用的基本单位不同，形成的本位观则不同；潘文国（2002）总结了语言研究中“本位”的三种定义：（1）最重要、最根本的单位；（2）语法研究的基本单位，这种单位还可以不止一个；（3）语言基本结构单位，语法研究的“基本粒子”。比如徐通锵（1991）的“字本位”运用了定义（1）（3），以（3）为主；程雨明（1991）的“语素本位”也运用了定义（1）（3），以（1）为主；朱德熙（1982）的“词组本位”、邢福义（1996）的“小句本位”运用了定义（1）。胡壮麟（2011）深刻总结了中西方语法研究有关“本位”的讨论，认为 Chomsky 可看作“句本位”，Halliday 可看作是“小句本位”，Hudson、Bresnan 可看作“词本位”等，并提出“本位”是语法分析中对切入点的选择，不仅是汉语语言学的命题，也是普通语言学的命题。

受潘文国（2002）和胡壮麟（2011）观点的影响，本书将“本位”观植入隐喻研究中，既然语法研究中可以出现不同本位观，反映语言学家对语言的不同认识，那么认知隐喻理论对语言的分析也可以采用不同切入点，即采用不同的本位思维进行语言分析。本书采纳“百度百科”对“本位”词条解释中的一个释义：主体、中心，相关例句比如孙中山《民族主义》第一讲：“英国发达，所用民族的本位是盎格鲁撒克逊人，所用地方的本位是英格兰和威尔斯。”基于此释义，“X 本位”等同于英文中的“X-based”或者“X-centered”，“X 本位思维”即“以 X 为中心/主的思维”。

第三节　实体本位隐喻思维

何为实体本位隐喻思维？这必须从 Lakoff 和 Johnson 的隐喻三分谈起。根据始源域的不同，将概念隐喻分为空间隐喻（spatial metaphors）、结构隐喻（structural metaphors）和实体隐喻（ontological metaphors）。空间隐喻的始源域是基于意象图式的空间经验，结构隐喻强调始源域和目标域之间的实体对应和关系对应，实体隐喻是用相对具体的物体来体验抽象的事件、活动、感情和想法等。Lakoff 和 Johnson（1980：264）在 2003 年再版时的后记中，专门就隐喻三分进行了纠正和澄清，认为隐喻三分为结构、实体和方位是人为的，所有的隐喻都是结构性的，因为隐喻都是把一个结构映射到另一个结构；所有隐喻都是实体性的，因为隐喻创造了目标域中的实体；许多隐喻是方位性的，因为隐喻投射方位性的意象图式。本书认为，隐喻三分是结合大量隐喻表达的语料而进行的总结，三者之间不是完全孤立的，也不存在哪一种隐喻更基本的争辩，三者是交叉重叠的关系（后文有详述），只不过是在实际思维过程中，思维重心更倚重哪一种隐喻的问题。对实体隐喻（ontological metaphors）而言，Lakoff 和 Johnson（1980：

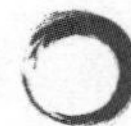

25）将其定义为：

> Ways of viewing events，activities，emotions，ideas，etc.，as entities and substances.（将事件、活动、情感、观点等视为实体和物质的方式）（Lakoff & Johnson，1980：25）

谈到 Lakoff & Johnson 提出的实体隐喻，受到中文术语翻译的影响，很容易牵涉亚里士多德的实体论。亚里士多德的实体概念在希腊原文中是 ousia，ousia 是来自动词 eimi（是、存在）的阴性分词 ousa 的一个名词，其字面含义是“是或存在之物”，通常含义是“所有物”“财产”。英译沿袭拉丁文的翻译，确定 ousia 具有两个意义，即 substance 和 essence，中世纪普遍采用 substantia 来翻译亚里士多德的 ousia，substantia 进入英语就是 substance，所以 substance 实际上是有历史渊源的对 ousia 的转译（颜一，2002），陆沉（2003）也认为，substance 是亚里士多德的术语 ousia 才具有的，因为亚里士多德指的正是最后在下的基体或者说托子，故中译的“实体”或“本体”就是由此而来。但是，颜一（2002）还认为，中文的“实体”明显倾向于（物质）形体，实体的“体”字译 ousia 嫌“硬”，它也和 substance 一样，译不出 ousia 的字面含义。

事实上，亚里士多德的“实体”具有丰富的哲学内涵，在其《范畴篇》和《形而上学》中有详细介绍。亚里士多德在《范畴篇》（方书春，1986：12）中对实体作了分类：“实体，就其最真正的、第一性的、最确切的意义而言，乃是那既不可以用来述说一个主体又不存在于一个主体里面的东西，例如某一个个别的人或某匹马。但是在第二性的意义之下作为属而包含着第一性实体的那些东西也被称为实体；还有那些作为种而包含着属的东西也被称为实体，例如个别的人是被包含在‘人’这个属里面的，而‘动物’又是这个属所隶属的种；因此这些东西——就是说‘人’这个属和‘动物’这个种——就被称为第二性实体。”同时，《范畴篇》第五章还认为，实体最严格、最元初、最充分的意义是既不（不能用来）表述某一载体（主体），也不存在于某一载体（主体）之中的东西。实体作为哲学的最基本的范畴是第一性的和独立存在的，一切其他范畴都必须依附于实体而存在。实体具有以下特点：实体是具体的、个别的东西；实体是没有与之相反的东西的，即无属性；实体没有程度上的差别，即不可比性；实体是"变中之不变"。尽管亚里士多德在实体的界定、分类中，在什么是或不是实体的有关讨论中甚不清楚一贯（颜一，2002），但毋庸置疑，亚里士多德的"实体"是与"存在"紧密相关的哲学概念，颜一（2002）甚至认为"实体"比"存在"更加重要，甚至不亚于此。

Lakoff 和 Johnson 采用了另一个哲学词汇 ontological 来界定隐喻的类型，其名词形式 ontology 译为本体论，或存在论、存有论，该词由 17 世纪的德国经院学者郭克兰纽（Goclenius，1547—1628）首先使用，此词由 ont 加上 ology 构成，ology 是表示"学问""学说"的词缀，ontology 即是关于 ont 的学问，ont 源出希腊文，是 on 的变式，相当于英文的 being，也就是巴门尼德（Parmenides）所说的"存在"。因此，ontology 属于形而上学的一个基本分支，是探究世界的本原或基质的哲学理论，主要探讨存在本身，即一切现实事物的基本特征。且看维基百科对 ontology 的界定：

> Ontology is the philosophical study of the nature of being, becoming, existence, or reality, as well as the basic categories of being and their relations.（本体论是对本质、变化、存在或现实还有本质的基本范畴和范畴间关系的哲学研究。）

根据以上定义，ontology 是哲学的分支，研究客观事物存在的本质，Lakoff 和 Johnson（1999：94）就把古希腊的 ontology（本体论）称为 ontological realism（本体实在论），主要关心世界上存在什么（What is there）和这是什么（What is this）（王寅，2010），但反观 Lakoff 和 Johnson 对

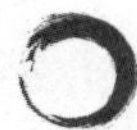

“ontological metaphors”的界定，ontological metaphors 并未涉及对本质、变化、存在、现实的基本范畴和范畴间关系的哲学拷问，而更偏重于对实际存在物和物质（entities and substances）的审视，鉴于 entities and substances 属于有形实体，故可以将“ontological metaphors”译为“实体隐喻”，但此“实体”与亚里士多德所言的“实体”、哲学上的 ontology 不在同一个层面上，如若将“ontological metaphors”译为“本体隐喻”，则凸显始源域实体的本质特征，即隐喻是把始源域的本质特征赋予到目标域中，姑且可以算作是对哲学上“存在”“本质”“本体”概念的某种呼应和映现。总之，本书所言的实体隐喻思维更倾向于用关于物体和实物的概念或概念结构去认识和理解经验，从而对经验作出实体性的描写，这便是基于实体本位的隐喻思维方式。

传统修辞学认为，隐喻是两个不相关的物体之间的比较，这两个物体或具体或抽象，比如（25）和（26），Richards（1936）把两个物体分别命名为本体（tenor）和喻体（vehicle）。

（25）世界是舞台。

（26）正义是司法的良心。

认知隐喻理论（Lakoff & Johnson，1980；Lakoff，1993）问世以来，本体和喻体从外在的实体变成了内在的实体，即人类经验的概念化，认知语言学称之为概念域（conceptual domain）。在此基础上，Kövecses（2002）提出隐喻的格式是“认知域 A 是认知域 B”，所以隐喻成了“概念隐喻”（conceptual metaphor）的缩写。

实体实现为名词，所以与之对应的隐喻是名词隐喻。除名词隐喻之外，隐喻的类型还有动词隐喻［如（27）］、形容词隐喻［如（28）］、介词隐喻［如（29）］等。

（27）“Listen up”，the teacher barked.（转引自张建理、朱俊伟，2011）

（28）He is cold.（他很冷酷）（转引自唐树华等，2011）

（29）This happened in 2013.

本书认为，动词隐喻、形容词隐喻、介词隐喻都是实体隐喻，或者说是实体隐喻的变体，因为（27）把某老师比喻为“狗”，（28）把某男子比喻为“冰雪”或“冰霜”，（29）把时间比喻为“容器”。

Lakoff & Turner（1989：63－64）认为隐喻映射内容包括四个方面，即位素（slots）、关系（relations）、属性（properties）和知识（knowledge）。以 Life is a journey 为例，journey 被映射给 life 属于位素映射，“游客抵达目的地”映射为“人实现人生目标”属于关系映射，游客具备某些优势和弱点，映射给“人生”用以理解人生的优势和弱点属于属性映射，始源域中基于内容的推理映射到目标域中以实现目标域中类似的推理，属于知识映射。

对不同词汇类型的隐喻来说，上述映射内容的凸显侧面（profile，Langacker 1987：118/163）是不一样的：

1. 对名词隐喻来说，位素是被凸显的侧面，如（25）中的“世界”与“舞台”，而关系、属性、知识没有被侧面化。

2. 动词隐喻中“关系”成为侧面，比如在（27）中，“狗对陌生人狂叫”这一关系映射给了某老师，用以理解老师对学生粗暴地说话，所以 bark 是凸显的，而位素 dog 不凸显。

3. 形容词隐喻中被侧面化的是“属性”，如（28）中凸显的是某男子在待人处事时的特征，所以 cold 这一属性凸显。

4. 介词隐喻中被侧面化的是“关系”，即用介词表示的空间意象图式，如（29）。

对实体隐喻来说，实体具有本体论地位，实体对应位素，所以“A 是

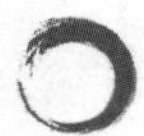

B”成为实体隐喻的典型形式，（27）—（29）是不典型的形式。位素是典型实体隐喻中凸显的映射内容，关系、属性和知识都依附于位素，是对位素的描述。Lakoff 认为，今天隐喻研究的对象已经不是隐喻话语，而是作为语言—思维系统有机组成的“隐喻概念”，即所谓“概念系统的跨域映射”（转引自张沛，2004：202）。

第四节　中医隐喻中的实体本位

Lakoff（1993：281 - 292）区分了“二域”映射的三种对应关系，包括：（1）实体对应（ontological correspondences），即始源域和目标域实体间的一个固定的实体集对应。比如“爱情是旅程”隐喻中的“情人”与“旅行者”、“爱情目标”与“旅行目的地”之间的对应。（2）推理模式对应（inference pattern correspondences），即当实体对应被激活时，把始源域的推理模式映射到目标域的推理模式上。比如“旅行者在路上遇到困难会有许多选择”与“情人间感情受挫会有许多处理方式”的对应。（3）推理模式间的开放性潜在对应（potential correspondences），即始源域中的实体和推理模式是开放的，目标域也相应如此。比如“旅途中遇见许多新的旅伴对旅行者产生的影响”对应“爱情中遇见形形色色的人对情人的冲击”等等。本书认为，推理模式对应和推理模式间的开放性潜在对应都建立在实体对应基础之上，二者都是围绕“爱情”和“旅程”两大概念域中的实体在做文章，只不过对实体有不同的侧面化差异。

中医隐喻思维完全符合这三种对应关系，即基于实体及实体不同侧面之间的对应关系展开隐喻映射。但是中医隐喻所涉的实体分为有形实体和无形实体，由此形成以下三种实体隐喻映射形式[①]：

1. 有形实体间的映射，即映射结构中的 A 和 B 都是显性的[②]，如图

① 第四种未发现相关例句支撑。

② 本书提到的“显性”指有名有形，清楚明晰，能够明确表达；“隐性”指有名而无形。

5－1 所示。比如《素问·灵兰秘典论篇》中的“心者君主之官，肺者相傅之官，肝者将军之官，胆者中正之官，膻中者臣使之官，脾胃者仓廪之官，大肠者传道之官，小肠者受盛之官，肾者作强之官，三焦者决渎之官，膀胱者州都之官”，基于“官员”和“脏腑”两大有形实体的对应关系，把始源域“官员”的推理模式映射到目标域“脏腑”的推理模式中，还可以根据官员在朝廷中发挥的各种职能推知对应脏腑在人体中发挥的各种功能，形成脏腑功能与官员职能的开放性潜在对应。

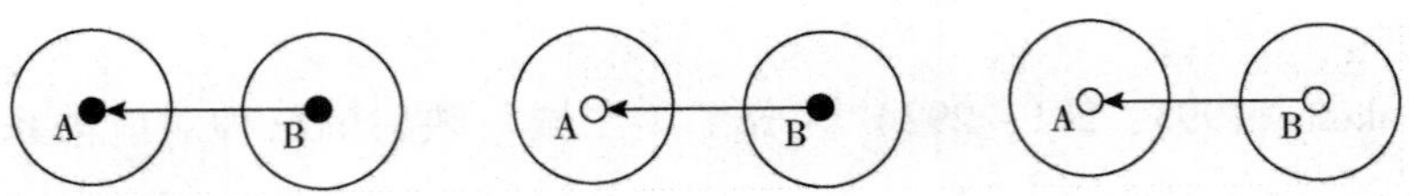

图 5－1　显性 A is 显性 B　图 5－2　隐性 A is 显性 B　图 5－3　显性 A is 隐性 B

2.“隐性 A is 显性 B”式的映射，如图 5－2 所示。这种映射形式在中医隐喻话语中非常常见，因为《内经》“藏象”提及的脏腑之“象”，不是指生理解剖意义上的实体结构，它们大多不一定有实体结构，比如《内经》中既有“阳气者，若天与日”（《素问·生气通天论篇》）的说法，用太阳这一具体实体描述阳气，也有《灵枢·阴阳系日月》中所言：“阴阳者，有名而无形”，“阴阳”已从“日月”等具体事物形体的实体概念上升为表达功能的抽象范畴。再比如《灵枢·经水》有如下言论：“经脉十二者，外合于十二经水，而内属于五脏六腑。夫十二经水者，其有大小、深浅、广狭、远近各不同，五脏六腑之高下、大小、受谷之多少亦不等，相应奈何”，用古时中国版图上的清、渭、海、湖、汝、渑、淮、漯、江、河、济、漳等十二条河流的特征对应无形的人体十二经脉气血。

3.“显性 A is 隐性 B”式的映射，如图 5－3 所示。这种映射的始源域是无形实体概念，或抽象概念，通过映射认识有形的实体。该映射形式在阴阳五行学说中尤为常见。比如《素问·金匮真言论篇》中说：“言人身之阴阳，则背为阳，腹为阴。言人身之脏腑中阴阳，则脏者为阴，腑者为阳。肝、心、脾、肺、肾五脏皆为阴，胆、胃、大肠、小肠、膀胱、三

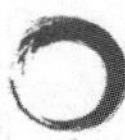

焦六腑皆为阳。”阴阳属于隐性实体，通过阴阳的属性映射可以反哺对有形脏腑的认识，如表4－3中运用阳的特征认识肝脏的刚性特征，运用阴的特征认识肝脏的静止内守。

第五节　过程本位思维

一　西方哲学史中过程思维的历史演进

在西方哲学史中，实体思维一直被视为主流。实体思维把存在预设为实体、把宇宙万物理解为实体的集合，并以此为前提诠释一切思维，或曰“以实体的眼光看待一切”的思维（孙美堂，2003）。实体思维源自古希腊民族独特的文化个性，追求“阿波罗精神”，崇尚清晰明确，揭示世界本源。同时，在西方哲学史中也存在与主流的实体思维相颉颃的思维形态——过程思维，源于古希腊哲学家赫拉克利特。赫拉克利特提出“人不能两次踏入同一条河流”“无物常住，一切皆流”等思想，朴素地表达了过程本体论意旨，堪称过程思维最原初的表述。赫拉克利特将世界本源定位为“火”，火的本体是流动、变化和过程，因此世界便处于流变的过程中。有学者认为，流变学说还不是一种完善的本体论，但是流变是任何可能的本体论都必须考虑到并能够做出解释的某种事实（颜一，1997：194）。涂纪亮（2000：311）也认为，赫拉克利特就是第一次说出了无限的性质的人，亦即第一次把自然了解为自身无限的，即把自然的本质了解为过程的人。

亚里士多德则把过程当作一个一般性的概念进行阐述。他不仅把趋向一种外在目的的运动看作过程，而且把具有内在目的性的能动的现实视为过程的重要形式之一，比如人的观看、理解、思想（张曙光，1992）。亚里士多德据此区分了自然过程和人工过程，自然过程在纯粹意义上先于人而存在，当人生成后，原本具有纯粹意义的自然过程直接或间接地受到人工过程的规定，二者因此而相互渗透融合，转换为自然—人工过程。本书认为，尽管亚里士多德对过程有所提及，过程范畴似乎包含了与实体范畴平行的思想，但是亚里士多德的过程并没有成为实体的替代品，更没有消解他关于实体的观念，或替代实体的本体论地位。在亚里士多德的思想体系中，过程应该是实体在因果展示中的自我扬弃，过程本身就是一种实在的实体，在属性上属于一种独立的客观存在，只不过具有一定的时空延展性而已。

中世纪的过程思想体现为基督教对历史的过程性识解，即立足于过去之神的存在来审视现实与未来，无论是人的原罪与苦难，还是拯救，都处于具有线性时间特性的过程之中，人依托于信仰维度，只有在神的光照下才能从现实的苦难中得到救赎。托马斯·阿奎那对上帝存在的五路证明，即“运动的证明”（argument from motion）、“成因的证明”（argument from efficient cause）、“可能性与必然性”的论证（argument from possibility and necessity）、“万物等级的论证”（argument from gradation）、“治理的论证”（argument from gradation），均从过程的终极状态进行证明，具有过程的意蕴，虽存在单一的线性路向思维局限，对非线性的存在缺乏充足的解释力，但过程性依然是基本的事实。

近代的过程观主要表现为认识论过程观（李志强、张仁天，2011），即对思维过程的探究，思维是先天存在还是后天的经验成为争论的焦点。笛卡尔、斯宾诺莎、莱布尼茨等唯理论者认为认识过程具有先天性，而洛克、贝克莱、休谟等经验论者认为认识过程起源于人的感觉经验。康德则认为时空过程是感性直观的先验形式，也是任何经验的前提所在。康德在哲学本体和思维方式由实体性转向为过程性的过程中发挥了重大的促进作用，主要在于他的实践理性学说使主体性原则在认识论和本体论中确立起来，第一次把时间当作主体性得以展示的环境和主体得以表达的场，从而启迪后人超越形式逻辑而发展出矛盾辩证法。在此影响下，黑格尔用辩证法来规定包括认识过程在内的一切历史过程（赵敦华，2001：299）。他认

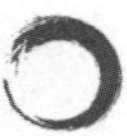

为，实体通过自我分化得以自我生成的过程是否定之否定从而圆圈式的逻辑过程，历史的最高阶段是绝对精神的获得，绝对精神知识的发生是一个从低级到高级的发展过程。但是黑格尔的绝对精神成为过程的终结，从而最终使过程封闭于绝对观念的自我运动、自我发展的自足框架中，而失去过程开放性的本真（张志强、张仁天，2011）。

现代哲学的过程观指向生命过程观，指向个体生命的存在方式。克尔凯郭尔认为，生存在本质上是一种追求作为自己命运的自我，并且是一种持续的生成状态。尼采则宣称实在是生成的流变，知识是一个解释的过程，但是这一过程是以生命的需要为基础，表达了要把握否则是不可认识的流动的生成的意志（张汝伦，2003：53）。柏格森以意识哲学为切入点凸显过程的本体地位。他认为，直觉思维是一种绵延思维、过程思维，而事物的本质是它能动的、向上的、跳跃的、活生生的、持续的存在，即绵延，绵延的时间成为生命本身，实在就是绵延，心理绵延才是真正的实在，也是生命冲动在人身上的体现。世界的基础是生命的冲动，后者是一种持续不断的运动和变化，是一个不可分割的生命流，而一切进化都是以生命冲动为动力持续不断的创造过程。现代哲学家的过程观丰富了对生命和人不同维度的审视，也开启了过程本位思维对世界的统摄性观照。

二　从过程思维到过程哲学

恩格斯把世界作为过程来理解，他认为：“世界不是一成不变的事物的集合体，而是过程的集合体”（张曙光，1992）。“过程”一词蕴含着运动、变化、更替、盛衰、生灭、流转等，而世界上一切事物的存在方式是运动变化，这与“过程”的概念耦合。随着后现代哲学思潮席卷西方世界，对传统的瓦解与消解，世界不再是整体的静态的恒定的“一”，取而代之的是永恒的变化与无限的多元。古希腊起初的“流变过程观”被赋予了更深刻更全面的意义。事实上，每一种后现代主义思潮几乎都有着过程的意蕴，其中最有影响力的代表人物是怀特海，他甚至把自己的哲学思想命名为“过程哲学”。

在西方哲学中，亚里士多德的实体本位观将实体奉为“第一存在”，并建立起了围绕实体阐释宇宙一切事物的形而上学基本链条，后续的笛卡尔“精神实体”与“物质实体”之分，洛克的“一切存在着的性质的支撑者”，莱布尼茨的单子，斯宾诺莎的“自因”的实体，虽各有特色，但都是对亚里士多德实体论各种维度的拓展，其思维逻辑仍然是基于“存在即实体”这一命题而展开。实体论认为事物之间的关系与其根本性质无涉，事物的过程只是实体的变量，关系与过程都是围绕实体而衍生出的从属形态，不足以动摇“实体成其为自己”的充要条件的地位。这种实体本位观思想受到了哲学家怀特海的批判。怀特海认为将宇宙的变化发展用这样一种固定的物质来解释，只能是从一个固定质到另一个固定质的转变，不能揭示宇宙的本质（转引自赵玲、郑希敏，2011），属于“误置具体性谬误”(the Fallacy of Misplaced Concreteness)，即是说，把抽象误认为是具体的谬误，把经验的复杂性和动态过程还原为简单的抽象，然后又把这种抽象误认为是具体的实在（闫顺利、赵雅婧，2009）。“误置具体性谬误”很容易导致主客二分和宇宙观的平面性和静态观，因此怀特海认为，真实存在必然依附于其他的存在而存在，过程才是根本的，并以过程为基础构成一个关系的有机整体。实体只是过程中很多可分的部分联结成的许多个体，不存在纯粹的物质实体，存在的是一系列相互关联的事件。怀特海用机体概念取代物质概念，机体拥有独立的个性、结构和自我创造能力，机体就是各种有关事件的综合统一。机体的根本特征是活动，活动的根本特征是过程，过程的根本特征是机体各个因子之间有内在联系的、持续的创造活动，它表现为一机体可以转化为另一机体，因而整个世界就表现为一种运动的过程。怀特海本人在其作品《过程与实在》中又把过程哲学称为“有机哲学”(Philosophy of Organism)。

“有机哲学”这个名称偏向“互在观”的观点，即认为一切动在都是

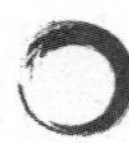

关系性的存在，世间万物处于关系之中，相互关联，互依互存，是一个有机的整体，一物的关系，特别是内在关系，构成了它的存在。如若把怀特海哲学解释为过程哲学，则偏重于他的“动在观”。“动在观”强调世间任何真实的存在一定是运动中的存在，一切皆流，万物皆变，一物的生成构成了它的存在。根据小约翰·科布和大卫·格里芬（1999：4）的界定，过程哲学中的过程有两种含义：一种是通常意义上的过去、现在、未来的时间历程，即变化、生成、增长、衰亡的过程；另一种是过程哲学思想所赋予的新意，即正在发生着的动态共生活动，在这个共生本身的过程中，没有时间，又绝非静止。过程的背后并不存在不变的物质实体，其唯一的持续性就是活动的结构。而这种结构是进化的，所以自然界是活生生的、有生机的。怀特海强调宇宙不能离开实际存在物，而后者是一个不断生成的过程，表示运动、流转、生灭、变化的过程概念能够更加准确地反映世界的状态与性质，他的原话是：“我们所处的现实世界就是一个过程”（杨富斌，2003：15）。怀特海的过程哲学彻底打碎了机械的形而上学实体观，是对实体思维的替代（李世燕、曲跃厚，2004）。过程哲学主要研讨五大概念：变化、持续、永恒客体、机体、价值和混合，背离了传统哲学对于实体的构想，把恒定不动的物质实体看作一系列经验的运动，提倡以过程作为核心范畴的形而上学，取代实体作为形而上学的基本范畴，主张用“过程原理”超越“传统实体观”（转引自张晓瑜、赵鹤龄，2010），目标是为我们更好地认知世界开启一扇别样的窗户。

第六节　中医隐喻中的过程本位

实体本位思维有利于研究人体某个具体的形体以及与之相关的医理学说，有利于对人体脏腑、肌肉、骨骼等进行深度剖析，形成由实体组织起来的知识体系，最典型的例子便是中医解剖学。在《内经》中就有不少解剖方面的记载，《灵枢·经水》中说：“夫八尺之士，皮肉在此，外可度量切循而得之，其死可解剖而视之”，《灵枢·肠胃》云：“唇至齿，长九分，广二寸半；齿以后至会厌，深三寸半，大容五合；舌重十两，长七寸，广二寸半；咽门重十两，广一寸半；至胃，长一尺六寸；胃纡曲屈，伸之，长二尺六寸，大一尺五寸，径五寸，大容二斗五升；小肠，后附脊，左环回周叠积，其注于回肠者，外附于脐，上回运环十六曲，大二寸半，径八分分之少半，长三丈三尺；回肠，当脐左环，回周叶积而下，回运环反十六曲，大四寸，径一寸寸之少半，长二丈一尺；广肠，传脊以受回肠，左环，叶脊上下辟，大八寸，径二寸寸之大半，长二尺八寸；肠胃所入至所出，长六尺四寸四分，回曲环反三十二曲也。”等等。同理，基于实体本位和实体推理的隐喻思维可以从实体的角度认识人体以及与之相关的诸多概念，阐释部分中医学概念，但这种认知方式能否完全覆盖中医的所有概念？且看中医是如何看待人体、脏腑、疾病等命理活动概念的。

中医接受了“天人相应”的整体思维和宏观思想，不但将人本身及其脏腑结构视为一个整体，而且将人与自然看成一个整体，所谓“人身小宇宙，宇宙大人身”，这种思想有利于采用取象比类的方式将人体与自然融为一体进行综合性解读。连东花（2007）认为，中医把人看作是处于运动变化的有机整体，而不是机械的可分的实体。孙相如、何清湖（2014）也认为，《内经》对人体生命活动和内在脏腑功能的认识并非以脏腑实体为直接依据，而是构建了一个间接的、整体的、抽象的，与物质实体具有一定联系的系统，即脏腑经络系统，这是中医理论的基本骨架，其核心就是“象”。即是说，中医的知识体系并非是直接依据实体建立起来，而是结合了只有生命活体才具有的生理病理“现象”，即“象”信息，并以“象”信息为主要认知思维依据而形成。“象”不是单纯表现为事物的形象，而是抓住形象的主要特征进行概括形成的形象信息，这些信息具有某些实在的意义（姚春鹏，2014），“象”又是通过指代和意会的方式来实现相互理解与交流的共同经验（张宇鹏，2015），比如中医以“象”为基点，去认识和把握人体五脏、六腑、经络、气血等生理功能状态，由此产生“藏

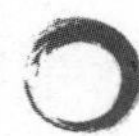

象”思维；中医的辨证通过共性之象对各种“病象”进行归类，然后归纳总结反映五脏、六腑、经络、气血等病理变化的各种“证”型等。中医象思维的特殊之处在于，所认识的反映人体生理病理变化的“藏象”或“证”都不直接与人体内的具体脏器或组织产生实体性的对应，这是由“象思维”的特征所决定的。“象思维”的显著特征表现为“流动和转化”，“象思维”正是借助象的流动与转化，以达到与大宇宙整体之象一体相通的“把握”（王树人、喻柏林，1998）。当论及中医之“象”的动态性特征，邢玉瑞（2014）便指出，“象”指事物在自然本始状态下的呈现，即事物的现象层面，现象是事物在自然状态下运动变化的呈现，是一个过程。过程本位观强调过程的背后并不存在不变的物质实体，其唯一的持续性就是活动的结构，而这种结构是进化的，所以自然界是活生生的、有生机的。这种观点与中医学的整体观与器官机能整合的恒动观非常一致。“象”的动态性与过程性相捆绑，这一特征决定了中医隐喻还可以是动态因素之间的对应，即过程间的彼此参照，体现动态过程意象图式向目标域的映射，即“过程 A is 过程 B”式的映射，如图 5－4 所示。

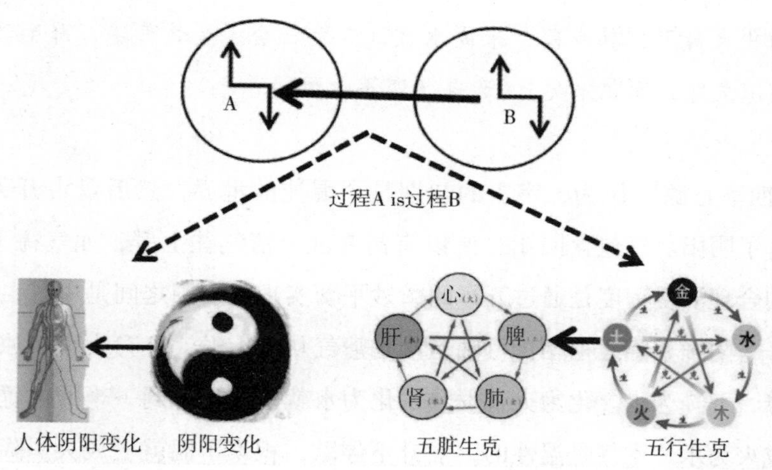

图 5－4　“过程 A is 过程 B”式映射

阴阳变化抓住了彼此依附的正反两方面质量因素，用阴阳表示，并用阴阳间的运动变化过程来例示宇宙间一切事物的运动变化过程。这样，宇宙中发生的任何变化都可以用阴阳二元对立统一的过程体系进行描摹，并且可以通过阴阳的变化状况解释宇宙变化过程中各个阶段的存在状态。阴阳变化的趋势呈现出量变质变的态势。当阴的量变趋势增长，阴阳的运动过程轨迹朝反向发展，体现出阴盛阳衰的局面；当阳的量变趋势增长，阴阳的运动过程轨迹朝正向发展，体现出阳盛阴衰的局面。如果说量变趋势体现了阴阳变化过程中两种力量的此消彼长，那么当某一方发展到极限，出现阴阳单向偏盛，超越极限，便会出现阴阳转化，走向物极必反的反面。

> 阴阳未判，一气混茫。气含阴阳，则有清浊，清则浮升，浊则沉降，自然之性也。升则为阳，降则为阴，阴阳异位，两仪分焉。清浊之间，是谓中气，中气者，阴阳升降之枢轴，所谓土也。枢轴运动，清气左旋，升而化火，浊气右转，降而化水。化火则热，化水则寒。方其半升，未成火也，名之曰木。木之气温，升而不已，积温成热，而化火矣。方其半降，未成水也，名之曰金。金之气凉，降而不已，积凉成寒，而化水矣。(选自《四圣心源》)

《四圣心源》认为，宇宙的初期是个混沌的世界，然后盘古开天地，所以有了阴阳。气包含阴阳，所以有清有浊，清气往上升，浊气往下降，清浊的合理演变程度是通过五行的微妙平衡实现。阴阳之间是中气，就是土气，是阴阳升降之枢轴。枢轴运动是清气从左上升，上升为火，浊气从右下降，下降为水。化为火就发热，化为水就是寒。升到一半的位置还没有形成火为木。木气是温性的，上升不停歇，积累了温就变成火。降到一半还没有形成水为金。金的气是属凉的，降而不停止积累起来就成寒症，化为了水。此段说明了阴阳与五行的运动本质，二者的关系从某种意义上说也具有过程性。

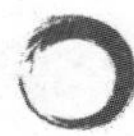

清代周学海著有《读医随笔·承制生化论》一书曰："天下无一物不备五行，四时无一刻不备五行之气"，强调了五行关系存在于世界万物之中。五行关系中的五行生克体现了阴阳运动变化过程中五种不同量变的存在状态，古人认为大自然由金、木、水、火、土五种要素所构成，随着这五个要素的盛衰，而使得大自然产生变化，同时也使宇宙万物循环不已。五行之间存在相生相克的规律。相生，含有互相滋生、促进助长的意思。相克，含有互相制约、克制和抑制的意思。五行相生即：木生火，火生土，土生金，金生水，水生木；五行相克即：木克土，土克水，水克火，火克金，金克木。相生相克，像阴阳变化一样，是事物不可分割的两个方面。没有生就没有事物的发生和成长；没有克，就不能维持事物的发展和变化中的平衡与协调。没有相生就没有相克，没有相克就没有相生，这种生中有克、克中有生、相反相成、相辅相成的过程关系推动和维持事物的正常生长、发展和变化。《内经》对五行生克制化关系进行了详细的阐述，比如《素问·六微旨大论篇》曰："亢则害，承乃制，制则生化，外列盛衰，害则败乱，生化大病"，此句认为五行生克制化关系是天地万物的动态平衡协调机制，其不仅是事物制约平衡之理，更是事物正常生化之机（刘润兰、陶功定，2014）。五行生克制化也存在于五脏之间，通过生克制化使五脏处于动态平衡之中，正如《医学正传·医学或问》所言："夫天地万物，无往而非五行，则亢害承制，亦无往而非胜复之道。其在于人，则五脏更相平也，五志更相胜也，五气更相移也，五病更相变也。"

阴阳变化和五行生克作为事物间动态关系的共性之象具有普适性，以动态过程作为思维的基底或中心，便可以破除实体本位在隐喻映射中的垄断地位，拓展隐喻映射的内容。以"天人相应"思想为指导，自然阴阳的恒动变化映射到人体，形成了中医对人体生命演化的阴阳变化规律；自然界中五行的"相生"和"相克"规律映射到人体，形成了中国古代医学中五脏生克的思维模式。五行间的物理性生克过程对应于脏腑间的功能性促进与抑制，这种基于过程本位的隐喻映射衍生出培土制水、抑木扶土、泻南补北、佐金平木等中医治疗原则；《素问·阴阳应象大论篇》中的“重阴必阳，重阳必阴”“寒甚则热，热甚则寒”“寒极生热，热极生寒”体现为阴阳转化过程向人体阴阳失衡的映射。这些过程隐喻表达都说明了过程本位思维在中医隐喻思维中具有根深蒂固的现实基础。

第七节　小结

本章将“本位”观植入隐喻研究，借用过程哲学对传统实体论的颠覆，提出与实体本位思维相颉颃的过程本位思维。事实证明，中医的基本特点是追求局部与整体在结构上的密切关联，强调机体各机能活动之间的协调制约和相互影响；中医藏象不仅包括脏腑的实体之象，还包括脏腑之间的通应之象、脏腑与其表现于外的生理病理征象、脏腑与自然界的通应之象。因此，要把握中医理论的实质，仅仅通过实体本位思维是远远不够的。本章的研究思路从实体本位转向过程本位，初步分析表明，过程本位思维与中医隐喻思维具有适切性，面对复杂的人体生理病理，中医隐喻思维更倾向于从自然众多范畴中选取不同的动态元素为隐喻映射提供无限可能，远远超越了实体本位思维的束缚，迎来了过程本位思维的开放与灵活。

应用篇

第六章　中医隐喻思维与阴阳五行话语：实体本位视角

第一节　引言

阴阳五行是中华民族智慧与理性的结晶（孙天胜、高思华，2009），是认识世界和解释世界的世界观和方法论，引入中医学后，中医阴阳五行贯穿于中医的各个领域，是解开中医之谜的一把钥匙，用来系统说明人体的组织结构、生理功能以及病理变化，并指导养生和临床诊断与治疗。阴阳学说侧重于揭示有机体整体的动因及其本质联系，五行学说侧重于揭示有机体内部诸要素之间的普遍联系和结构关系（景红，2000）。中医在《内经》中将其系统地医学化，而发展为中医的阴阳五行学说（祝世纳，2000：233），阴阳是《内经》诊治疾病的基本原则，五行是用来解释有机体病理关系的具体机制（景红，2000）。几千年来，运用阴阳五行演绎人体的恒动自调已然成为历代医者的心理定式，并在医疗实践中实现高度“性化”，成为中医思维的重要理论基础，正如葛建军等（2001）所言，用阴阳五行规律解释人体机理的方法须臾也离不了，否则无法分析病因病机，无法遣方用药。有鉴于阴阳五行学说在中医学中的核心地位，本章首先从实体本位视角审视阴阳五行，通过分析阴阳五行语境下的中医隐喻话语，呈现实体隐喻思维下的中医阴阳五行。实体隐喻对中医阴阳五行理论所涉的命理规律具备一定的解释力，但面对严格的逻辑推理和合理性追问，面对复杂多变的生理病理问题，实体隐喻在思维和理论方面的缺陷便很容易暴露出来，不仅如此，近代以来的中医批判也与实体隐喻思维有密切的关联。究其根源，实体隐喻所采取的实体本位思维存在缺陷，难以完全涵盖中医象思维的复杂性和多样性，本章将对此进行详细分析，并反思其弥补策略。

第二节　中医五行学说的实体隐喻阐释

一　从“五行”到“中医五行学说”

五行学说作为中国传统思维的主流，一直沿用至今。五行概念肇始于商代《尚书·洪范》对五材“金木水火土”的属性概括，通过广泛运用，泛化浮沉，实现质的飞跃，其一是将五行属性与关系捆绑，形成五行生克乘侮原理；其二是将宇宙万物与五行概念进行取象比类，实现五行配伍。五行学说作为一种思想方法论和世界观，是我国上古文化的主流，并不断地向天文、历法、礼数、医学、音乐等社会各领域流行蔓延，在此期间，中医学奠基之作《内经》诞生，五行学说很自然地渗入中医学，成为构建中医学的三大哲学基础之一（高博、崔蒙，2011），并经历了从哲学到医学的嬗变，形成中医五行学说，实现又一次质的飞跃。

二　中医五行学说的隐喻性特征

1. 中医五行学说的三大主题

五行学说与中医学结缘，二者相摩相荡，五行思维逻辑与中医“天人相应”思想彼此生发渗透，融合为三大主题：

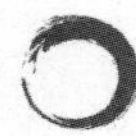

①人体脏腑与天地万物相参；

②脏腑之间的生克乘侮；

③脏腑系统的配伍。

这三大主题贯穿于五行学说所建构的中医理论体系之中，贯穿于《内经》有关人体脏腑功能与功能失用、病机转归的语义表达之中。《内经》理论中以五行为理论工具构建了生命体系，将人体与自然界所有的事物进行五行归类，并纳入其生克制化系统，是《内经》理论形成的基本思维模式（王达洋等，2017）。根据《素问·金匮真言论》《灵枢·本神》《素问·阴阳应象大论》《素问·六节藏象论》《灵枢·本藏》等篇章的描述，将人体脏腑系统及其相互关系绘制如下（双箭头表示"相生"；单箭头表示"相克"）：

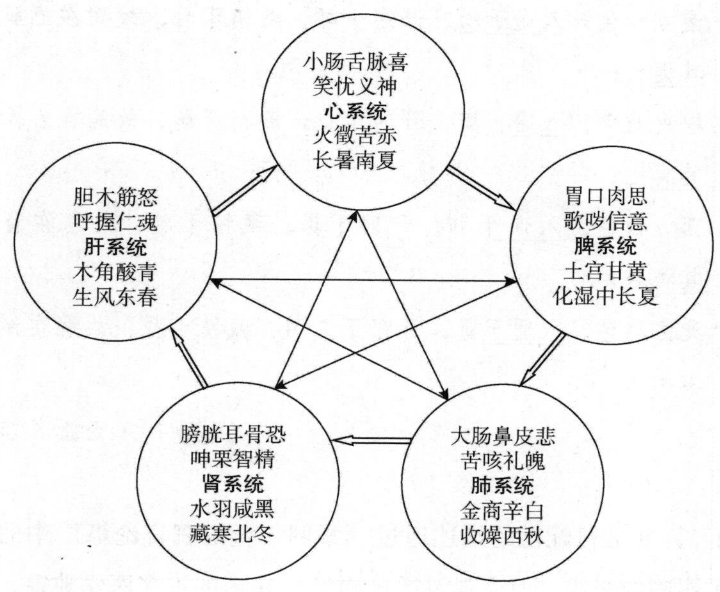

图6-1 《内经》脏腑系统及其相互关系

主题①彰显"天人相应"的渲染力。《灵枢·阴阳廿五人》曰："天地之间，六合之内，不离于五，人亦应之"，利用五行学说阐释自然界与人体生命活动的同步变化规律是《内经》最主要的思维逻辑和谋篇特色。主题②③凸显五行生克与五行配伍对中医的构建作用。如图6－1所示，《内经》以五脏为中心，采用取象比类，建立藏象理论，将五脏与五行、五方、五时、五气、五色、五音、五官、五体、五液、五情、五志、五味、五臭、五声等方面对应相配，并用五行生克（乘侮）阐述人体脏腑功能、脏腑系统之间的关系以及人体与外在环境的互动，从而指导临床诊断与治疗。

2. 五行配伍的认知机制

> 东方青色，入通于肝，开窍于目，藏精于肝，其病发惊骇；其味酸，其类草木；
>
> 南方赤色，入通于心，开窍于耳，藏精于心，故病在五脏；其味苦，其类火；
>
> 中央黄色，入通于脾，开窍于口，藏精于脾，故病在舌本；其味甘，其类土；
>
> 西方白色，入通于肺，开窍于鼻，藏精于肺，故病在背；其味辛，其类金；
>
> 北方黑色，入通于肾，开窍于二阴，藏精于肾，故病在溪；其味咸，其类水。
>
> （《素问·金匮真言论篇》）

《内经》对五行配伍的描述通过《素问·金匮真言论篇》中的隐喻表达进行了明确的交代，但通观包括《内经》在内的许多医学典籍，对五行配伍的依据和机制缺乏详细的论述。但是，基于认知隐喻理论的分析范式可以通过话语层面的隐喻表达挖掘思维中存在的隐喻系统。此句使用“入通于”和“类”两种表达连接隐喻的“二域”，根据《新华字典》（2011年版）的释义，“入”表示适应，“通”表示联系，“入通于”的内涵是

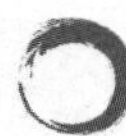

“与……一致”，类似于中医学中的“与……相应”，“类”的释义除了“类别”之外，还有“好像、类似、类同”之义。此句通过这两种表达诱发两种不同事物之间的类比，形成了隐喻思维。

前文从归类型隐喻映射结构视角分析了五行配伍的认知机制，不难看出，五行配伍过程中的归类和映射都是基于五行成员展开的，即映射的变量 x 和 y 都是围绕实体而产生的位素（或属性，或关系，或知识），因此，从本位层面考虑，五行配伍的本质是实体隐喻，即通过隐喻映射，将五种物理性特征和功能性特征延伸至各个子系统的成员中，最终形成“五 X”系统（“X”代表五行配伍各个领域中的变量）。实体隐喻最初是 Lakoff 和 Johnson（1980）根据始源域的特点而界定的一种隐喻类型，后来 Lakoff 和 Turner（1989）用存在巨链重新界定了实体隐喻，“链”被界定为典型属性与行为，存在巨链即世界万物及其概念之间自上而下的层级关系，比如人类、动物、植物、复杂物体、自然物体，每一个层次的事物及其概念都可以作为始源域投射到其他任何一个层次（Kovecses，2010：126），通过存在巨链隐喻可以实现通联世界所有“事体”的目的。从本质上说，实体隐喻和存在巨链隐喻是事物的物理和行为特征之间映射而产生的隐喻（孙亚，2013：16），使我们能够对事体、体验、进程予以概念化并赋予其确定的物理属性（孙毅，2013：67），五行配伍的意义因此大大超出一般的范畴化分类方式，而上升为存在巨链隐喻思维方式，它包容和通联时空万物，描绘出一幅纷繁有序的宇宙构成图像。

在五行配伍的隐喻映射过程中，最基本的层面无外乎时空。因为时间和空间是人类领会世界、认识万物最基本的形式，是人类的宇宙观赖以奠定的基石，五行配五时和五方的实现（如图 6－2 所示），体现了五行物理属性与五方五时之间的对应关系（黑色线条），黑色箭头表示五行与时空的物理属性映射，还原了先民对五时和五方的朴素认识。

随着认知水平的提高，“五 X”系统逐渐以概括化的五种物理性特征和功能性特征替代五种材质的主导地位，为以“五 X”为中心的联想思维

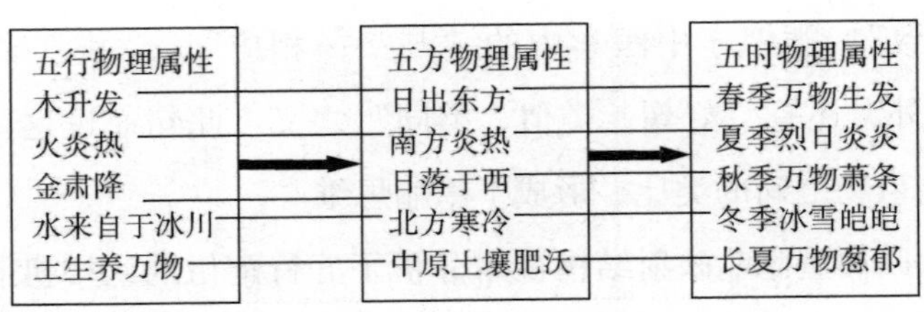

图 6－2　五行配时空的实体隐喻映射

创造了更大的空间。循着存在巨链隐喻思想，先民把已熟悉的“五 X”概念映射到自然社会中不熟悉的其他各个领域，大量五数配列相继集合在“五 X”系统的麾下，逐渐形成了一个庞大、复杂、周密的却又充满矛盾和争议的宇宙哲学系统。《灵枢·热病》中说：“火者，心也；水者，肾也；木者，肝也；金者，肺也；土者，脾也。”此句建立了“二域”的架构，火水木金土分别对应五脏心肾肝肺脾，这是“五 X”系统观在中医学中最基本的含义，标志着五行文化与中医学的结合，形成了特有的中医五行说。

3. 中医五行学说的实体隐喻映射规律

中医五行学说的构建和描述离不开“象思维”模式，基于天人相应，深挖潜藏于自然万物与人体脏腑之间的功能属性，实现“应象”，这一过程可以通过实体隐喻局部呈现。现基于《内经》文本，从实体隐喻视角探究肾水、心火、脾土、肝木、肺金系统的概念内涵及其映射规律，辅以相关的数据支撑①，分析方法基于 Lakoff 和 Turner（1989：63－4）归纳的四种隐喻映射内容研究法，在研究中不拘泥于各个字词和句型的静态结构分析，而是结合金木水火土和阴阳六大主题在《内经》文本中的话语呈现进行整全式的动态考察。

---

① 本书采用 AntConc 语料库分析软件对《内经》语料进行处理和分析。AntConc 是一款跨平台（即 Windows、Linux 与苹果电脑都有对应版本）的语料库分析统计软件，由日本学者 Laurence Anthony 博士从 2002 年研发至今，历时 14 年的历史。AntConc 软件具有在词、字符串、词组、词块、搭配、标注这 6 个层次上进行检索、统计、对比等多种功能。

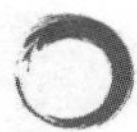

（1）肾水系统的映射规律

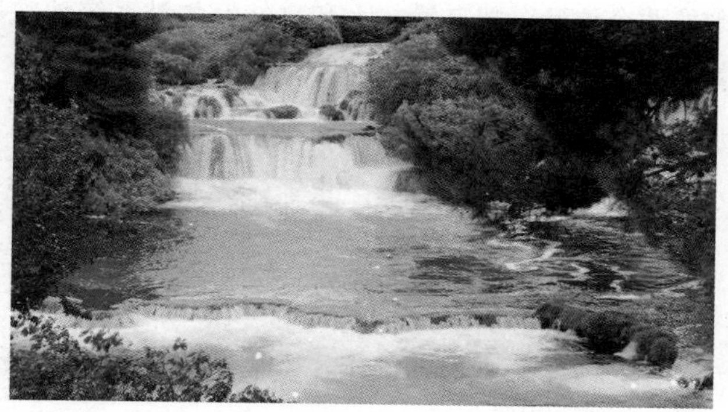

图 6－3　水

表 6－1　　肾水系统的映射规律

肾水系统的映射规律	自然	人体
1. 位素："水与万物"对应"水与人体" 2. 属性："水滋养万物"对应"水是生命之本" 3. 关系："水多水少都是灾难"对应"人体补水治水" 4. 知识：水能载舟亦能覆舟。对自然对人都是如此	位素：水与万物	水与人体
	江河湖海统称，泛指一切水域	人体排泄物、病理之水、水湿之邪
	属性：水滋养万物	津液血：生命活动之本
	水具有液态性流动性往下流 水荡涤污垢，洪水冲走垃圾 水能载舟 水调气候	水曰润下，肾主水 水去邪毒 水载养分 水调体温
	关系：自然治水	中医治水
	自然之水太多或者不及，导致干旱和洪水	人体之水匮乏与泛溢，形成燥病水肿
	水灾 修筑堤坝	水病 利尿法、发汗法、补土制水
	旱灾 求雨掘井	水匮 补液生津
	水与木火土金	肾与肝心脾肺
	知识：水能载舟亦能覆舟	水对人体利弊兼存

① 此图由西藏日报社网络部图片库提供，特此声明。

1）位素映射

始源域中的两个位素，即自然之水和自然万物被系统地映射到目标域中的两个位素即人体之水与人体生理病理现象。

自然之水是地球上最常见、最不可或缺的物质之一。在30亿年前，地球上出现了水，生命随之产生。自然之水形式多样，包括河流、湖泊、大气水、海水、地下水等。

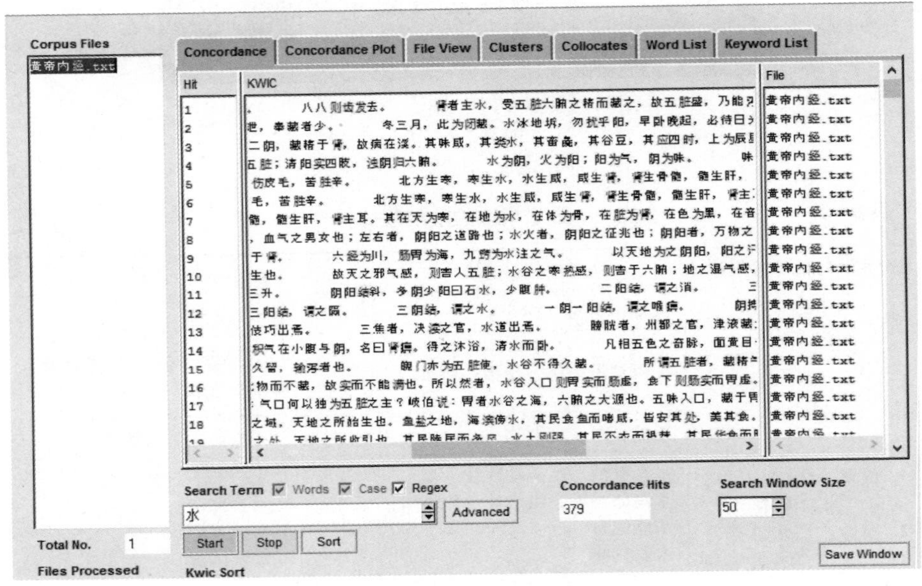

图6－4　AntConc软件检索“水”的词频和例句

如图6－4所示，通过AntConc软件的词频检索功能，发现《内经》中共出现了379处“水”字，其中不乏对自然之水的生动描述，比如：

> 地气上升为云，天气下降为雨。（《素问·阴阳应象大论篇》）
>
> 日与月焉，水与镜焉，鼓与响焉。（《灵枢·外揣》）
>
> 夫圣人之起度数，必应于天地，故天有宿度，地有经水，人有经脉。天地温和，则经水安静；天寒地冻，则经水凝泣；天暑地热，则经水沸

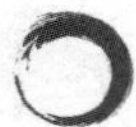

溢；卒风暴起，则经水波涌而陇起。[1]（《素问·离合真邪论篇》）

人体之水在《内经》中同样具有丰富的含义，通过语料分析，发现人体之“水”可以通过如下概念隐喻进行认知：

①人体之水是人体排泄物。比如：

六经为川，肠胃为海，九窍为水注之气。（《素问·阴阳应象大论篇》）

天寒则腠理闭，气湿不行，水下留于膀胱，则为溺与气。（《灵枢·五癃津液别》）

不可动之，动之为水溺涩之病也。（《素问·奇病论篇》）

水泉不止者，是膀胱不藏也。（《素问·脉要精微论篇》）

②人体之水是宗精之物。比如：

宗精之水所以不出者，是精持之也，辅之裹之，故水不行也。（《素问·解精微论篇》）

③人体之水是肾主之物。比如：

北方生寒，寒生水，水生咸，咸生肾，肾生骨髓，髓生肝，肾主耳。（《素问·阴阳应象大论篇》）

肾者水藏，主津液，主卧与喘也。（《素问·逆调论篇》）

肾者主水，受五藏六府之精而藏之，故五藏盛乃能泻。（《素问·上古天真论篇》）

① 此处中的“经水”指河流。

④人体之水是致病因素。比如：

有渐于湿，以水为事。(《素问·痿论篇》) 王冰注："业惟近湿，居处泽下，皆水为事。"

病水者，以夜半死。(《素问·三部九候论篇》)

阴阳结斜，多阴少阳曰石水，少腹肿。(《素问·阴阳别论篇》)

不能正偃，正偃则亥欠甚，病名曰风水。(《素问·评热病论篇》)

以上四句中，第一种水为病邪，病水可以引申为致病的病理环境；石水为特定的病证名；风水为特定的病证名，为专有名词，常以水肿为主要表现。

⑤人体之水是病理产物。比如：

真气上逆，故口苦舌干，卧不得正偃，正偃则咳出清水也。清水指痰涎。(《素问·评热病论篇》)

故饮食不节，喜怒不时，津液内溢，乃下留于睾，血道不通，日大不休，俯仰不便，趋翔不能，此病荣然有水，不上不下，铍石所取，形不可匿，常不得蔽，故命曰去爪。(《灵枢·刺节真邪》)

⑥人体之水是（水液）代谢障碍疾病。

除了水胀、水肿、水饮等，还比如：

颈脉动喘疾咳，曰水。目窠微肿如卧蚕起之状，曰水。肿曰风，足胫肿曰水。(《素问·平人气象论篇》)

2）属性映射

水的物理特征是一种无色无味的液体，而液体具有流动性。《素问·

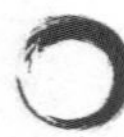

逆调论篇》将自然之水的物理特征与人体之水进行了对比，认为："夫水者，循津液而流也。肾者，水脏，主津液。"同时，《内经》对人体之水状态的描述体现了自然之水的映射。比如：

> 经脉十二者，外合于十二经水，而内属于五脏六腑。夫十二经水者，其有大小、深浅、广狭、远近各不同，五脏六腑之高下、大小、受谷之多少亦不等，相应奈何？……足太阳外合清水，内属膀胱，而通水道焉。足少阳外合于渭水，内属于胆。足阳明外合于海水，内属于胃。足太阴外合于湖水，内属于脾。足少阴外合于汝水，内属于肾……凡此五脏六腑十二经水者，外有源泉而内有所禀，此皆内外相贯，如环无端，人经亦然。(《灵枢·经水》)

水是滋养自然万物的基本物质之一，此项特性被映射到人体域中，表现为水是维持生命活动必不可少的元素，《灵枢·平人绝谷》认为："故平人不食饮七日而死者，水谷精气津液皆尽故也"，说明水对于人体具有生命本源的作用。自然之水能够荡涤污垢，洪水能够冲走垃圾，映射到人体域中便会出现"腠理发，汗出溱溱，是谓津"（《灵枢·决气篇》）等描述，意即通过发汗的方法使邪气从汗而出。大自然中水之滋润下行的特征映射到人体脏腑概念域，形成肾主润下的认识，《素问·水热穴论篇》说："肾者牝脏也，地气上者属于肾，而生津液也"，肾在五脏位置最下，接纳由肺通调水道、水精四布、五经并行后的津液，然后分别清浊，清者蒸腾向上输送于肺，浊者气化向下输注于膀胱，继而排出体外，"蒸清排浊"是自然之水的功能，这一功能在人体脏腑领域被肾发挥得淋漓尽致。

3）关系映射

第一，从数量上考虑。自然之水之于自然万物是必不可少的生命源泉，结合贾春华（2012）总结的几种有关水的态势，本书认为水对于自然：既有“碧波荡漾”“静水常深”的平和之态，又有“白浪滔天”“汹涌澎湃”的凶猛气势；既有“潺潺流水”“飞流直下”的诗情画意，又不乏“牛蹄之涔”“蝉喘雷干”的干涸之状。然而，水的数量太多或者不及都会直接导致洪水和干旱，给自然造成灾难。这种关系映射到目标域之中，体现为：人体之水的匮乏会产生人体燥病，人体水液运行失常，致使水液充斥泛溢，形成水肿。

第二，从“治水”角度考虑。整治自然之水泛滥常用泄洪之法或加高堤坝之法。与泄洪之法相应，人体治水之法主要采用利尿法和发汗法。《素问·汤液醪醴论篇》提出了“开鬼门，洁净府，精以时服，五阳已布，疏涤五脏，故精自生，形自盛，骨肉相保，巨气乃平”的方法。“洁净府”即为利尿法，增加尿量，使多余之水由小便排出体外，自是消肿的有效方法；“开鬼门”即为发汗法，通过开泄腠理、调和营卫、发汗祛邪，令水邪从皮毛而驱。相似的描述见于《灵枢·决气篇》，曰：“腠理发，汗出溱溱，是谓津。”与加高堤坝之法拦水而治相应，《内经》将治水与五行生克关系结合起来，用土克水的取象比类形成以土治水方案，通过健旺脾气，实现利水消肿。还可以根据水生木关系得出“疏肝法”，于治水方中佐入疏肝调气之品，《医原·湿气论》云：“以复其风木之性，则水随气转，由决渎入州都，而泛滥者治矣。”此外，治疗水肿还有“去菀陈”，通过泻下逐水、推荡积垢，使体内积水从二便排出。整治自然之水匮乏的方案往往是求雨掘井，与之相应，治疗人体缺水可以采用补液生津的方法。比如，如果人体水匮由肝肾阴虚、津不上承引起，或由热盛津伤、煎灼津液所致，可以用滋养肝肾、益气润燥、清热生津的方法治疗。

4）知识映射

知识映射体现为在上述三类映射基础之上做出符合逻辑的推理，即水能载舟亦能覆舟，对自然对人都是如此。著名老中医岳美中先生曾说：“人之衰老，肾脏先枯，累及诸脏。”肾脏主水，接受五脏六腑的精华并

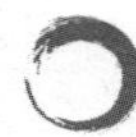

藏之，它保存的精华也能够转化成为五脏六腑所需的能量，肾水是生命健康的保证，与我们的生育能力和遗传能力息息相关，是创造力的源泉。但是肾水不足与过多都会导致疾病的产生。同时根据五行生克关系，肾水与其他脏腑之间保持着密切的关系，如果内脏健康充盈，则肾脏同样也能得到滋养；如果内脏缺乏力量，肾脏就要动用库存，并且还没有补充的来源。

（2）肝木系统的映射规律

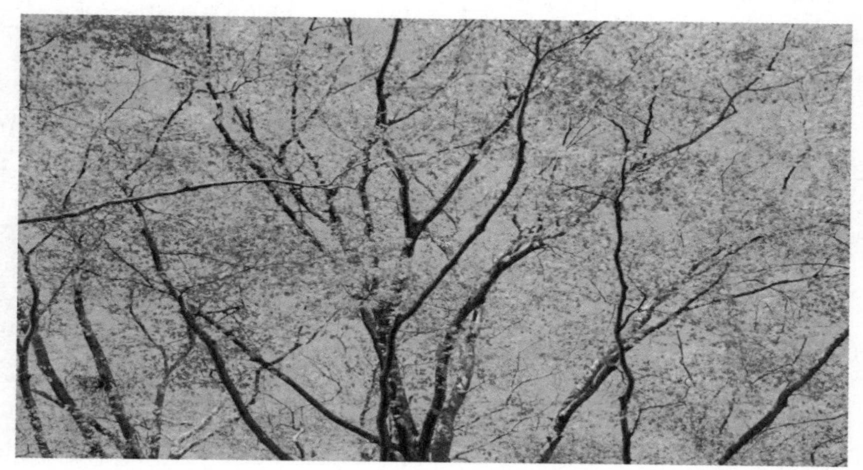

图6-5　木[①]

采用AntConc软件检索《内经》中“木”的词频和例句（图略），发现《内经》中共出现129处“木”字，其中与“肝”结合的句子只有两句：“岁金太过，燥气流行，肝木受邪”（《素问·气交变大论篇》）、“木者，肝也”（《灵枢·热病》）。第一句采用了“肝木是人”的拟人化隐喻表达，第二句可以视为肝木系统的根隐喻，即“肝是木”，结合《内经》文本中相关例句对肝木系统的隐喻映射规律分析如下：

① 此图由西藏日报社网络部图片库提供，特此声明。

表 6－2　　　　　　　　肝木系统的映射规律

肝木系统的隐喻映射系统	自然	人体
1. 位素："木与万物"对应"肝木与人体" 2. 属性："木调气候"对应"肝调气机" 3. 关系："木在五行生克中的传变"对应"肝病传脾肺心肾" 4. 知识：人与"木行"关系最为密切	位素：木与万物	肝木与人体
	属性：树木枝叶条达舒畅	肝主升发疏泄
	木调气候、净空气、防灾害等	肝调畅人体气机、解毒、造血、代谢、免疫、防御等
	关系：木在五行生克中的传变	关系：肝病传脾肺心肾
	金能克木，木坚金缺	肺病传肝，肝旺悔肺
	钻木取火，木生火	肝滋润心，肝虚不能温养心，肝脏寒邪传心火
	木旺乘土，木克土	"肝气犯脾""肝旺乘脾"
	水生木	肾精滋养肝血
	知识：树木关系到人类赖以生存的环境	肝与其他脏腑关系密切，百病从肝治

1）位素映射

始源域中的两个位素，即自然之木和自然万物被系统地映射到目标域中的两个位素即人体之木与人体生理病理现象。

2）属性映射

第一，自然之木到人体之木的属性映射。

先民将五行中木的特点概括为"木曰曲直"，并由树木的生长形态引申为具有生长、条达、升发、舒畅等作用，将具有此类性质的事物归入木行，本书已在前文中进行了分析。平气状态下的"木运"对应规律涉及五行之木与脏腑、天文、气象、物候、历法、干支、音律、数术、医药等方面的对应。自然之木含义广泛，包括自然界植物中的花、草、树、木、藤、根、苗、茎、叶、果、浆、汁等，无论粮食、蔬菜、瓜果，还是中草药均为木性所化生，都是人类赖以生存的物质基础。在自然之木与人体之木之间寻求类比，进行属性方面的知识迁移，便可认识到：人体的许多特质如热、寒、滑、涩、润、油、碱、燥、湿、酸、甜等也都是由木性所化生的，比如若服用过多热性物质辣椒，中草药中的附子、干姜、肉桂等，会产生热病；若摄取不足，则可产生寒证。

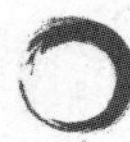

第二，木之于万物对应肝之于脏腑。

木是天然水库、天然消声器和天然空调器，可以调节气候、净化空气、防风降噪和防止水土流失、山体滑坡等自然灾害。木性条达舒畅，可曲可直，可生可发。肝主升发疏泄，升者升达，发者发越，疏者疏通，泄者排泄。肝关系到人体全身的气机调畅，人体脏腑经络、气血津液、营卫阴阳之所以能够畅通平衡，废物不至于疲积，肝脏起着重要的疏通调节作用。肝就如同春季树木生长那样，喜欢调达舒畅伸展，一旦被压抑，就会出现胸胁满闷、抑郁不乐的症状。

3）关系映射

①木金关系与肝肺关系

五行中的木金关系体现为金克木。这种关系起源于金属铸造的割切工具锯毁树木这一现象。《素问·玉机真脏论篇》对肝肺关系进行了阐述，认为肝病可由肺病相乘传来，可见胁痛，吐食。但是，虽然金可以克木，但木对金也有反作用，所谓木坚金缺，甚至会出现肝木病变太甚，反传其所不胜之肺金，此乃肝木反侮肺金，又称为木旺侮金，证候表现为“毛而弦曰春病”（《素问·平人气象论篇》）。再比如，李时珍曾说：“金乃西方之行，性能制木，故疗惊痫风热肝胆之病。”这是金木相克关系在医疗中的具体应用。惊、痫、风热、肝、胆都属木，可以用属金之物类去克制木性，属木之病症自可祛除。

②火木关系与心肝关系

五行生克关系中的火木关系表现为木生火，这来自先民钻木取火，由此得出木是可以生火的朴素认知。这种关系映射到在脏腑关系中，表现为肝脏对心脏的滋润。肝主藏血而心主行血，肝主疏泄、调畅情志而心藏神，因此肝对心的滋润主要表现在行血与藏血、精神调节两个方面，肝脏功能异常会影响藏血，肝虚而无法温养心脏，可能会影响心脏功能，比如心神衰弱，严重者会导致心率失常。

③土木关系与脾肝关系

五行生克中的土木关系表现为木克土、木克土太过之木乘土、木克土不及之土侮木。木旺乘土在中医之中体现为“肝气犯脾”“肝旺乘脾”“见肝之病，知肝传脾，当先实脾”等（《金匮要略》），表现为：“闻木音则惕然而惊”（《素问·阳明脉解篇》）、“多食酸则肉胝皱而唇揭”（《素问·五脏生成篇》）等。此外，中医认为，春季为肝主之气本应旺盛，酸味入肝具收敛之性，不利于阳气生发和肝气疏泄，影响了肝脏功能的正常运转，而“增甘”即选择甜味食物，如大枣、红豆、扁豆、薏米、芡实、山药等以补脾，防止过盛的肝气损伤脾脏。

④木水关系与肝肾关系

按照五行生克关系，木水关系表现为水生木。水能促进花草树木生长，映射到脏腑域，表现为肾精可滋养肝血。《内经》对肝肾关系有详细描述：“人始生，先成精，精成而脑髓生”（《灵枢·经脉》），“北方生寒，寒生水，水生咸，咸生肾，肾生骨髓，髓生肝”（《素问·五运行大论篇》），根据这些中医话语的描述，“肾”是通过“髓”生养“肝”，这体现了水生木与肾濡养肝的对应。

4）知识映射

树木通过光合作用产生氧气、天然护土、调节气候、美化环境、动物采食等，能够改善人类赖以生存的环境，说明了树木于人类和自然是息息相关的。这种观念映射到人体，很容易得出结论：肝脏与其他脏器互为依存。事实上，许多疾病可以通过肝脏的状况折射出，比如肝开窍于目，眼病与肝有很大关系、人的抑郁与肝气不通密切相关、许多妇科病与肝失疏泄有关等，因此，中医学中有“百病从肝治”的说法。同时，“木行”的潜力是巨大的，除了开发属木性的中草药之外，还可以根据五行生克乘侮的映射作用充分揭示肝木在五行生克关系中的传变规律，从而发掘和利用“五行”中“木行”所潜在的科学内容和医学用途，便可更好地造福人类。

（3）心火系统的映射规律

采用 AntConc 软件检索《内经》中“火”的词频和例句（图略），发现《内经》中共出现 215 处“火”字，结合《内经》文本中相关语句对

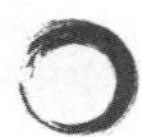

心火系统的隐喻映射规律分析如下：

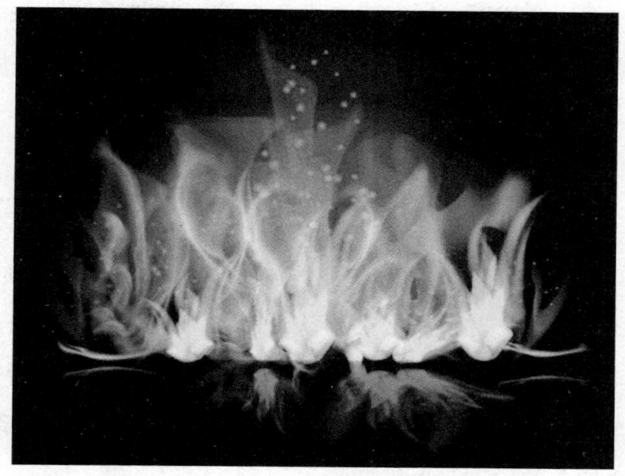

图6－6　火

表6－3　　心火系统的映射规律

心火系统的映射规律	自然	人体
1. 位素："火与万物"对应"火与人体" 2. 属性："火之于自然"对应"火之于人体" 3. 关系："自然灭火"对应"中医治火" 4. 知识：火对自然有利有害，对人体亦正亦邪	位素：火与万物	火与人体
	属性：发光、发热、释放能量 从物质燃烧过程到"火曰炎上"	火是生命的动力，人体阳气温煦各脏腑器官
	火色赤 火可烧焦他物，火性燥，火性动 火焰具有动态性 自然火灾 自然之火多样性 火如太阳普照万物	（面）色赤 "诸逆冲上"　"诸躁狂越" "诸热瞀瘈"皆属于火 火邪 内火外火、少火壮火、虚火实火 心者，生之本，神之处也
	关系：自然灭火	中医治火
	降温法 水能灭火的自然法则	治热以寒、滋阴降火 少水不能灭盛火
	"火衰水泛""火衰不生土"	温补肾阳和治疗脾胃虚寒
	知识：火对自然有利有害	火对人体亦正亦邪

① 此图由西藏日报社网络部图片库提供，特此声明。

1）位素映射

始源域中的两个位素，即自然之火和自然万物被系统地映射到目标域中的两个位素即人体之火（包括火的五脏配属心）与人体生理病理现象。

2）属性映射

第一，从自然之火到哲学之火再到中医之火。

①自然之火的特征

火是物质燃烧过程中所进行的剧烈氧化反应，其散发出的光和热是能量释放的方式。起初，对自然之火的认识来自肉眼观察、皮肤感知等直接经验，由此而形成基本认识：火具有急、烈、炎、燥、热的特性。这一认识是“火”的理论发展过程中取象比类思维的认知原点，也是哲学之火、医学之火概念抽象的原型和思维背景。

②从自然之火到哲学之火的映射

在长期的实践活动过程中，人们发现火不但是赖以生存的基本物质，而且是人类文明发展进程中的重要元素，《尚书正义》中便记载：“水火者，百姓之所饮食也。”先民通过对火的细致观察和深刻理解，初步形成“火”的概念，并采用取象比类思维，将物质之火的概念拓展为哲学之火，由此产生了五行之火和阴阳之火。五行之火来自《尚书·洪范》中“火曰炎上”对火特性的经典描述，并以此为参照，构建了一个以抽象之“火”为纽带的五行“火”系统。在该系统中，抽象之“火”的属性被有意识地类比于自然界和人体之中相关事物的属性，自然界中的南方、颜色中的赤色、气候中的暑热、滋味中的苦味、季节中的夏季等事物，人体中的心、小肠、脉、舌、汗，人类情志中的喜、笑等皆囊括于五行之火麾下。在阴阳学说中，火属阳，《素问·阴阳应象大论篇》云：“水火者，阴阳之征兆也”，这种“水为阴，火为阳”的分布状况很显然是自然之水火特性的有意迁移。

③从自然之火、哲学之火再到中医之火的映射

通过现有文献资料来看，中医之“火”的理论产生初始于春秋时期

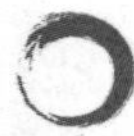

（李海玉、潘桂娟，2009）。在此之前，“火”的基本概念已由自然之火高度抽象和拓展为哲学之火，并直接影响到《内经》对“火”的描述。在《内经》中，“火”共出现了215次，这些描述形成了中医之火的基本雏形，主要涉及以下几个方面：

其一，五行之火对应六气概念之火。“六气”指风、寒、暑、湿、燥、火六种正常的气候。热气和暑气同是盛夏气温偏高的气候特点，属于五行之火（张登本，2006），《素问·天元纪大论篇》为了区分二者，使用“政治隐喻”，将热气命之为“君火”（共5处），暑气命之为“相火”（共14处）。“六气”失常便会导致疾病，称为“六淫”，作为致病因素的“火”被生动地隐喻为“火邪”。“火邪”的属性来自对自然火灾的取象比类，即自然火灾有烧灼性、升散性、毁灭性的特点，而致病“火邪”具有燔灼、炎上、耗气伤津、生风动血等特性。

其二，阴阳之火对应人体阳气。唐代王冰注释《素问·至真要大论篇》曰：“益火之源，以消阴翳”，确立了“火”为人体阳气的地位，各脏腑之阳便有了“火”这一共同的属性，并衍生出形象生动的“X火”表达：心阳指“君火”，除心之外其他各脏之阳指“相火”；肝之相火又被隐喻为“雷火”，肾之相火被隐喻为“龙火”。“火”亦可以表达阳气失常的病理状态，包括阳气亢盛之“壮火”；阴虚不制阳之“相火”；由饮食劳倦，喜、怒、忧、思所生之“阴火”等，《素问·至真要大论篇》对病理之“火”有生动的表达，如“诸热瞀瘛，皆属于火”“诸痛痒疮，皆属于火”“诸逆冲上，皆属于火”“诸躁狂越，皆属于火”“诸病胕肿，疼酸惊骇，皆属于火”。

其三，人体之火。首先，内火外火之分：内火指五脏六腑在一定情况下，皆可生火，如大怒生肝火，思虑生心火，房劳起肾火，醉饱生脾火，气郁生肺火等；外火指六淫之火，除热之外，风、寒、暑、湿、燥等五气在一定条件下都能化火。其次，少火与壮火之分：少火是适量的温和热力，可长养人体功能，使功能壮盛；壮火是太过的亢烈热力，使功能衰涩。再次，虚火实火之分。指火对人体影响的性质，如六淫所化的外火多实、情志所发的内火多虚、君相之火为实、龙雷之火为虚等。

第二，火与心的属性相配。

五行配伍中，火与心相配，基于二者在许多层面的属性相似。日常生活中火随处可见，煮饭烧水之火、过节燃放烟火等，火色赤，火焰呈红色的性质与心主血脉中的人体之血颜色一致。《素问·六节藏象论篇》云："心者，生之本，神之处也，其华在面，其充在血脉，为阳中之太阳，通于夏气"，此句直接将人体心的功能与太阳普照万物进行取象比类。《素问·灵兰秘典论篇》云："心者，君主之官也，神明出焉"，心所藏之神，既有主宰生命活动的广义之神，又包括精神、意识、思维、情志等狭义之神，神的特征表现为变化莫测，所谓"阴阳不测之谓神"，这与烧灼之火，火焰明快升腾、火焰变化躁动的特点是相一致的。

3）关系映射

①自然灭火对应中医治火

《温热经纬》中说："土遇之而焦，金遇之而熔，木遇之而焚，水遇之则涸，故易曰，燥万物者，莫膜乎火"，火的炎上、升散、烧灼特性使之常被视为病因概念。中医临证以自然之火为参照，对火淫、火疫证候进行分析辨证，必先仔细辨别内、外、虚、实四火，然后采取对策。外火是六淫及饮食、起居失常所发，邪气多实为实火；内火是情志劳伤所生，正气多虚为虚火。中医治火，不外温、寒、补、泄四法。实火邪盛正赤盛，可寒可泄，《素问·五常证大论篇》曰："治热以寒"，可以说是脏腑实火的治疗大法，若火邪上盛，宜寒凉降火，若火邪下拥，当釜底抽薪，或苦寒泻火；虚火邪盛正已衰，宜补宜温，《素问·至真要大论篇》云："诸寒之而热者取之阴，诸热之而寒者取之阳"，提出了阴虚发热的治疗大法——滋阴降火，这些治火方略，均可见到自然灭火隐喻映射的影子。

②五行生克关系中的火

A. 水火关系。水火有相克的一面，也有相和谐的一面。自然关系中水

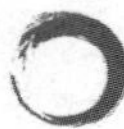

能灭火是不争的事实，而《周易》强调水火之间和谐的一面。这两种思想引入中医学，在中医学理论模式中，心肾之间，既有水克火之说，又有水火既济既对立又统一相反又相成，并且将此种气机的升降活动具体落实到了心肾二脏。除了水对火直接的相克关系，还有“少水不能灭盛火”（《素问·逆调论篇》），意味着火势盛温度高，“杯水车薪”难以解决。

B. 火土关系。除了“火衰水泛”之说，还有“火衰不生土”。将“火衰”类比于人体之火的虚衰，进而认识心火与脾胃之间的病变关系。五行关系中有关“火”的生克关系成了温补肾阳和治疗脾胃虚寒的理论依据。

C. 木火金关系。通过木生火的关系很容易得出肝木旺盛、心火自然上升的结论。反之，肝木如果亏损，木生火便受到阻碍，导致心火衰耗，这样火克金便很难实现，肺金失去了制约，外化便成为痰涌咳吐。

4）知识映射

中医之火概念的产生与运用是取象比类思维对于自然之火、哲学之火加以总结认识的结果。火不但具有焚毁、破坏的特性，其亦为人类生活所必需的生活资料，可以烧烤食物、取暖避寒、驱逐虫兽侵袭、给黑夜带来光明等，若生活中没有火，则会因生食食物导致消化困难，出现寒冷、黑暗等情形。因此，在自然之火作为始源域的隐喻映射作用之下，产生了对人体之火概念的辩证认识：人体之火正常时，能生养人体正常体温、活跃人体消化功能、驱逐寒邪等；而火之太过或不及均可导致疾病的发生。

（4）脾土的隐喻映射规律

采用 AntConc 软件检索《内经》中“土”的词频和例句（图略），共发现《内经》中共出现 90 处“土”字，“土”可以分为：①五材之土，如“民陵居而多风，水土刚强”（《素问·异法方宜论篇》）；②五行之土，如“湿生土，土生甘”（《素问·五运行大论篇》）；③气机之土，如“水位之下，土气承之”（《素问·六微旨大论篇》）；④经脉之土，如“脾脉者土也，孤脏”（《素问·玉机真藏论篇》）；⑤脏腑之土，如“脾土”“胃土”（《素问·太阴阳明论篇》）等。《灵枢·热病》云：“土者，脾也”，此句是脾土系统的根隐喻，现结合《内经》文本中相关语句对脾土系统的隐喻映射规律分析如下：

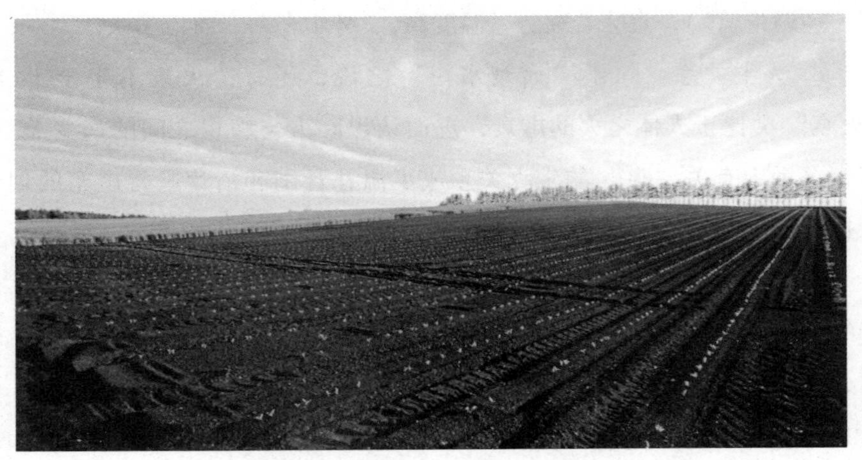

图6－7　土[①]

表6－4　　脾土的隐喻映射规律

<table>
<tr><th>脾土的隐喻映射规律</th><th>自然</th><th>人体</th></tr>
<tr><td rowspan="9">1. 位素：“土之于万物”对应“脾之于脏腑”
2. 属性：“土是一切生产和存在的源泉”对应“脾为气机升降枢纽、仓廪之官”
3. 关系：“土治中央生万物”对应“脾主运化生气血”
4. 知识：土者治中央，旺于四季，生化万物。治疗任何脏腑疾病，都应顾护中宫</td><td>位素：土与万物</td><td>脾与脏腑</td></tr>
<tr><td>属性：一切生产与存在的源泉</td><td>“仓廪之官”</td></tr>
<tr><td>人类生存和发展的物质条件</td><td>关系人体健康和生命存亡</td></tr>
<tr><td>五行土居中</td><td>五脏脾为本</td></tr>
<tr><td>关系：土治中央</td><td>脾主运化</td></tr>
<tr><td>没有土地，人类就不能生存</td><td>脾（胃）一伤，四脏皆无生气</td></tr>
<tr><td>木土关系：土得木而达</td><td>风木一动，必乘脾胃</td></tr>
<tr><td>水土关系：土克水</td><td>以土治水</td></tr>
<tr><td>知识：土乃万物之本</td><td>护卫“中宫”</td></tr>
</table>

① 此图由西藏日报社网络部图片库提供，特此声明。

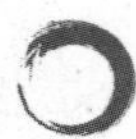

1）位素映射

始源域中的两个位素，即自然之土和自然万物被系统地映射到目标域中的两个位素即人体之土（包括水的五脏配属脾）与人体生理病理现象。

2）属性映射

就如同空气、阳光和水，土地是人类赖以生存和发展的物质基础，是社会生产的基本劳动资料，是农业生产的基本生产资料，是一切生产活动和万物存在的源泉。脾位于人体中焦，是人体气机升降运动的枢纽，故被称为“仓廪之官”“后天之本”“气血生化之源”。《素问·太阴阳明论篇》说：“脾者土也，治中央，常以四时长四藏……脾藏者，常著胃，土之精也，土者，生万物而法天地”，由于土是治中央旺于四季，生万物而法天地，因而主土之脾就有特别重要的实用意义。中医认为，脾的主要属性是运化（水谷精微和水液）以充养人体、升清（水谷精微和水液）以营养全身、统摄血液以维持生理功能，并通过这些属性维持正常的生命活动，因此脾元气的充盈与否直接关系到人体的健康状况和生命的存亡，所谓“脾乃伤，百病由生”。

3）关系映射

脾居中土，是脏腑的中心，与其他脏腑关系密切，根据五行生克关系，脾的病变很容易导致相生相克的疾病传变现象。正如《慎斋遗书》所说：“脾胃一伤，四脏皆无生气。”

①土木关系对应脾肝关系

在五行生克关系中，土木关系体现为木克土。《素问·宝命全形论篇》指出：“土得木而达。”此处“达”为“迭”之义。木克土即是说使土有所“佚”，使土地的营养成分散失而不肥沃。草木越旺盛，土地失去的营养成分和肥力则越多，也就越贫瘠。在脏腑关系中，春季属木，肝木旺盛，肝性刚暴而易亢，脾性柔缓而易衰，所谓“风木一动，必乘脾胃”“见肝之病，知肝传脾”（《金匮要略》），故春季脾病甚，而长夏为土气旺盛，病易好转。

②土水关系对应脾肾关系

《素问·宝命全形论篇》指出："水得土而绝。"说明了土克水的关系。关于土克水有两种说法。一种说法认为：土会把水困住，慢慢让水耗尽蒸发。还有一种说法认为，用泥土填满的沙包用于防洪。将五行中的土克水关系投射到中医领域，形成"以土治水"的方案。《素问·至真要大论》指出"诸湿肿满，皆属于脾"，通过健脾益气，健旺脾气，有助于利水消肿。但是，土水关系并非单纯的相克关系，现实生活中，水土之间也有相互交融的关系。汉语常将"水土"并置，泛指地表的陆地和河流，也可以泛指自然条件和气候。就脏腑关系而言，肾为先天之本，脾为后天之本，先天与后天相互滋生，相互促进，肾阳可以温煦脾气，以发挥其运化功能；脾所运化的水谷精微，又可资助肾的藏精。

4）知识映射

土者治中央，旺于四季，生化万物，通过映射得出结论：治疗任何脏腑疾病，都应顾护中宫。所谓"四季脾旺不受邪"，就是说如果能够在一年四季中保持脾胃功能的旺盛，人就会不容易受到病邪的侵袭，因此调理脾胃在疾病治疗和养生方面具有非常重要的意义。另外，对一些西医和中医治疗都十分棘手的疑难危重病人，调理脾胃虽不能挽救生命，但可改善症状，提高生命质量，延长患者寿命。如恶性肿瘤晚期的恶病质，中医认为是严重的气血不足。此时注意调理脾胃，使脾胃健运，气血化生有源，则可补其不足。正所谓："得胃气者生，失胃气者亡"，认识到脾胃的重要性，才能做到"不治已病治未病"，及早预防，这样"尽终其天年，度百岁乃去"就离我们不远了。

第三节　中医阴阳学说的实体隐喻阐释

一　从"阴阳"到"中医阴阳学说"

阴阳学说是我国传统文化的精髓。"阴阳"一词最早见于金文（玉昆

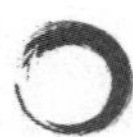

子，2012：2）。阴阳概念起初被用来解释“气”①，《易经》采用阳爻、阴爻（“—”和“--”）演绎对立消长，形成阴阳思维。从最初的日照向背，到自然界的具象配对，宇宙中几乎所有处于矛盾运动中的事物和过程都可以通过阴阳进行阐释，由此形成抽象概括化的阴阳哲学范畴，并广泛运用于各学科领域。《内经》将阴阳学说医学化，运用取象比类思维，以“天人相应”思想为指导，打通阴阳概念与人体结构、病因病机、治疗养生之间的密切关系，形成中医阴阳学说。

二　中医阴阳学说与实体隐喻

对于中医阴阳学说而言，以概括化的阴阳逻辑作为认知参照点，把阴阳概念延伸至宇宙万物，将自然和人体作阴阳归属判定，构筑庞大的中医阴阳世界，具体体现为：在《内经》主导的“天人相应”视域下，通过隐喻映射的方式使人体与自然互参，较直观的自然阴阳概念作为始源域向相对抽象的目标域人体结构、体征、病理的映射。如表6－5所示：

表6－5　中医阴阳学说实体隐喻

映射内容	自然	人体
位素映射	自然阴阳	人体阴阳
属性映射	属阳：向上、向外、雄性、强硬、热烈、光亮、积极、活跃、进取、伸张、功能、无形、急速、实性、外露、开放……；属阴：向下、向内、雌性、柔弱、寒冷、晦暗、消极、安静、退守、屈缩、物质、有形、迟缓、虚性、闭合、收藏……	上部为阳，下部为阴；体表为阳，体内为阴；背属阳，腹属阴；四肢外侧为阳，四肢内侧为阴；五脏属阴，六腑属阳；五脏又可根据位置分为阳脏（心、肺）和阴脏（肝、脾、肾）；每一脏腑中功能归为阳，物质归为阴；经络分为阳经、阴经等

① 《国语·周语》云：“气无滞阴，亦无散阳。阴阳序次，风雨时至。”

续表

映射内容	自然	人体
关系映射	阴阳对立 例句："阴阳相逐"（《灵枢·胀论》）；"阴阳相薄"（《素问·脉解篇》）…… 阴阳互根 例句："在天为气，在地成形，形气相感而化生万物矣"（《素问·天元纪大论篇》）；"阴阳又各互为其根，阳根于阴，阴根于阳；无阳则阴无以生，无阴则阳无以化"（《医贯砭·阴阳论》）…… 阴阳消长 例句："阴中有阴，阳中有阳。平旦至日中，天之阳，阳中之阳也；日中至黄昏，天之阳，阳中之阴也；合夜至鸡鸣，天之阴，阴中之阴也；鸡鸣至平旦，天之阴，阴中之阳也"（《素问·金匮真言论篇》）…… 阴阳转化 例句："四时之变，寒暑之胜，重阴必阳，重阳必阴，故阴生寒，阳主热；故寒甚则热，热甚则寒，故曰寒生热，热生寒，此阴阳之变也"（《灵枢·论疾诊脉》）……	人体阴阳制约 "阴阳上下交争，虚实更作"（《素问·疟论》）；"阴争于内，阳扰于外"（《素问·阴阳别论篇》）…… 人体阴阳交感 "阴在内，阳之守也；阳在外，阴之使也"（《素问·阴阳应象大论篇》）；"阴者藏精而起亟也，阳者卫外而为固也"（《素问·生气通天论篇》）…… 人体阴阳失调 "阴气虚，阳气胜。"（《素问·逆调论篇》）；"阴胜则阳病，阳胜则阴病"《素问·阴阳应象大论篇》…… 人体阴阳转化 "重阳必阴，重阴必阳……寒极生热，热极生寒……重寒则热，重热则寒"（《素问·阴阳应象大论篇》）……
知识映射	世界本于阴阳 例句："阴阳者，天地之道也，万物之纲纪，变化之父母，生杀之本始，神明之府也"（《素问·阴阳应象大论篇》）	人生不离阴阳 "人生有形，不离阴阳"（《素问·宝命全形论篇》）；"生之本，本于阴阳"（《素问·生气通天论篇》）

1. 位素映射

自然域中的两个位素"阴"和"阳"被映射到人体结构中，形成人体阴阳。自然阴阳观强调阴阳概念对万事万物的统摄作用。《易经·系辞》中说"一阴一阳之谓道"，《老子》云"万物负阴而抱阳，冲气以为和"都表达了同一个意思，即自然万物无不属于阴阳范畴。中医将"气"作为生命的本质，而阴阳则是"气"进一步被认识的"象"（郭刚、王琦，2014），人体不同的部位、组织，以至不同的生理活动、病因病理，都可划分为阴阳两类，以阴阳之象呈现。

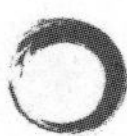

2. 属性映射

表6－5将自然阴阳的属性作了详尽归纳①，这些属性映射到中医，便形成中医临床分属，即中医阴阳范畴，将人体上下、表里、脏器，脉之浮、沉、迟、数，药物的性能、气味、功效，疾病八纲等方面统一进行阴阳属性判定，具体分析如下：

（1）按方位区分。“天为阳，地为阴”（《素问·阴阳离合论篇》）；“外为阳，内为阴”“背为阳，腹为阴”（《素问·金匮真言论篇》）；“东南方阳”“西北方阴”（《素问·阴阳应象大论篇》）。

（2）按事物区分。“水为阴，火为阳”“日为阳，月为阴”（《素问·阴阳离合论篇》）；“阳为气，阴为味”（《素问·阴阳应象大论篇》）；“藏者为阴，府者为阳”（《素问·金匮真言论篇》）；“阴阳者，血气之男女也；左右者，阴阳之道路也；水火者，阴阳之征兆也”（《素问·阴阳应象大论篇》）。

（3）按变化特点区分。“阴静阳躁，阳生阴长，阳杀阴藏”“阳化气，阴成形”“清阳出上窍，浊阴出下窍；清阳发腠理，浊阴走五脏；清阳实四支，浊阴归六腑”（《素问·阴阳应象大论篇》）；“阴者，藏精而起亟也；阳者，卫外而为固也”（《素问·生气通天论篇》）；“阴在内，阳之守也；阳在外，阴之使也”（《素问·阴阳应象大论篇》）；“味厚者为阴，薄为阴之阳；气厚者为阳，薄为阳之阴”（《素问·阴阳应象大论篇》）等等。

（4）按药物的性能、气味、功效等区分。属于阳性的有热药、发散药、辛辣药、甘甜药、温药、补阳药等；属于阴性的有寒药、泻下药、凉药、咸药、酸药、清热药、苦药、补阴药等。这样就容易辨症施治、对症治疗，避免误诊误治。

3. 关系映射

自然阴阳之间的对立、互根、消长、转化关系映射到人体，分别表现

① 此归纳主要参照《内经》《伤寒杂病论》等医学文献的相关描述。

为人体阴阳的制约、交感、失调、转化。

阴阳双方作为一个矛盾体，相互关系体现为相互排斥、相互约束、相互斗争。如春夏阳气上升且盛，抑制了寒凉之气，因而春夏温热；秋冬阴气上升且盛，抑制了温热之气，因而秋冬寒冷。《素问·疟论篇》说："阴阳上下交争，虚实更作"；《素问·阴阳别论篇》云："阴争于内，阳扰于外"，都说明了阴阳双方斗争、排斥的情形。阴与阳相互制约和相互斗争映射到人体体现为：如果人体阴阳失调，即阴阳关系被破坏，就会出现"阴胜则阳病，阳胜则阴病""阳虚则阴盛""阴虚则阳亢"等，在中医临床上有"寒者热之""热者寒之""高者抑之""下陷者举之"等依据阴阳逻辑的治法原则。

阴阳双方作为一个统一体，相互关系体现为交感互藏、互根互用。阴阳交感指阴阳二气在运动中相互感应而交合，是宇宙万物赖以生成和变化的根源。阴阳互藏即阴中有阳，阳中有阴，是阴阳双方交感的动力根源，又是构筑阴阳双方相互依存、相互为用的基础和纽带，也是阴阳消长与转化的内在根据。如上为阳，下为阴，没有下就无所谓上，没有上也就无所谓下，映射到人体体现为组成人体和维持人体生命活动的最基本物质气和血两者的关系，气为阳，血为阴，原气为血之帅，血为气之母。人体的阴津损伤，会累及阳气也伤，阳气损伤，会累及阴津也伤，即"阴损及阳"或"阳损及阴"的阴阳俱损的病变，最终导致"阴阳离决，精气乃绝"。

4. 知识映射

《素问·阴阳应象大论篇》云："阴阳者，天地之道也，万物之纲纪，变化之父母，生杀之本始，神明之府也"，说明了阴阳本体论思想。阴阳能够提挈宇宙自然中一切事物。事物产生消亡的本源之所在是阴阳，就连变幻莫测的神明也出自阴阳。万事万物的阴阳性本质映射到人体，便如《素问·宝命全形论篇》所云："人生有形，不离阴阳"和《素问·生气通天论篇》所云："生之本，本于阴阳。"阴阳概念以互斥互根的关系存在，并且形成了解释事物之间对立统一关系的方式。这种逻辑逐渐发展成为一

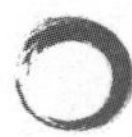

种思维体系，并且为中医所掌握，用于诠释生命活动、病因病理、疾病诊治等。人与自然受同一规律支配，生命的本源也可以用阴阳思维解释，人体的正常生命活动，是阴阳对立统一的结果，人体的病理的变化，归结为阴阳的运动变化，并以之为总的规律。

第四节　实体隐喻的缺陷

一　在中医五行学说中的缺陷

1. 五脏系统的实体隐喻映射规律——以肺系统为例

五行学说与中医学同源互渗，形成中医五行学说，糅合为三大主题：①人体脏腑与天地万物相参；②脏腑之间的生克乘侮；③脏腑系统的配伍。中医五行学说三大主题的认知机制可以涵盖 Lakoff 和 Turner 划分的位素、属性、关系、知识四种映射内容。主题①贯穿中医理论始终，最典型的例示是自然五行向人体脏腑的映射，将《尚书·洪范》归纳的五材特性映射到人体脏腑，侧显位素映射和知识映射，即五行配五脏的抉择。主题②以主题①中的位素映射为基础，以五行关系对应五脏关系，把生产实践中对生克乘侮的体验性概念迁移到五脏关系中，侧显关系映射，五脏之间的生克关系被阐释为功能性濡养和抑制。主题③以“五”为基数，以五脏为中心，以概括化的五种物理性特征和功能性特征作为始源域，映射到自然界和人类社会的广大领域，侧显属性映射，最终形成内容丰富的五大脏腑系统。

根据主题①，肺与金相应得出概念隐喻“肺是金”，通过这一隐喻，把金的属性功能，金与其他五行的关系，金在自然界中扮演的角色系统地映射到肺或者肺系统的其他脏腑中，使它们也表现出金的特性。具体表现为：

表 6-6　　肺系统隐喻映射规律

主题	自然	人体
主题① 天人相应 凸显：位素映射和知识映射	自然 金 自然中广泛存在，生活中普遍使用	人体 肺 相傅之官，司呼吸，朝百脉，主治节
主题② 生克关系 凸显：关系映射	金生水 土生金 火克金 金克木 木侮金	肺主行水 培土生金 心火抑制肺金宣发 肺盛肝衰，肝火犯肺
主题③ 配伍关系 凸显：属性映射	金曰从革 西（五方）、秋（五时）、燥（五气）、收（五化）、白（五色）、太白星（五星）、九（五数）等	肺肃杀、沉降、收敛 鼻（五窍）、皮（五体）、毛（五荣）、魄（五神）、悲（五志）、哭（五声）、涕（五液）等

1）位素映射

始源域中的两个位素金和自然（万物）被系统地映射到目标域中的两个位素即肺与人体（生理病理）。

2）属性映射

《尚书·洪范》把金的属性归纳为“从革”，从，顺也；革，变革。相同的描述还见于《说文解字·金部》①，由此推理金有刚柔相济之性，引申为肃杀、沉降、收敛，通过金的属性映射很容易认识肺具有肃降的特性。除此之外，按照归类型映射规律，以肺系统成员的形象、颜色、属性或其他引申意义为始源域，映射到社会各个领域中，把具有某种相同、相似或相近性质的事物分别纳入肺系统中，各成员之间可以相互参照，实现肺系统的配伍，如表 6-6 主题③所示。

3）关系映射

生克乘侮关系将松散的五行融合为有机整体，金与其他四行的生克乘

① 《说文解字·金部》曰：“金，五色金也。黄为之长，久薶不生衣，久炼不轻，从革不韦。西方之行，生于土，从土，左右注，象金在土中形。”段注：“（韦）旧作违，今正。韦，背也，从革，见《洪范》。谓顺人之意以变更成器，虽屡改易而无伤也，五金皆然。”

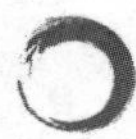

侮映射到肺与其他脏腑之间的关系中，表现为：金生水对应肺主行水；土生金对应培土生金；火克金对应心火抑制肺金宣发；金克木对应肺盛肝衰；木旺金衰，木反侮金，对应“肝火犯肺”等等。

4）知识映射

金之于自然具有普遍性，在生产中不可或缺，便捷生活方式，由此可以认识肺是“相傅之官”，主一身之气，肺气畅通则各脏腑之气旺盛，肺气不畅，则百脉不通。

2. 肺系统中的实体隐喻缺陷

实体隐喻映射能够相对合理地描述人体肺系统，凸显了三大主题，强调人与自然界接轨，用生克乘侮说明肺与其他脏腑的关系，用配伍说明肺系统成员间的相参，单以描述性而论，实体隐喻映射具有合理性，有助于中医知识的迁移与传承。若以推导性而论，实体隐喻映射则充满罅隙，现仍以肺系统为例，从实体隐喻四个方面的映射内容进行说明。

1）位素映射缺乏统一性

主要体现为主题③与主题①②关系断裂。五行配伍遵循存在巨链（Great Chain of Being）隐喻，将世界万物及其概念划分为自上而下的层级，体现为人类、动物、植物、复杂物体、自然物体几种层次，每一个层次的事物及其概念都可以作为始源域投射到其他任何一个层次。因此，五行配伍的位素未必严格遵循主题①，而是仅仅针对事物间的功能特征相似进行映射，这样的配伍方式会导致五行配伍缺乏统一性，也无法反推五行生克，这是五行学说饱受争议的根源之一。比如，《吕氏春秋》记载的五时祭脏，将肺与上、南、夏、火相配，与《内经》配法不一致；东汉王充《论衡·物势篇》说：“金胜木，鸡何不啄兔……火胜金，蛇何不食猕猴……水不胜金，猕猴何故畏鼠也……土不胜金，猴何故畏犬”，既说明了金系统的配伍混乱，又提出了一系列五行配伍反推五行相克的无效性。

2）属性映射不充分

中医取象比类在五行学说中更多地体现为归类型映射结构，即通过取象，把握事物形象到意象连续统一，按照相似性获取联系，判断五行归属，在把握五行整体特征基础之上，用整体推知部分，或用部分推知部分。比如：

> 西方生燥，燥生金，金生辛，辛生肺，肺生皮毛，皮毛生肾。其在天为燥，在地为金，在体为皮毛，在气为成，在藏为肺。其性为凉，其德为清，其用为固，其色为白，其化为敛，其虫介，其政为劲，其令雾露，其变肃杀，其眚苍落，其味为辛，其志为忧。忧伤肺，喜胜忧；热伤皮毛，寒胜热；辛伤皮毛，苦胜辛。（《素问·五运行大论篇》）

属性映射不具备全景式属性迁移，只能为认识事物提供某个方面的参照和视角。通过金的属性映射所推导的肺只能反映肺气向下、向内的肃降特点，而肺气向上、向外的宣发性特点则需要参照肺系统其他成员，诸如辛味的发散之性、皮毛的宣散收聚、鼻的呼吸开合、哭悲忧涕咳的宣泄之效。属性映射的不充分性很容易导致对归类合理性的质疑。比如肺兼具肃降、收敛和宣发特征，不难理解具有发散之性的辛归于肺系统，但是，为什么具有收敛之性的酸和降泄之性的苦不能归于肺系统呢？

3）关系映射的有效性疑惑

五行生克乘侮关系具有经验性理据，此处不赘述，但是，正是经验性理据导致五行生克本身历来饱受诟病和质疑。比如，历代对金属熔化成水解释“金生水”之说存在争议；由于生克的物理属性具有普适性，那么金属犁田也可以解释为“金克土”（实为“土生金”），投金断流也可以解释“金克水”，金属受水腐蚀推导“水克金”，如果“金克木”成立，那么“火克木”“水克木”也都成立等等。利玛窦在《乾坤体义》中甚至用祖灭孙的隐喻说明水克火是悖论等等。因此，如果将五行生克乘侮看成不变

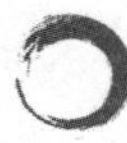

法则来推导五脏关系，则会对关系映射的有效性大打问号。

4）知识映射的合理性质疑

根据金在自然中所扮演的角色及意义推导出有关肺的生理功能，显然非常牵强。如果强行通过知识映射推理肺的病理病机，则会出现过度隐喻推理，那么中医与占卜和算命等迷信之术没有区别。比如，根据火克金可以得出结论：心火炽盛，灼伤肺金，按照这个逻辑推导，如果心气不足，削弱了对肺的抑制，肺气很有可能旺盛，但事实上，心肺病变相互影响，心气不足，血行不畅，瘀阻肺脉，导致肺失宣肃。同样的道理也适用于脾肺关系和肺肾关系。因此，知识映射只具备部分合理，大部分中医知识不是推导出来的，而是反复临床实践的结果。比如，如果承认“肺阴充足，输精于肾，使肾阴充足”这一知识是通过“金生水”推导出来的，那么“肾阴充足，上滋于肺，使肺阴充足”岂不是通过“水生金”推导出来的？

二　中医阴阳学说中的缺陷

通过前文的分析，得出结论：实体隐喻能够比较合理地描述和解释中医阴阳学说，利用位素映射和属性映射将自然万物及人体纳入阴阳范畴进行统一诠释，利用关系映射阐释自然和人体中诸多复杂关系和运动变化规律，利用知识映射揭示宇宙万物的阴阳本质和阴阳辩证思维在中医学中的建构性作用。但是，实体隐喻并非尽善尽美。以《内经》为例，对于一些矛盾冲突和本质性追问，实体隐喻缺乏合理的自圆其说。

1. 阴阳归属的矛盾冲突

《素问·阳明脉解篇》说：“四支者，诸阳之本也”；而《灵枢·阴阳系日月》又说“腰以上为天，腰以下为地，故天为阳，地为阴”。前者以内外论阴阳，后者以上下论阴阳。就“足”来言，按照前者标准属阳，而按后者标准则属阴。同样的问题也出现在表4-3肝脏的属性映射分析中，若按照方位辨阴阳，肝为下焦，位于腹部和体内，所以归为阴；若按照生理病理辨阴阳，肝主疏泄，肝风易动，所以归为阳。这种阴阳配属矛盾，挑战了实体隐喻位素映射和属性映射的统一性。

2.《内经》“尚阳”思想

《内经》把阴阳置于对立统一、相反相成的同等地位，如：“阴在内，阳之守也；阳在外，阴之使也”（《素问·阴阳应象大论篇》）、“阴平阳秘，精神乃治”（《素问·生气通天论篇》）等，但是又特别重视阳气在生命活动及病理变化中的主导作用，譬如《素问·生气通天论篇》云：“阳气者若天与日，失其所，则折寿而不彰，故天运当以日光明，是故阳因而上卫外者也”，指出阳气枯竭意味生命的结束，表达了一种“尚阳”思想，说明阴阳并非处于平等地位，质疑了实体隐喻关系映射的有效性。

3. 对阴阳变化的解释力缺失

中医阴阳学说中的一些表达阴阳变化的具体概念如阴虚、阳亢等的诱发因素是哪些？阴阳交互的内在机制是什么？这些无法从实体隐喻属性和关系映射中得到揭示。

4. 阴阳循环论思想

在谈及阴阳双方相互转化，《内经》只是简单地提及：“重阴必阳，重阳必阴”“动复则静，阳极反阴”“寒生热，热生寒”，认为事物的变化只是阴阳之间周而复始的循环，而没有一个新质事物的出现，这就不可避免地具有循环论的缺陷（王秋菊，2007），实体隐喻的知识映射无法对此作出回答。

第五节　从认知隐喻视角看中医批判

从上述实体隐喻解释力的缺失可以得出如下两点推论：

①中医理论本身有问题，所以不科学。

②实体隐喻思维有问题，无法全面解释中医理论。

第一种观点一直是中国医学界、哲学界、科学界、文化界争论不休的

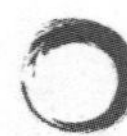

焦点。事实上，自阴阳五行学说与中医学结合以来，批判之声便不绝于耳，近代以来，随着西学东渐之风的盛行，对中医的掣肘之声更是甚嚣尘上，更出现了一些积极反对中医的文化名人。纵观近代以来对中医的批判性标签包括：章太炎的“五脏附五行无定说”，余云岫、周作人的“玄学观”，鲁迅所谓“有意或无意的骗子”，严复的“风水、星相算命一类的方术”，陈独秀的“附会五行阴阳”，梁漱溟所言的“没有客观凭准”，梁启超描述的“阴阳五行的瞎猜”，郭沫若的“玄理附会”，方舟子的“感应巫术”，李敖的“巫医”说等，不难看出，这些批判的矛头直指中医阴阳五行学说，直接攻击的目标是中医与阴阳五行等学说相结合的认知机制——取象比类，即“取象比类是玄、是骗、是方术、是附会、是巫……”。中医批判的论证模式是：以“科学”为参照系，基于中医阴阳五行学说中的不合理因素和取象比类思维中的不合理推理，否定中医阴阳五行等学说，进而全面否定中医的理论基础。其立论依据大多与隐喻映射中的推导性缺陷有关，摆出的基本逻辑是：因为有缺陷，所以不科学。中医批判直接导致了中医存与废的论战，历时已逾百年，近十年来，国内有许多学者（比如李致重，2006；黄顺基，2007；烟建华等，2007；连冬花，2007；王建，2007；陈徽，2009；陈斌，2013 等）主要从科学与伪科学的界定、中医和西医的区别与互补、中医的疗效等方面证明了中医的价值与合理性，有力地回击了中医是“伪科学”的论调。

从认知语言学角度分析，在人类认知事物的原初状态下，实体性的事物、事件、个体较为直观，属于高度具体的主观性经验，形象清晰，物理性特征明显，很容易被人识解，诱发联想，寻求类比，这种基于直接体验的相似性所触发的取象比类促成了实体本位在隐喻思维中的重要地位。中医隐喻中的实体本位思维也不例外。中医实体隐喻体现了先民敏锐观察世界的独特眼光和智慧，善于观察生存世界中的宇宙万象，归纳生产实践中的万千事物，体会社会生活中的世间百态，通过观察与发现、总结与归纳，最终形成对已知世界的知识，这些知识往往围绕某一实体性概念展开，形成丰富多彩的认知域，比如战争、容器、朝廷、自然、都市等，不仅大大地丰富了取象比类隐喻性思维的内容，而且在中医理论体系的建构中发挥着非常重要的作用，成为引导人类挺进居有复杂命理规律堂奥的重要环节。但是，中医的基本特点是整体观念和辨证论治，追求局部与整体在结构上的密切关联，强调各机体机能活动之间的协调制约和相互影响，中医的藏象不仅包括脏腑与其表现于外的生理病理征象，而且涉及内在脏腑之间的互动关系和脏腑与自然界的通应之象。因此，要把握中医理论及医理的实质，仅仅通过实体本位思维是远远不够的。事实上，人们对中医的误读正是基于实体本位思维，导致中医识解过程中的实体隐喻错置，由此引发中医批判，这与中医的本真面貌是相左的，更是对中医很不公正的对待。现以近十年来影响力最大的三位中医批判者的言论进行分析。

> 何祚庥认为[①]：“什么虚啊、实啊、气啊、补啊、阴阳五行啊等等，这些概念都是不准确的，不知所云。什么叫做虚火上升，什么叫做寒症，这些语言是不科学的。而且，阴阳五行、金木水火土这套理论也是不科学的……中医的阴阳五行，简直不知所云，越听越糊涂。应该说中医里的阴阳五行是典型的伪科学。但是西医的很多问题却搞得清清楚楚。拍 X 线，做 CT，哪里有问题都看得很清楚，不需要说什么阴阳怎么样，做个手术就解决了。……中医的指导思想是保守的，缺乏科学的精神。中医学理论的主流是不科学的，存在基本判断的错误。”

此段表明，何祚庥院士以实体本位看中医，因为无法找到阴阳五行对应的实体而批判中医的合理性。他根本没有弄明白虚实气补的动态性和过程性实质，即强调调节人体的（阴阳）平衡、（气血）充盈流畅、（脏腑经络）功能协调，这有异于西医仪器针对具体实体而展开的“拍 X 线、做 CT 检

---

① 路琰：《何祚庥为何批中医》，《环球人物》2006 年第 17 期。

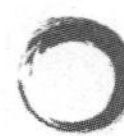

查”。人不是一个简单的实体，而是充盈着复杂动态过程的生命体，比如涉及情感心理等主观方面的问题，至少在目前还不能用仪器来检查，因此，不应该用实体标准来检验中医的合理性，至少不应该成为唯一的标准。此外，何院士将“寒证”的“证”误为“症”[①]，不但说明了其中医知识的匮乏，更印证其实体本位思维的特点。因为“症”即症状，是病人感到的自身异常变化及医生通过四诊获得的异常征象，主要包括症状（如头痛、咳嗽、胸闷）和体征（如面色白、舌质红、脉弦滑），体现为基于实体的疾病特征；而“证”是中医最重要的基本概念，指疾病发展过程中某一个阶段的病理属性的概括，具有明显的过程性特征。比如人体与其生存的环境、气候、昼夜变化等的动态关系绝对是不能从单一的实体检查可以说明的。

方舟子的观点：2007 年 4 月 5 日方博士在千龙网与北京中医药大学教授王琦的在线聊天中，公开否认经络的存在。

这是一个典型的从实体本位角度认识问题而得出的片面结论。按照实体本位思维逻辑，“不能够被现代科学仪器所检测到”就意味着“没有实体存在”，由此推理：“不能被现代科学证实和解释”，因此属于“伪科学”范畴。中医认为经络是人体气血循行的通道，按不同经络及相应的穴位治病能够取得疗效，虽然现在还未找到经络的物质实体，但从经络现象和临床疗效这些客观事实的存在来看，中医的经络理论具有合理性，早在 20 世纪七八十年代中医的经络理论就已得到世界卫生组织（WHO）的认可。本书认为，方舟子所强调的“证实”，不仅包括具体的物质，也应该包括客观存在的现象。忽视经络产生的动态过程和经络发挥作用的客观事实是方舟子观点错误的根源所在。

张功耀（2006）的观点：“至于开鬼门，洁净府，精以时服，五

① 该文最后有个备注：此文经过何院士审阅后发表。

> 阳已布，疏涤五脏之类的医疗措施，则没有任何明确的操作含义。它是不是巫术，我们姑且不去妄加断言，但至少它为江湖医生施行巫术留下了一个广泛的空间”，“中医的绝大部分概念和陈述没有经验基础。诸如太阳、太阴、阳明、厥阴、少阳、少阴之类的概念在经验世界是不存在的。……药性的‘五味’（辛、甘、苦、咸、酸）和‘四气’（寒、热、温、凉）表面上看很有些经验的味道，其实它们不能在经验世界中得到任何解析。类似的还有‘五脏’（心、肝、脾、肺、肾）和‘六腑’（胆、胃、小肠、大肠、膀胱、三焦），都是不能被赋予任何经验意义的概念”。

“开鬼门，洁净府”是《内经》中治疗水肿的措施，“开鬼门”就是指“发汗”，“洁净府”指“利小便”，通过发汗和利小便，使体内气血津液运行正常，水肿症状也将消除了，此类中医治病的方法采用隐喻表达法跃然纸上，显得形象生动，而张功耀的批判是建立在对“开鬼门，洁净府”的实体性解读，因找不到“鬼门”和“净府”的实体才会有“没有操作含义”的结论，同样，从实体隐喻角度看待中医的“三阴三阳”“五味四气”“五脏六腑”，很容易忽视各个元素之间错综复杂的关系、功能、过程，其结论便是基于实体而言的所谓“没有经验基础”。

综上所述，中医理论批判的本质是实体本位思维，导致中医识解过程中的实体隐喻错置，即错误地将实体错置为中医思维的核心，换言之，基于实体本位的隐喻思维对阴阳五行理论诸多方面解释力的缺失是导致中医陷入窘境的根源。因此，本书认为第二种观点成立，即实体隐喻理论以及支撑实体隐喻的思维方式并不能够完全解释中医，有待于提出新的隐喻理论弥补实体隐喻的缺失，并全面充分地解释中医的理论基础，从而证明第一点矫枉过正，太绝对化了。本书认为，造成实体隐喻错置的原因主要有以下两方面：

①来自中医批判者们的原因。

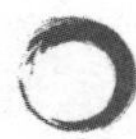

②来自中医研究者们的原因。

一方面，中医批判者们大多以中医学医案中的脏腑实体为出发点审视中医，除了以上三位中医批判者，再比如章太炎的《论五脏附五行无定说》、陈独秀的“附会五行生克寒热阴阳之说”、梁启超的“阴阳五行的瞎猜”等，这种思维方式只能把握中医学“冰山之一角”，却无从洞悉中医全貌和实质。造成中医批判者采用实体隐喻看待中医的主要原因是受到西学东渐思维的影响。近代以来，特别是20世纪初期，西学东渐思维泛滥为“全盘西化”和“西体西用”的理性进路，以西方的思维方式、概念、范畴及组合的、可分的整体性思想对以元气论为基本原则、崇尚整体不可分割性的中医学进行全盘西化式的推定，从而抛弃了中国传统的思维方式，脱离了深厚的中国文化土壤，更有甚者，试图应用西医的思维方式对中医学理论进行全面异化。且看中西医在认知方法、理论构建、思维方式三个方面的差异和西医诊疗方式①：

表6－7　　中西医认知方式对比

	中医	西医
认知方法	经验直觉 模糊的整体 中医取象比类	实证推理 清晰的局部 实体解剖
理论构建	采用宏观形象 以辨证论治为核心	采用微观观察 以辨病论治为基础
思维方式	中医主要应用辩证思维（比如阴阳辩证矛盾） 中医是治疗病的人，重视人的整体变化	西医主要应用逻辑思维 西医是治疗人的病，关注病的病理特征

患者：男性，60岁；

主诉：双侧腰背部胀痛10＋年，加重1周；

① 相关资料和图片由“第四届世界尿石大会”组委会提供。

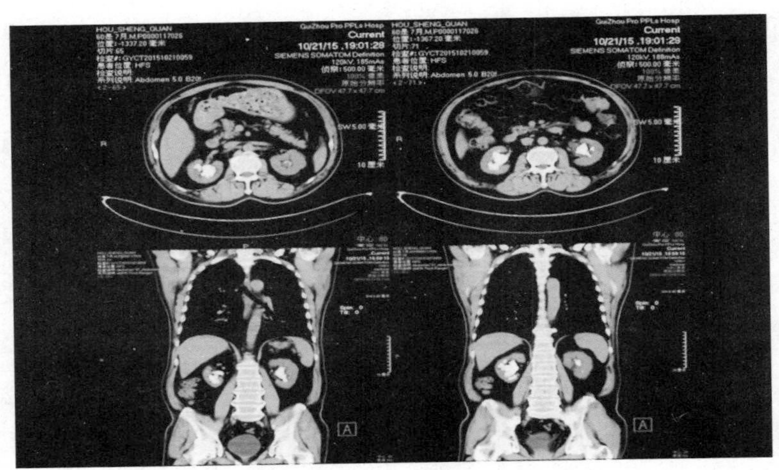

图 6-8 肾结石 CT 多维扫描图

既往：10+天前行“左侧输尿管镜检+左侧经皮肾镜碎石取石术+双J管置入术”；

查体：专科查体无特殊；

辅助检查：

泌尿系平扫 CT：右肾多发结石（大小约 31mm×19mm）；左侧肾、输尿管多发结石并左肾积水（输尿管最大者直径约 6mm）；

腹平片：左侧经皮肾碎石取石术后改变，右肾结石；

泌尿系 B 超：双肾多发结石（右侧大的约 1.5cm，左侧大的约 1.3cm）。

诊断：1. 左肾结石；2. 左侧输尿管结石并左肾积水；3. 右肾多发结石并右肾积水；4. 泌尿道感染

治疗：经皮肾镜取石

如表 6-7 和图 6-8 所示，中医和西医认知、理论、思维、诊疗方面具有巨大的差异。西医遵循古希腊哲学中“原子论”的思维传统，对任何事物的分析讲究从物质实体上去探究，以寻找事物的最基本的单位，这直

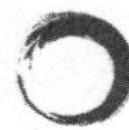

接影响和推动了西医的研究范式，即广泛采用严谨的科学实验方法，从分子、细胞、基因等微观层面搞清人体的生理病理以及疾病的发生、发展、转归的各个环节。正如周唯（1995）所言，西医学的基本概念“细胞”是在观察、积累了大量有机体的显微结构材料的基础上形成的实体概念。而中医学基本概念则不然。中医遵循“元气论”的思维传统，认为事物的本原“气”是物质、能量、信息三者的统一体，它不是一种物质实体，而是一种关系实在。再比如，中医阴阳是对事物某种属性进行抽象形成的概念，在实际运用中不是指固定的、唯一的具体事物。用西医思维模式对中医进行解读，很容易陷入一种很不协调的错位状态，比如把中医的“气”和“经络”的本质归结为解剖形态，企图找到“气”和“经络”所对应的物质实体和结构，很显然无法取得实质性的进展。按照中医思维方式，“物质”不一定都是“物质实体”，而更可能是“关系实体”，因此，“气”和“经络”更可能是人体众多物质结构比如神经、血管、肌肉、体液等发挥作用所形成的关系组合或关系实在，而非可以目测的实体，所以中医认知疾病的方式取决于经验直觉，以黑箱法和试错法为主要的方法，诊治过程大多建立在感性的经验基础之上，注重“人”这一开放而复杂系统的基本信息和普遍关联，通过各种手段恢复人体与外界以及人体自身的动态平衡，一旦平衡重新建立，各种病症就会自然消失。而西医注重清晰的局部和实体解剖，采用微观的观察法寻找疾病的致病因子或病理因素，一旦确定了致病因素，就会作出临床诊断，并针对病变部位展开施治。这种诊疗方式属于实体本位主导的思维方式，或者说，至少是将实体本位置于医学思维的首要地位，比如在“第四届世界尿石大会”的现场视频手术环节就直接采用了经皮肾镜取石术治疗图 6 – 8 中的肾结石症状，经皮肾镜取石术又称为“打孔取石”，通过在腰部建立一条从皮肤到肾脏的通道，把肾镜插入肾脏，利用激光、超声等碎石工具，把结石击碎取出，病人术后 2—3 天便可以出院。但是，单纯的经皮肾镜取石术也会带来副作用，比如激光温度过高导致的肾功能衰退等。采用西医的实体本位思维方式来认知和考察中医，显然是不合适的。同时，过度放大中医取象比类的罅隙，消解了其合理因素，反而给中医蒙上了一层神秘的面纱，才会出现严复所言的“中医缺乏实际观察和逻辑推理”这样的妄断。另外，近代以来的中医批判者大多为文化名人和学术泰斗，长期把控学术话语权，其言论具有很强的社会影响力和舆论煽动性，其追随者和社会公众大多撼于权威，人云亦云，更有甚者，盲目附会，煽风点火，缺乏对中医理论的深入研究和对中医经典著作的精深品读。当然，造成非中医人士产生实体本位错置的原因还在于中医文本本身，本书将在后续章节中从中医话语特征角度分析中医批判的根源。

另一方面，中医理论研究自身之不足。高峻玉、郭照江（1997）总结了中医的三大缺点，其中一条“重实用，轻理论”，理论超级稳定、高度泛化、能自圆其说却无法突破，说明中医重视实际操作而忽视了对其中奥妙的理论探索。邢玉瑞（2015）认为中医的名词术语繁多但是定义相对较少。比如《内经》对“藏象”“阳气”“病机”等重要概念缺乏严格的定义。中医的概念还具有多相性特征，比如对“神”的解释有：“神者，正气也”（《灵枢·小针解》）、“故神者，水谷之精气也”（《灵枢·平人绝谷》），这些“神”属于实体范畴；“请言神，神乎神，耳不闻，目明心开而志先，慧然独悟，口弗能言，俱视独见，适若昏，昭然独明，若风吹云，故曰神”（《素问·八正神明论篇》）、“阴阳不测谓之神”（《素问·天元纪大论篇》）、“两精相搏谓之神”（《灵枢·本神》）等，这些对“神”的描述属于动态的过程性解读；“人之血气精神者，所以奉生而周于性命者也”（《灵枢·本脏》），此处的“神”又指人的一切生命活动等等。诸如此类的多相式概念导致中医研究很难精确地把握基本概念，从而出现概念混淆。金光亮（2017）通过分析反佐与佐制药等概念的混淆，得出结论：同一（中医学）概念常因时代不同、医家认识不同而有差异，这种对同一概念认识上的差异，是中医学存在理论混乱现象的基本原因，严重制约着中医理论的发展。许志泉（1994）通过统计《中医大词典》的《方

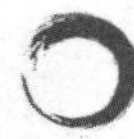

剂》和《中医基础》分册的术语得出结论：一词多义比率分别达15.8%和14.1%，这样的局面恰恰说明了中医理论研究对概念的规范性相对较弱。还能证明此观点是中医界对取象比类机制的研究只是以一个简单的“应象”概括，并没有对“应象”作具体的说明（马子密、贾春华，2012）。有鉴于此，本书认为，中医理论研究存在缺憾，不能全景式地反映中医理论的本真面貌，无法揭示中医施治背后的思维规律，导致实体本位思维在中医思维中出现垄断，诱发批判，而无从辩驳。因此，有必要深度挖掘中医理论，深度反思中医取象比类，寻找产生罅隙的根源，提出弥补策略，从而重现中医思维的本真状态，为中医摆脱“伪科学”指控提供语言学支持。

第六节 反思中医阴阳五行学说的隐喻性特征

一 实体本位的局限与过程本位的补充

按照本书对“实体隐喻”和“本位”的界定，实体本位隐喻思维是以entities and substances（实际存在物和物质）为中心的隐喻思维方式，用此方式去思考中医，必然将中医所涉及的人体、生理、病理、健康等概念视为以实体为中心的物质性的存在，就隐喻思维本身而言，这可以成为解读中医的一种方式，但是不能成为唯一方式。如果过分倚重实体隐喻思维解读中医，不但不能全景式地认识和解读中医，反而会产生对中医的误读和误解，和基于这些误解误读的中医批判。

本章对肺系统的隐喻映射分析是针对实体隐喻而言的。实体隐喻的本质是实体间的比较（中国传统修辞学中的“本体”和“喻体”，Richards的“tenor”和“vehicle”指的是外在实体，Lakoff等的“target domain”和“source domain”指的是内在实体）。就中医五行学说而言，按照实体隐喻思维，中医学以自然物质实体及其相互关系为直接依据，通过实体隐喻映射搭建人体脏腑系统和自然五行之间的心理通道，从而构建系统化的中医五行学说，这种认知方式具有一定的合理性和解释力，但是并不完美，主要体现在以下三个方面。

1. 实体间的特征和功能相似具有普遍性，在五行配伍过程中，隐喻映射仅仅受主体认知可及的相似性理据激发，将五行系统成员不断扩大，这一机制并没有受到主题①②的约束，从而将属性映射建立起来的知识凌驾于其他映射之上，于是出现了《吕氏春秋》与《内经》五行配伍的相左。同样，五行配伍接受不了严格的生克关系推理，如果强行推理，很自然会出现“金胜木，鸡何不啄兔?”般的疑惑。

2. 实体隐喻的属性映射依附于实体本身，实体在实现配伍后，其语义因其配伍成员的增多而泛化，其属性也随所涉及的场景不同而多变，这就会造成属性映射的非全景式和不充分性，同时，实体隐喻的关系映射也依附于实体，生克关系的主客体因此是封闭的，实体物理属性和运用范围的泛化很容易导致对实体之间的生克关系做机械化理解和运用，才会产生金克水与水克金共存的局面。

3. 实体隐喻的知识映射是将世界万物与人体脏腑作五元化归纳，并通过五行生克乘侮解释人体和疾病。但事实上，面对诸如心肺同病这样复杂的病理病机，实体隐喻的机械性和局限性暴露无遗，只能诉诸过度隐喻推理，按照这种推理模式，心肺同病必然会酿成五行颠倒的说法。

综上所述，隐喻映射推导性罅隙的根源之一是实体隐喻思维。由仿象臆测、忖度联想催生的非直观认知，是时代的无奈与抉择，导致诸如“功能是特征”这样的概念隐喻统治了中国科学思维上千年，其中，由实体的特征诱发联想，寻求类比，已然成为近代文化名人们对中医的共识，以这样的认识看待中医，属于实体本位思维下的中医理论认知，当然千疮百孔，同样，实体隐喻思维下的中医取象比类与“巫术”和“伪科学”挂钩，也不足为奇，本书称之为实体本位错置，即实体本位在隐喻映射中具有不可撼动的垄断地位，这一思维如果不改变，将很难呈现中医的本真面

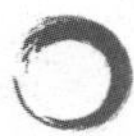

目，更重要的是，罅隙将很难弥合，甚至被放大。因此，有必要提出与实体隐喻具有互补关系的隐喻理论来重新审视中医语言及中医理论。

受过程哲学的启示，借用过程哲学观对传统实体观的颠覆，以动态过程作为思维基体的过程隐喻便出场了。世界由空间和时间塑造。空间显示为“体”，即形体、形质等一切有边界的实在，时间显示为“象”，即事物在各种内外关系存在的自然状态下运动变化的呈现（王永炎、张启明，2011），中医之“象”在本质上与动态变化的时间（逐日，四季）等相关，这在《素问·阴阳应象大论篇》中有详细描述：“阴阳者，天地之道也，万物之纲纪，变化之父母，生杀之本始，神明之府也，治病必求于本。”本书认为，此句还有另外一种解读：单一的实体便无所谓阴阳之称，唯有与其他实体产生某种关联和互动，阴阳才能成立，才会产生以此为基础的属性、功能和作用。这说明了过程本位才是中医阴阳学说的核心。五行之间的生克关系可以解释事物之间的相互联系，乘侮关系可以解释事物之间平衡被打破后的相互影响，只有保持相生相克的动态平衡，才能使事物正常发生与发展。与之相同，中医把人看作处于运动变化的有机整体，而不是机械可分的实体（连冬花，2007），这很容易推导出具有动态性特征的过程本位思维才是中医五行学说的核心。就五行本义而言，也可以验证这一说法，五行之“行”参照《易经·乾卦》中的“天行健，君子以自强不息”，代表运动，即“动能”。中医五行学说中的过程本位思维衍生出过程隐喻，用代表生克乘侮关系的过程本位取代五行本位作为位素，以生克过程的特征性描述作为属性，以生克系统的内部衔接作为关系，用过程的动态平衡作为知识演绎人体病因病机、失用转归等，本书将在第七章中详述。

二　隐喻推理与临床实践的剥离与弥合

中医取象比类的本质是一种隐喻性思维方式和认知机制，取象是积累隐喻迁移内容的阶段，比类是隐喻推理的阶段，其解释力可以从描述和推导两个维度进行说明。在中医学术史上，似乎历代医家运用取象比类于比喻说理、论证阐发的，要远较借之以推导演绎、寻求新知的为多（张宗明，2004），原因很简单，单以描述而论，中医取象比类是一种完美的手段，《内经》便是一部庞大的隐喻体系，因其“无譬，则不能言”的诗学情怀而被誉为华美的道医之书，同时，取象比类还携带着丰富的隐喻推理，始源域和目标域的相似、相应和相关便是产生推理的基础。在科学发展的前沿阵地，由于探索性强，认知水平的局限，资料收集的匮乏，取象比类的推导性作用非常重要。取象比类作为探索人类未知世界的一种思维方式，对启迪人类灵感、获取新知有巨大的促进作用。相关例子不胜枚举。例如 1963 年盖尔曼和茨威格分别独立地引入夸克作为组成基本粒子的单元，他们认为夸克具有内在的类似于“原子电流”的基本结构。这一结论其实是通过比类的方式得到的一个预测，但是，就是这个预测开辟了一条建立夸克基本理论的新途径。虽然到目前为止，人类还不知道相应于夸克的“基本结构”是什么，但这种预测对于以后物理学的研究有重大作用。再比如，现代医学非常倚重的动物实验，究其最基本的方法论而言，也是运用取象比类把在动物身上所得到的结果类推于人体，然后做出预测，接受临床实践的检验。

但是中医取象比类的推导性作用始终面临着褒贬不一的评价。基于实体本位思维的取象比类很容易导致“实体功能是实体特征”概念隐喻的滋长，从而助长了推导功能的滥用，许多不合理的推理模式由此形成。纵观对中医的理论批判，矛头直指取象比类，认为取象比类思维是不合理的。批判的焦点不是对那些合理的中医知识和施治方式的批判，更不是对中医疗效的否定，而是对取象比类的方法论局限和滥用的批判。尽管如此，以中医阴阳五行理论为代表的中医理论的建构与发展离不开取象比类的推导性作用，但是推导与推理必须负载丰富的临床经验，才会成为临证治病的准绳。傅洪潮（1984）指出，中医学的发展只能依赖于在实践中不断检验

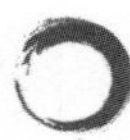

“类推”的结论，使之有可能成为进一步“类推”的新前提。此言论强调取象比类的推导性结论与中医临床必须要实现对接，二者完美的结合才能实现一个合理的中医发展过程。若要剥离实践性谈推导性，或基于合理的隐喻映射进行过度推理，则有悖于中医的初衷，致使对有关人体、疾病的知识描述与现实情况渐行渐远，不但不能有效地构建和发展中医理论，反而会将其推向无底深渊。最典型的例子是五行配五脏。《灵枢·热病》中的五行分指五脏是五行系统观在中医学中最基本的含义。中医确定的五脏与五行的配合方式，可以通过取象比类进行描述、推导和阐释，这一点取象比类可谓“居功至伟”，但是有学者语重心长地指出，《内经》确定的五脏与五行的配合方式是实践的选择，曾有血的教训（孟庆云，1991）。结合取象比类与临床实践的关系，还原五行学说与中医学结缘的原初状态，这个血的教训定是过度隐喻推理造成的。中医的现代化发展，特别是中医理论的拓展离不开隐喻思维的推导性作用，这种触类旁通的思维品格必须张扬，但是，同样的思维特征在算命、相面等迷信活动中也有体现，为了与之划清界限，中医隐喻思维必须以实践为中心，并在自然物象与人体体象之间建立经验性对应关系，通过长时间的临床医疗实践，反复验证这种对应关系，最终形成知识，惠在当下，传于后世，并不断补充发展。这样的中医（阴阳五行）理论才能体现出旺盛的活力与生机。

第七节　小结

阴阳五行学说反映了中华民族传统思维的精髓，中医与阴阳五行结合的内在机制通过取象比类进行描述和推导，并经过上千年中医临床实践检验，证明了其存在的合理性、有效性和科学性。从实体隐喻视角审视中医阴阳五行学说无疑将阴阳和五行概念本身置于了本体论地位，并呈现出阴阳五行所设置的中医思维坐标，这一坐标经由隐喻映射幻化演绎而形成了有关人体结构、命理规律、诊断治疗的中医理论知识。从这个意义上说，实体隐喻立足“天人相应”，寓抽象医理于具体物象，使艰深晦涩的中医概念跃然纸上，展现了先民在对待人体、疾病、健康等抽象概念中的智慧，印证了中医语言和理论的隐喻性特征，有利于中医知识的传承与发展。但是中医阴阳五行学说存在缺陷，本书认为临床实践与隐喻推理的剥离、实体本位与过程本位的剥离而导致的隐喻映射推导性罅隙是中医遭受批判的根源。尽管中医阴阳五行学说并不能将人体所有的生理病理囊括其中，但它基本上涵盖和构建了人体内部要素及其相互关系，我们应该对其充满信心，用辩证的态度看待它，从不同角度对其扬弃和改造，用更加高明的隐喻性思维去审视和发展它，使之能够更好地服务于人类，而不是一味地批判与否定。

第七章　中医隐喻思维与阴阳五行话语：过程本位视角

第一节　引言

通过深刻反思中医阴阳五行学说的隐喻性特征，得出结论：基于实体本位的隐喻思维无法全面真实地呈现中医全景画面，因此，以此为基础而展开的中医批判不具备合理性。中医隐喻思维不是单一的实体间的比较，而具有多元性特征。就中医五行学说而言，在五行配伍方面，借助实体隐喻（存在巨链隐喻）思维，以概括化的五种物理性和功能性特征为始源域，包容通联时空万物，构建庞大的五 X 系统。但在五行生克方面，实体隐喻不具备充足的解释力，因此必须倚重过程隐喻思维，以基于生克过程和过程推理的对应关系为隐喻思维的基点，才能有效诠释五行变化动象和脏腑间复杂的抑养关系。本章将界定过程隐喻，并结合《内经》语料，分析过程隐喻在中医阴阳五行话语体系中的特征和分布状况，详述中医五行学说中的过程隐喻，并讨论过程隐喻的理据和理论优势。

第二节　什么是过程隐喻

一　意象图式

意象图式可以作为隐喻映射的始源域（Evans & Green，2006：300），因此对过程隐喻的研究离不开对意象图式的分析。“意象”常作心理学术语，泛指心理表征；“图式”起初是一个哲学概念，指一种固定的模板，后广泛运用于心理学和语言学中。Lakoff 和 Johnson（1980）第一次将这两个概念结合成“意象图式”（image schema），并将其运用到隐喻研究中。Johnson（1987：xiv）将意象图式界定为：我们感知互动和运动程序中一种反复出现的、动态性的式样，可以为我们的经验提供连贯性和结构性。Lakoff 和 Johnson 后来又把“意象图式”界定为宽泛的心理意象的宽泛神经认知意义，而不是单纯指视觉意象，也不是纯粹的抽象知识结构，并宣称创此术语主要是为了强调人们概念化和推理的各种结构的身体、感知运动本质（刘丽华、李明君，2008），可见意象图式具有来自体验经验的、先于概念和语言的前概念性本质。典型的意象图式由复杂的、可以独立分析的层面组成，以一个连贯的整体出现。由于抽象性，意象图式能够在不同场景下自由转换，为相关事体和场景提供合适的阐述方案，这有助于理解更加复杂的概念，建构更加复杂的知识。Langacker（1987：419－440）提出“射体—路径—界标”意象图式，由射体（trajector）、界标（landmark）和路径（path）三部分组成，体现了射体与界标之间的不对称关系，射体是这一不对称关系中的主体，界标为参照物，为射体的方位提供参照，路径是射体的运动轨迹。根据 Langacker 的“射体—路径—界标”意象图式将相生和相克意象图式绘制如下（tr = trajector，lm = landmark）：

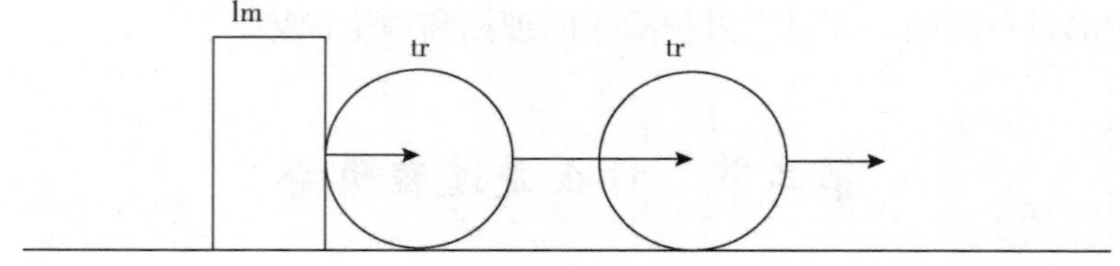

图 7－1　相生意象图式

宇宙中物质最显著的相互关系是“动能”。以五行为例。五行之“行”

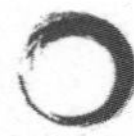

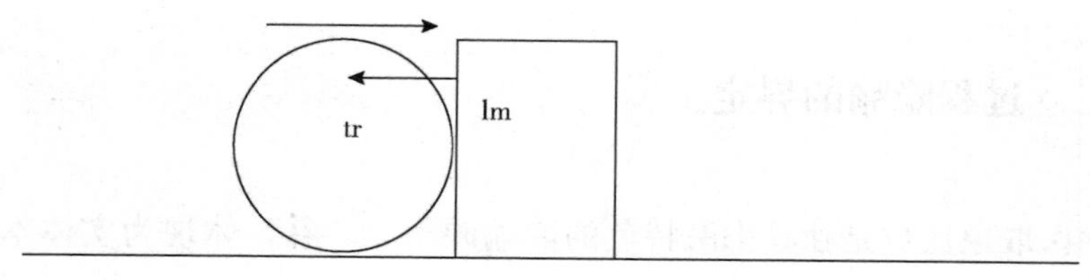

图 7-2 相克意象图式

代表运动，即“动能”，在五行中，这个“动能”以金木水火土为主体，通过它们之间的生克过程来实现。“生”是会意字，甲骨文字形，上面是初生的草木，下面是地面或土壤，《说文解字》释义为：“生，进也。象草木生出土上。”相生，含有力的滋生、促进、助长之义，即某一因素越强盛，越有利于另一因素的成长，如图 7-1 所示，lm 的促进作用力帮助 tr 向前提速和发展，比如木促进火势蔓延。“克”是象形字，本义为胜任，《尚书·洪范》曰“二曰刚克，三曰柔克”，说明“克”还含有力的制约、克制、抑制之义。相克意象图式类似于 Evans 和 Green（2006：301）列举的 Counterforce 意象图式：unable to proceed because some opposing force is resisting our attempt to move forward（无法前行，因为某种相反的力量阻碍前行的企图），如图 7-2 所示，lm 的作用力制止了 tr 的运动和发展，比如水灭火过程中运用水（lm）的冷却、窒息、稀释、溶解作用克制火（tr）势蔓延。Talmy（1988）提出“力量—动态意象图式”，认为力对物体产生影响（如移动、克服阻力、越过障碍等）所形成的意象图式在认知和语言的形成过程中起着核心的普遍的作用，相生和相克便属于这种意象图式。Evans 和 Green（2006：190）将意象图式归纳为八个主要类别，即空间、容器、运动、平衡、力、同一/多样性、一致性、存在，其中，运动（Locomotion）图式（包括动力、起点—路径—目标等）和力（Force）图式（包括强迫、妨碍、反作用力、力的转换、解除限制、力的给予、吸引和排斥等）也可以基本涵盖相生相克意象图式。

二　过程隐喻的界定

中医取象比类是独具中医特色的隐喻映射，“象”体现为实体本位与过程本位的共现，不仅有实体间的相互参照，还有动态过程之间的映射。前者体现为实体隐喻，后者体现为过程隐喻。通过反思中医五行学说中实体本位的缺失和过程本位的补充，受惠于怀特海过程哲学思想的启发，本章提出过程隐喻，并将其界定为：

> 以过程本位为思维原点，以反映动态过程的意象图式为始源域，映射到宇宙某一特定领域的动态关系之中，赋予该动态关系某种过程逻辑的隐喻思维形态。

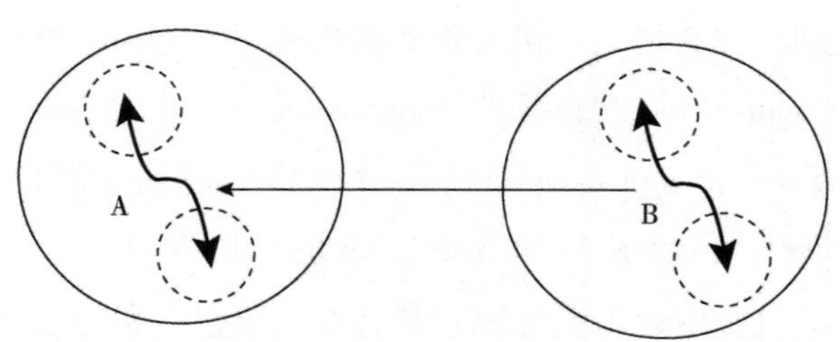

图 7－3　过程隐喻映射

图 7－3 与图 6－1 相似，同样表达了“过程 A is 过程 B”的隐喻映射图式，只不过二者表达了不同的过程类型（用双向箭头表示）。如图 7－3 所示，过程隐喻基于过程本位思维，将过程本身视为思维的基本元素，将始源域过程 B 映射到目标域过程 A 中，在不造成认知冲突的前提下，将过程 B 中的“过程逻辑”“过程语义”赋予过程 A 中。过程隐喻的最大特征是：具有本体论意义的认知对象是过程，而不是实体元素。图 7－3 中用虚线标明，实体元素被消显，而是转化为语义角色存在于意象图式之中。比如按照过程隐喻

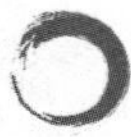

来界定生克关系，生克的参与者被消显，生克过程被凸显为思维原点，以生克意象图式为始源域，映射到宇宙特定领域的动态关系中，将生克过程赋予到该动态关系之中的隐喻思维形态便是生克过程隐喻。过程隐喻存在于思维之中，可以通过语言表达和非言语行为两种形式体现，且看语言表达中的过程隐喻。

> 东方生风，风生木，木生酸，酸生肝，肝生筋，筋生心，肝主目。(《素问·阴阳应象大论篇》)

此句将“相生”意象图式映射到特定场景之中，从而将 lm 对 tr 的“滋生、助长”过程含义赋予到不同场景。“东方生风，风生木”反映了自然环境下事物 C 对事物 D 的触发行为（CD 仅仅代表过程中的语义角色，后同）；“木生酸，酸生肝”反映了药学领域物质 C 对物质 D 的化学性促发；“肝生筋，筋生心”体现了人体脏腑领域脏腑 C 对脏腑 D 的功能性濡养。

> 所谓得四时之胜者，春胜长夏，长夏胜冬，冬胜夏，夏胜秋，秋胜春。(《素问·金匮真言论篇》)

《内经》文本中并没有使用“克”字，而是采用“胜”来表达“克”的含义，即相克意象图式中 lm 对 tr 的制约、抑制过程。此句反映了相克意象图式映射到“四时”领域中，赋予了四时自然气候的制胜规律，即气候 C 对气候 D 的抑制过程，具体体现为：春（风）胜长夏（湿），长夏（湿）胜冬（寒），冬（寒）胜夏（热），夏（热）胜秋（燥），秋（燥）胜春（风）。

第三节　《内经》中的过程隐喻表达研究

一　研究方法

本书对过程隐喻的研究从《内经》文本和施治方略两个方面展开。对

《内经》的过程隐喻研究范式借鉴蓝纯、高秀平（2016）对《心经》和《金刚经》的概念隐喻研究范式，即关注既定的过程主题，通过识别《内经》文本中的相关隐喻表达，分析这些过程主题作为目标域在《内经》文本中不同领域的分布状况和语言表达特征。第一步通过文本细读，通读《内经》全文，基于本书对过程隐喻的界定，择取《内经》文本中具有表达动态过程含义的语词，比如“生”“胜”“乘”“侮”等，确定过程主题。第二步将这些语词设置为“检索术语”（search term），通过 AntConc 软件的词频检索功能搜索出《内经》文本中的相关例句，并通过 fileview 功能将例句转换到《内经》文本。第三步在 AntConc 软件的 fileview 界面进行二次筛选，基于始源域与目标域之间的对应或冲突关系识别过程隐喻表达。结合 Hui Zhang 和 Weichao Di（2016）的研究方法，将过程隐喻的识别机制区分为三个部分：①识别过程语词的情景意义；②确认过程语词的基本意义；③确认情景意义和过程意义之间潜在的对应或对比。比如“生”的本义是“出生”，出现在不同的语境之中可以表达“滋生”“促进”之义。第四步分析各个主题过程隐喻表达的语言特征、其背后的概念隐喻，并定量统计这些表达的分布状况。第五步将本书收集的过程隐喻语料作为 AntConc 软件中的 Corpus Files，搜索五行（关键词为：金、木、水、火、土）和五脏（关键词为：肺、肝、肾、心、脾）在过程隐喻语料中的数量，并通过二次筛选确定五行和五脏在过程隐喻表达中出现的词频，并与其在《内经》中出现的词频数进行比较分析。

二　分布状况

通过文本细读《内经》全文，本书择选出表达动态过程的主要语词九个：生、胜、乘、侮、传、移、来、去、至，结合语料和这些动词表达的动态特征将它们归为［生］［克］［移］三大主题。通过 AntConc 软件的词频检索和 fileview 界面的二次筛选，将不同动态过程语词引导的过程隐喻表

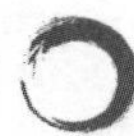

达分布情况归纳如下（见表 7－1）。

表 7－1　　　　　　**《内经》三大主题过程隐喻分布**

<table>
<tr><th colspan="2">主题</th><th>过程动词</th><th>数量（句）</th><th>合计（句）</th><th>百分比（%）</th></tr>
<tr><td colspan="2">生</td><td>生</td><td>156</td><td>156</td><td>22. 5</td></tr>
<tr><td colspan="2" rowspan="3">克</td><td>胜</td><td>221</td><td rowspan="3">227</td><td rowspan="3">32. 8</td></tr>
<tr><td>乘</td><td>4</td></tr>
<tr><td>侮</td><td>2</td></tr>
<tr><td rowspan="5">移</td><td rowspan="2">A［移］B</td><td>传</td><td>50</td><td rowspan="2">78</td><td rowspan="2">11. 3</td></tr>
<tr><td>移</td><td>28</td></tr>
<tr><td rowspan="3">A［移］</td><td>来</td><td>60</td><td rowspan="3">231</td><td rowspan="3">33. 4</td></tr>
<tr><td>去</td><td>42</td></tr>
<tr><td>至</td><td>129</td></tr>
<tr><td colspan="2">总计</td><td>—</td><td>692</td><td>692</td><td>100</td></tr>
</table>

从数据分布状况初步分析，［生］［克］［移］三大主题下的过程隐喻表达在《内经》文本中占比分别为 22. 5%、32. 8%、44. 7%。主题［生］所占比例略少，原因在于有关［生］的过程动词在《内经》文本中略显单一。主题［移］的过程动词相对比较丰富“来”“去”“至”三个动词分布最广，除此之外，《内经》中还有“行”“舍”“注”“营”等动词，这些动词引导的过程隐喻表达数量较少，分别是 15 句、6 句、7 句、2 句，而且考虑到其语义多相性问题，比如“三阴三阳，五脏六腑皆受病”“及得之以浴，水气舍于皮肤之内”等句，“受”与“舍”的释义在学界还存在争议，因此本书不作具体分析。

三　过程隐喻话语分析

1. 主题一：［生］

“相生相克”是生态学的基本规律之一，指在生态系统中每一物种都占据一定的位置，具有特定的作用，它们彼此制约、相互依赖、协同进化。本书统计了《内经》文本中表达主题［生］的动词“生”引导的过程隐喻表达，共收集语料156句，这些语句体现了过程隐喻将“相生”意象图式映射到不同的领域之中，其分布情况如图7－4所示：

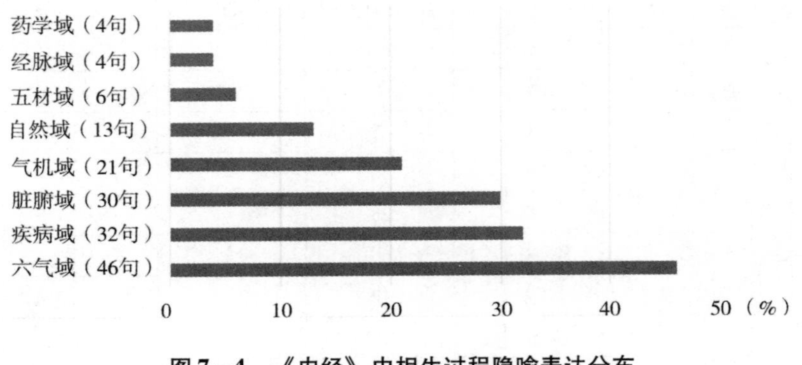

图7－4　《内经》中相生过程隐喻表达分布

通过这些过程隐喻表达可以归纳出《内经》中“相生”意象图式映射的八个目标域，除了前文中分析的自然域中的触发、药学域中的化学性促发、脏腑域中的功能性濡养，还包括以下几个方面。

疾病域中的滋生：如“伤于寒，春必温病，春伤于风，夏生飧泄”。意思是：春天受了风气的伤害，夏季就容易滋生飧泄。此句从字面意思分析也可以归于季节域，但此处的“夏生飧泄”蕴含着夏季的暑气容易滋生飧泄，《内经》中大多数疾病的滋生都来自“六淫”邪气，这符合中医“病邪”病因的原理，可以解释为“邪气滋生病气”，虽然也属于六气域，但是更偏重于病气，因此将此类句子归于疾病域。

经脉域中的疾病发作：如“形乐志苦，病生于脉，治之以灸刺”。体现了疾病的发作源于经脉不畅。

五材域中的物理性助长：如“土者生万物而法天地，故上下至头足不得主时也”。体现了由五材的物理特征可以助长五材域中其他成员的发生和发展。

气机域中的化生关系：如“其生五，其气三，数犯此者，则邪气伤

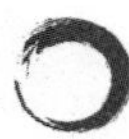

人，此寿命之本也”。体现了太极之气对万物的化生，此种化生更趋于原理性的抽象言说，类似于《道德经》中的“一生二，二生三，三生万物”。类似的表达在《内经》中还有：“夫变化之为用也，在天为玄，在人为道，在地为化，化生五味，道生智，玄生神。”

六气域中的属性促进：如“少阴所至，为热生，中为寒；太阴所至，为湿生，终为注雨，少阳所至，为火生，终为蒸溽”。表达了风寒暑湿燥火六种气机属性之间的促进关系。

通过以上语料分析可以归纳出《内经》文本中表达“生”概念的八种过程隐喻：[（自然中的）促发是生][（药学中）化学性促发是生][（脏腑）功能性濡养是生][（疾病）滋生是生][（经脉中）疾病发作是生][（五材）物理性助长是生][（气机）化生是生][（六气）属性促进是生]。

通过对目标域的分析可以得出如下结论：《内经》相生过程隐喻的目标域少量分布于药学域（占2%）、五材域（占4%）、自然域（占8%）中，大多数是通过相生概念认知人体内部的运行状况和动态特征，这契合了中医思维中“天人相应”逻辑原点和取象比类的认知机制。

2. 主题二：[克]

本书统计了《内经》文本中表达主题[克]的三个动词“胜”“乘”“侮”引导的隐喻表达，共收集语句227句，这些语句体现了过程隐喻将“相克”意象图式映射到不同的领域之中，其分布情况如图7－5所示。

本书归纳了《内经》中“相克”意象图式映射的九个领域，除了前文中分析了四时（季节）领域中的自然气候间的制胜规律，还包括：

脏腑域的功能性抑制：如“脾土受邪，赤气后化，心气晚治，上胜肺金”。

阴阳域交争：如“肾气有衰，阳气独胜，故手足为之热也”。

情志域的压抑：如“怒伤肝，悲胜怒，风伤肝，燥胜风，酸伤筋，辛胜酸”。

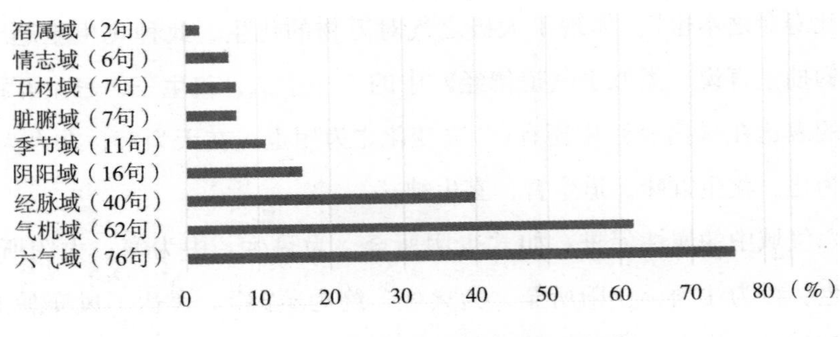

图7-5 《内经》中相克过程隐喻表达分布

气机之间的抑止：如“苦入于胃，五谷之气，皆不能胜苦，苦入下脘”。

五种材质间的物理性抑制：如“戊笃己死，土胜水也”。

经脉域的胁制：如“见其色而不得其脉，反得其相胜之脉，则死矣”。

宿属间的相互克制：如“宿属有胜负，征应有吉凶矣”。

《内经》中表达“相克”概念最多的过程隐喻表达出现在六气领域，反映了寒暑燥湿风火之间的抑制关系，如：

> 热化于天，寒反胜之，治以甘温，佐以苦酸辛。（《素问·至真要大论》）

此处体现了六气因其本身具备的属性而产生的彼此间的抑制关系。“反胜”即“乘”，又称为“亢乘”，指物盛极为亢太过，凡事物亢极则乘，乘虚侵袭，强而欺弱，相克太过。同时，按照《素问·五运行大论》所言：“气有余，则制己所胜而侮所不胜；其不及，则己所不胜，侮而乘之，己所胜，轻而侮之。”相克意象图式的语义角色可以发生转变，会出现逆克，如：“土旺木衰，木受土克；木旺金衰，金受木克；水衰火旺，水受火克；土衰水旺，土受水克；金旺火衰，火受金克”，这种逆克，又叫反克也称反侮，即反过来欺侮。

通过以上语料分析可以归纳出《内经》文本中表达“克”概念的九种

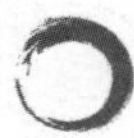

过程隐喻：［（脏腑）功能抑制是克］［（气候）制胜是克］［（阴阳）交争是克］［（情志）压抑是克］［（气机）抑止是克］［（五材）物理性抑制是克］［（经脉）胁制是克］［（宿属）克制是克］［（六气）属性抑制是克］。

通过对目标域的分析可以得出如下结论：（1）《内经》相克过程隐喻的目标域除了少量人体之外的领域［比如五材域（占3%）、宿属域（占0.8%）］，大多数是通过相克概念认知人体内部的运行状况和动态特征；（2）六气域和气机域中的相克过程隐喻表达共有138句，占总共相克过程隐喻的60.8%，这说明过程隐喻对于描述维持生命活动的基本元素“气”及其运行状况具备很强的适切性。

3. 主题三：［移］

《新华字典》（2011版）中“移”有两个释义，“挪动”和“变动”，前者体现为施事和受事之间的关系，即“A［移］B”，后者只有一个参与者即“A［移］”。“传”和“移”属于前者，“来”“去”“至”属于后者。

通过语料分析，以［移］为主题的过程隐喻表达“A［移］B”格式中的A几乎代表“气”，要么是阴阳之气，如“一阳发病，少气，善咳，善泄；其传为心掣，其传为隔”；要么是脏腑之气，如“病入舍于肺，名曰肺痹，发咳上气弗治，肺即传而行之肝，病名曰肝痹”；要么是六淫之气，如“邪中之，则腠理开，开则入客于络脉，留而不去，传入于经，留而不去，传入于腑，廪于肠胃”“寒入下焦，传为濡泻”。相比于［生］［克］主题中丰富的目标域呈现，“A［移］B”类过程隐喻表达的目标域大多属于人体之“气”范畴。

“A［移］B”类过程隐喻的表达由“传”和“移”两个动词引导，“传”类共有50句，“移”类共有28句。此类过程隐喻的始源域意象图式体现为：

A为人体之“气”，有名而无形，属于动态范畴，因此图中黑色线条

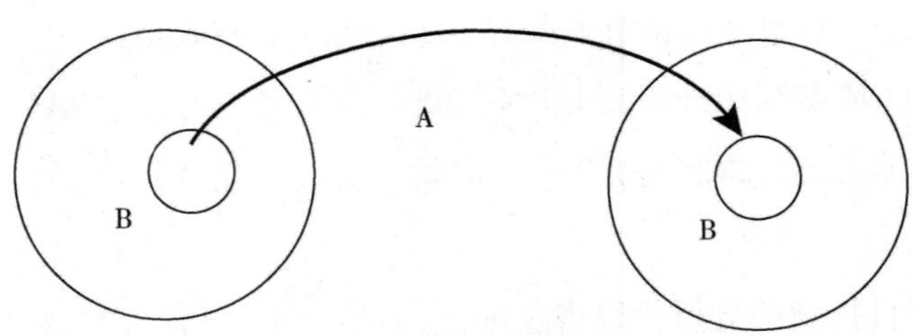

图7－6 “A［移］B”意象图式

(包括箭头) 表示A，A将B从一个地方“传”或“移”到另外一个地方。从语料分析，“传”与“移”的区别在于A和B是否属于同一事物。

邪中之，则腠理开，开则入客于络脉，留而不去，传入于经，留而不去，传入于腑，廪于肠胃。(《灵枢·百病始生篇》)

人受气于谷，谷入于胃，以传与肺，五脏六腑，皆以受气。(《灵枢·营卫生会篇》)

以“传”引导的句子通常体现为A＝B，即A和B属于相同的事物，至少属于同类，即气，只不过分属不同类型的“气”。以上两句中，A是人体之“精气”，B是邪气。再看下面两句：

心移寒于肺，肺消。肺消者饮一溲二，死不治。(《素问·气厥论篇》)

岐伯曰：按摩勿释，着针勿斥，移气于不足，神气乃得复。《素问·调经论篇》

以“移动”引导的句子通常体现为A≠B，即A和B属于不同的事物。《内经》文本中共有三种此类句型：“A移寒于B”(共5句)、“A移热于B”(共11句)、“A移气于B”(共1句)。

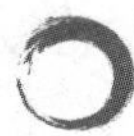

另外一个典型例子是用A［移］B意象图式说明人体内部五脏六腑之间的传导关系。

> 五脏受气于其所生，传之于其所胜，气舍于其所生，死于其所不胜。病之且死，必先传行，至其所不胜，病乃死。此言气之逆行也，故死。肝受气于心，传之于脾，气舍于肾，至肺而死。心受气于脾，传之于肺，气舍于肝，至肾而死。脾受气于肺，传之于肾，气舍于心，至肝而死。肺受气于肾，传之于肝，气舍于脾，至心而死。肾受气于肝，传之于心，气舍于肺，至脾而死……五脏相通，移皆有次，五脏有病，则各传其所胜……（《素问·玉机真脏论篇》）

此段描述了病气逆行传变致死规律：五脏的疾病，从它的所生之脏，传给它的所克之脏，病邪留止在生己之脏，死于己所不克之脏，当疾病严重到将死的程度，一定先传给克己之脏，病人才会死。这是病气的逆行传变，所以会致人死亡。很明显，《内经》对病气逆行传变致死规律的阐述首先借助了过程隐喻思维，用A［移］B和A［移］意象图式勾勒出五脏多系统之间的病气传递过程框架，在五行和五脏之间所取之象并不凸显五行和五脏本身，而是突出动态传输过程这一主题，并通过过程隐喻赋予目标域人体脏腑一种病气逆行传变的过程逻辑，在过程隐喻映射实现之后，再将具体的脏腑寓于这种过程逻辑之中。比如，肝脏接受从心脏传来的病气，又传给了脾脏，病气留止在肾脏，传到肺脏后致死；心脏接受从脾脏传来的病气，又传给了肺脏，病气留止在肝脏，传到肾脏后致死；脾脏接受从肺脏传来的病气，又传给了肾脏，病气留止在心脏，传到肝脏后致死；肺脏接受从肾脏传来的病气，又传给了肝脏，病气留止在脾脏，传到心脏后致死；肾脏接受从肝脏传来的病气，又传给了心脏，病气留止在肺脏，传到脾脏后致死。

中医学认为人的五脏是相互联系的，病气的转移，都是按照一定的次序进行的，如果五脏有病，病气会各自传递给其所克之脏。画线处进一步说明，中医话语传递知识主要基于过程隐喻，即基于“克”与“传”两种意象图式说明病气传导，而具体的实体只是对中医知识的补充说明，因此有专家提出：中医学藏象理论体系具备整体性和过程性的特征（郭刚、王琦，2014）。生命现象的动态性决定了对人体的把握必须超越实体本位，将动态过程间的彼此照应纳入中医取象比类思维框架下，有助于对人体生理动象进行全面揭示，过程隐喻的出场成为必然。

本书分析的“A［移］”类过程隐喻表达由《内经》中分布最广的“来”“去”“至”三个动词引导，“来”类共有60句，“去”类共有42句，“至”类共有129句。从语料分析，“A［移］”格式中的A与“A［移］B”格式中的A有所不同，除了表示脏腑之气（如“脾受气于肺，传之于肾，气舍于心，至肝而死”）、阴阳之气（如“五之气，阳乃去，寒乃来，雨乃降，气门乃闭，刚木早凋”），还可以表示脉气（如“肝与肾脉并至，其色苍赤，当病毁伤不见血，已见血湿若中水也”），鉴于这几种气都属于人体精气范畴，因此可以得出结论：“A［移］”类过程隐喻表达的目标域大多属于人体之“气”的范畴。

按照本书择选的过程性动词分类，“A［移］”类过程隐喻的始源域意象图式体现为两种情况：

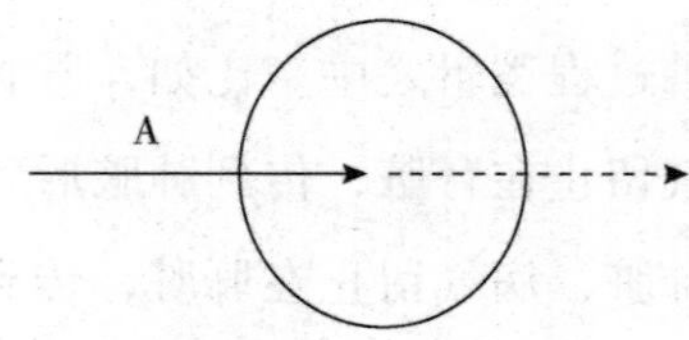

图7－7 “A［移］”意象图式之“来”“至”

“A［移］”意象图式表示A从系统之外进入系统之内并将离开的过程，图7－7凸显进入系统的过程，图7－8则凸显离开系统的过程。这个系统可以是脏脉系统，比如：

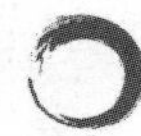

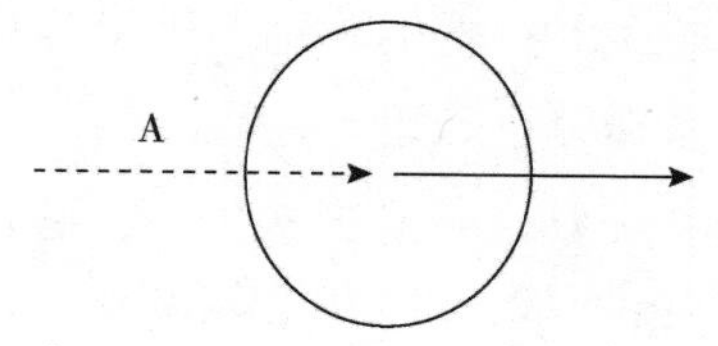

图7-8　“A［移］”意象图式之“去”

夫平心脉来，累累如连珠，如循琅，曰心平，夏以胃气为本。（《素问·平人气象论篇》）

此句体现了“A［移］”表“来”的意象图式对脏脉系统的映射。相同的映射还见于六气系统，比如：

风从南方来，名曰大弱风，其伤人也，内舍于心，外在于脉，气主热。（《灵枢·九宫八风》）

同样的映射规律还适用于“A［移］”表“去”的意象图式：

风寒客于脉而不去，名曰疠风，或名曰寒热。（《素问·风论篇》）

邪气独去者，阴与阳未能调而病知愈也。（《素问·终始篇》）

初之气，地气迁，风胜乃摇，寒乃去，候乃大温，草木早荣。（《素问·六元正纪大论篇》）

刺之迫脏，脏会，腹中寒热去而止。（《素问·长刺节论篇》）

这几句体现了“A［移］”表“去”的意象图式向六淫域的映射。此外，本书还发现“A［移］”类过程隐喻表达本身可以作为一个复杂隐喻（complex metaphor）中的目标域，比如以下是《内经》中对脉象最精彩的描述：

脉至如喘，名曰暴厥，暴厥者，不知与人言。

脉至如数，使人暴惊，三四日自已。

脉至浮合，浮合如数，一息十至以上，是经气予不足也，微见九十日死；

脉至如火薪然，是心精之予夺也，草干而死；

脉至如散叶，是肝气予虚也，木叶落而死；

脉至如省客，省客者，脉塞而鼓，是肾气予不足也，悬去枣华而死；

脉至如丸泥，是胃精予不足也，榆荚落而死；

脉至如横格，是胆气予不足也。禾熟而死；

脉至如弦缕，是胞精予不足也，病善言，下霜而死，不言可治；

脉至如交漆，交漆者，左右傍至也，微见三十日死；

脉至如涌泉，浮鼓肌中，太阳气予不足也，少气，味韭英而死。

脉至如颓土之状，按之不得，是肌气予不足也，五色先见黑，白垒发死，脉如悬雍，悬雍者，浮揣切之益大，是十二俞之予不足也，水凝而死；

脉至如偃刀，偃刀者，浮之小急，按之坚大急，五脏菀熟，寒热独并于肾也，如此其人不得坐，立春而死；

脉至如丸滑不直手，不直手者，按之不可得也，是大肠气予不足也，枣叶生而死；脉至如华者，令人善恐，不欲坐卧，行立常听，是小肠气予足也，季秋而死。

（《素问·大奇论篇》）

此段用明确、直观的动象（画线处）描述深奥的病脉，堪称一绝。“脉至”体现了“A［移］”表“至”的意象图式对经脉系统的映射，进而将这个过程隐喻表达作为一个整体置于一个“人体是自然”的隐喻之中，即采用自然动象认知脉象，这又形成了一个复杂过程隐喻。句中画线部分标

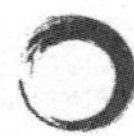

示出了形象生动的自然动象，诸如热盛之数、浮钩如悬、浮波之合、刚燃起的火、飘落的树叶、涌泉等，如是便可对复杂的“脉至”动象进行生动的解读。

同样的例子还见于《素问·至真要大论》中黄帝与岐伯之间的对话：

> 帝曰：其脉至何如？
>
> 岐伯曰：厥阴之至其脉弦，少阴之至其脉钩，太阴之至其脉沉，少阳之至大而浮，阳明之至短而涩，太阳之至大而长。至而和则平，至而甚则病，至而反者病，至而不至者病，未至而至者病。（《素问·至真要大论》）

二人对话讨论的焦点是“至”，而非“脉”。可见，中医脉象诊断基于过程规律，通过过程特征找出变化的失衡点和恢复变化的平衡点，从而抓住疾病本质。

4. 五行在过程隐喻表达中的分布

将本书收集的过程隐喻语料（共 692 句）作为 AntConc 软件中的 Corpus Files，搜索五行（关键词为：金、木、水、火、土）和五脏（关键词为：肺、肝、肾、心、脾）在过程隐喻语料中的数量，并通过二次筛选确定五行和五脏在过程隐喻表达中出现的词频，并与其在《内经》中出现的词频总数进行比较，其分布情况和所占百分比如下图所示：

通过分析五行和五脏在《内经》文本和过程隐喻表达文本中出现的词频量分布情况，可以看出五行在《内经》过程隐喻表达中出现的平均频率为 20.36%，即是说，《内经》中大概 5 处金木水火土就有 1 处涉及过程隐喻思维；五脏在《内经》过程隐喻表达中出现的平均频率为 18.14%，即是说，《内经》中大概 6 处肺肝肾心脾就有 1 处涉及过程隐喻思维。这有效说明了过程隐喻在五行思维中具有非常重要的地位。同时也说明，中医文本中存在的过程隐喻，对于非中医人士而言，如若不具备基本的中医知

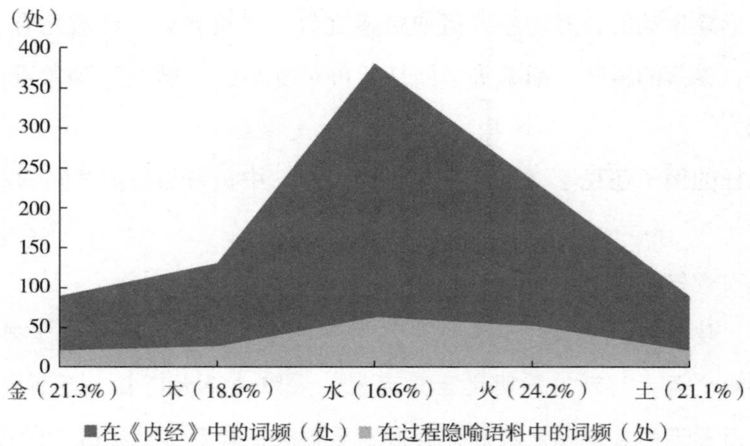

图 7－9　五行在两种语料中的词频数对比

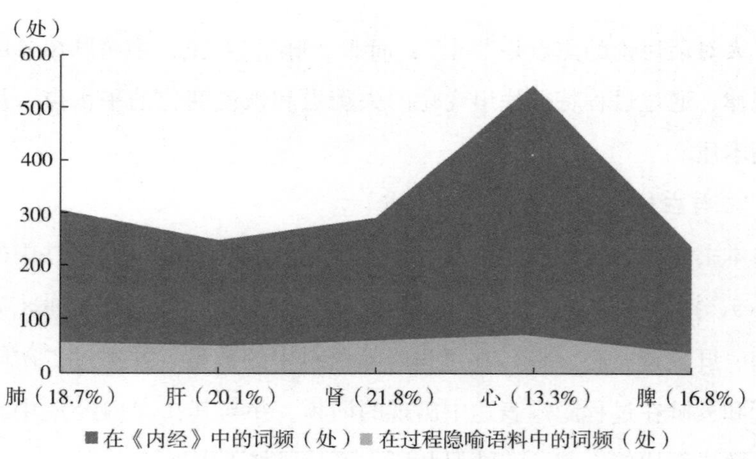

图 7－10　五脏在两种语料中的词频数对比

识，很难从话语层面洞悉过程意象图式与人体脏腑生克之间的取象比类，因此出现实体本位错置，产生对中医的批判便不可避免。

5. 结论

通过以上分析可以看出，不同于实体隐喻从实体性的物象、事象出发审视人体与自然，过程隐喻赋予了《内经》更加深刻的含义和深邃的思维。过程隐喻在语言表述层面体现为过程性动词激发过程内容的类比联

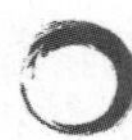

想，始源域为动态过程意象图式（包括与之相关的语义角色和动象），映射到目标域特定语境下的动态过程之中，从而勾勒出目标域的过程意象轮廓。过程性动词能够基本决定过程隐喻的主题，本书分析了《内经》文本中［生］［克］［移］三大过程主题下分布较广的九个动词，归纳了［生］主题下的八种过程隐喻、［克］主题下的九种过程隐喻、［移］主题下的"A［移］B"和"A［移］"两类过程隐喻。同时，本书分别对五行和五脏在《内经》文本和《内经》过程隐喻表达中的词频量进行对比分析，用数据说明了过程隐喻在中医思维中的分量。通过对这些过程隐喻表达的量化分析可以回溯中医思维中的过程隐喻思维，但是要揭示过程隐喻在中医思维中的作用，还必须将其置于中医思维之"纲"的阴阳五行学说中进行具体说明。

第四节　过程隐喻在中医五行学说中的应用

一　五行生克意象图式

五行之间的相生相克关系产生于先民在生产实践过程中对金木水火土五种物质互相生发以及互相克制关系的体验与感知，这其中包含直接参与和间接观察与感受，通过对直接体验和间接经验的高度抽象，构筑图式化的五行生克关系。

五行相生按照"木火土金水"的顺序发生，其完整体系首见于《管子》。《管子》的《五行》中有如下描述：

> 昔黄帝以其缓急作五声，以政五钟。令其五钟，一曰青钟大音，二曰赤钟重心，三曰黄钟洒光，四曰景钟昧其明，五曰黑钟隐其常。五声既调，然后作立五行以正天时，五官以正人位。人与天调，然后天地之美生。

日至，睹甲子木行御。天子出令，命左右士师内御。总别列爵，论贤不肖士吏。赋秘，赐赏于四境之内，发故粟以田数。出国，衡顺山林，禁民斩木，所以爱草木也。然则冰解而冻释，草木区萌，赎蛰虫卵菱。春辟勿时，苗足本。不疠雏鷇，不夭麑，毋傅速。亡伤襁褓。时则不调。七十二日而毕。

睹丙子火行御。天子出令，命行人内御。令掘沟浍，津旧涂。发藏，任君赐赏。君子修游驰，以发地气。出皮币，命行人修春秋之礼于天下诸侯，通天下遇者兼和。然则天无疾风，草木发奋，郁气息，民不疾而荣华蕃。七十二日而毕。

睹戊子土行御。天子出令，命左右司徒内御。不诛不贞，农事为敬。大扬惠言，宽刑死，缓罪人。出国，司徒令，命顺民之功力，以养五谷。君子之静居，而农夫修其功力极。然则天为粤宛，草木养长，五谷蕃实秀大，六畜牺牲具，民足财，国富，上下亲，诸侯和。七十二日而毕。

睹庚子金行御。天子出令，命祝宗选禽兽之禁、五谷之先熟者，而荐之祖庙与五祀，鬼神享其气焉，君子食其味焉。然则凉风至，白露下，天子出令，命左右司马衍组甲厉兵，合什为伍，以修于四境之内，谀然告民有事，所以待天地之杀敛也。然则昼炙阳，夕下露，地竞环，五谷邻熟，草木茂实，岁农丰年大茂。七十二日而毕。

睹王子水行御。天子出令，命左右使人内御。御其气足，则发而止；其气不足，则发撊渎盗贼。数剿竹箭，伐檀柘，令民出猎，禽兽不释巨少而杀之，所以贵天地之所闭藏也。然则羽卵者不段，毛胎者不赎，孕妇不销弃，草木根本美。七十二日而毕。

此段把一年时间划分为 5 个 72 日，并与干支、季节和五行相配属，天子出令便是依据 5 个 72 日所属的不同时段所对应的五行属性。值得一提的是，此处的五行排列依照季节的演进顺序，而这个顺序是木火土金水的排

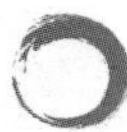

列顺序，反映了明确的五行相生的思想。五行相生在《内经》和《吕氏春秋》中均有详细描述。这些文献中关于五行相生的内容精髓可用图片和白话文进行生动的呈现：

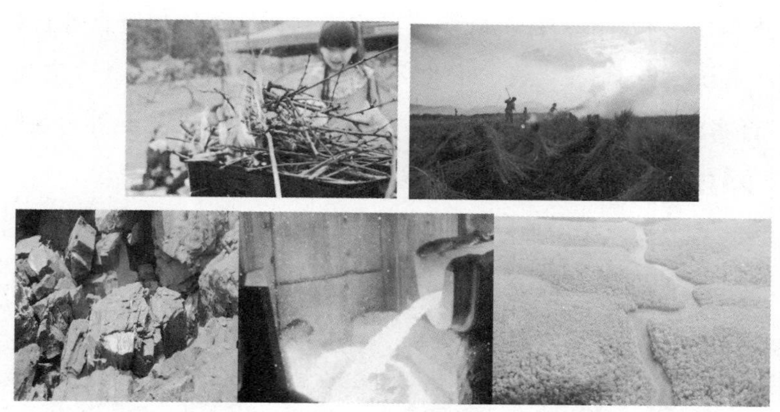

图 7－11　五行相生组图[①]

木生火，因为火以木料作燃料的材料，木烧尽，则火会自动熄灭；火生土，因为火燃烧物体后，物体化为灰烬，而灰烬便是土；土生金，因为金蕴藏于泥土石块之中，经冶炼后才提取金属；金生水，因为地球上最原始的水就是从地球内部转化而来的；水生木，因为水灌溉树木，树木便能欣欣向荣。

五行相克按照“金木土水火”的顺序发生，据文献记载，五行相克的完整理论最早见于战国后期邹衍的五德终始说（马思思等，2016），邹衍认为：“五德从所不胜，虞土、夏木、殷金、周火”，又认为：“代火者必将水”“数备将徙于土”（《吕氏春秋·应同》）。此观点认为虞（舜）、夏、殷、周的历史是一个胜负转化的发展过程，按照土、木、金、火、水依次相胜而具有阶段性，又按照始于土、终于水、徙于土的循环往复而具有周

① 此组图由西藏日报社网络部和从游网图片库提供，特此声明。

期性。五行相克学说在战国末期业已成熟完善，并且已应用到社会生活领域中。在《左传》《孙子兵法》《孟子》《墨子》等著作中都载有对五行相克关系的认识，比如《左传·文公七年》中论述“六府”的内容时，按照“水、火、金、木、土、谷”的顺序进行排列，这种排列符合五行相胜的规律；《孟子·告子上》云：“仁之不胜仁也，犹水之胜火。今之为仁者，犹以一杯水救一车薪之火也；不熄，则谓之水不胜火。”等等。这些文献中关于五行相克的内容精髓可用图片和白话文总结如下：

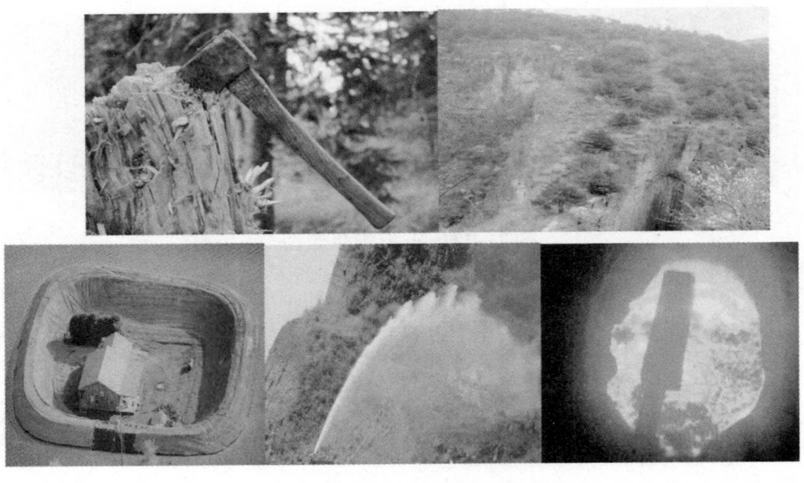

图 7－12　五行相克组图[①]

金克木，因为金属铸造的工具可砍断（或锯毁）树木（有矿的土地不长草）；木克土，因为树根吸收土中的营养，以补己用，树木强壮了，土壤如果得不到补充，自然削弱；土克水，因为土能防水（兵来将挡水来土掩）；水克火，因为火遇水便熄灭；火克金，因为烈火能熔化金属。

还有学者（孙天胜、高思华，2009）认为五行相生是对物候运转、

① 此组图由西藏日报社网络部和从游网图片库提供，特此声明。

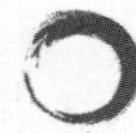

五时气候规律的抽象，即根据五时气候的特征，分别用木、火、土、金、水的特性分别“代言”春、夏、长夏、秋、冬，然后将一年气候变化的循环往复抽象化为五行相生，将自然气候制胜规律抽象化为五行相克。

虽然以上两种说法各执一词，但都体现了五行生克是在人类长期实践过程中通过体验认知的方式得来的抽象的（图式化）知识，即五行生克意象图式（如图 7－13 所示：内部箭头＝相克，外部箭头＝相生），进而通过隐喻性思维引申到其他领域，形成相互促进抑制的辩证关系。

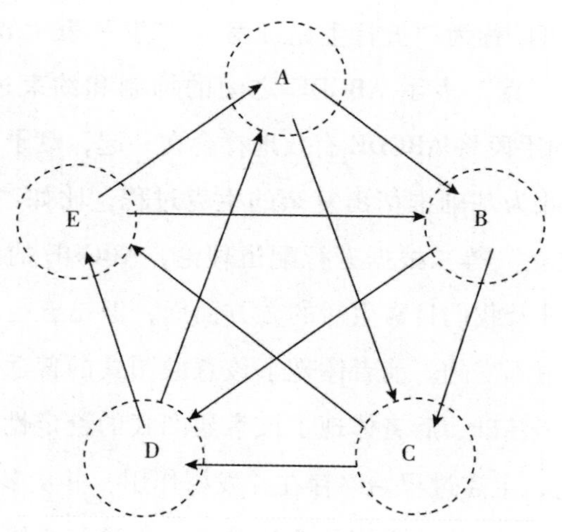

图 7－13　五行生克意象图式

五行生克意象图式是关于五个满足生克制化过程和逻辑关系的抽象系统。ABCDE 代表涉及生克关系的五大子系统，其最大特征是：弱化 ABCDE 五大子系统，凸显系统间的生克关系。ABCDE 仅仅是建立在生克关系基础之上的子系统，通过“生”与“克”两种手段糅合在一起，并以此为基础推衍出复杂的生克关系。通过对《内经》文本的研究发现：《素问·金匮真言论篇》《灵枢·本神》《素问·阴阳应象大论篇》《素问·六节藏象论》《灵枢·本藏》等篇章对五行生克有非常精彩的描述。现对五行生克意象图式的特征进行详细分析。

1. 抽象性

五行生克意象图式是对大量经验事实的高度总结和抽象化。抽象化的最高层次是对五行生克关系的侧面化（profile）与符号化（symbolize），用相生相克两种符号阐述相对复杂的生克过程。在图式中，五行各个元素不是单纯的金木水火土所指称的内容，也不是五行配伍中各个层面的具体事物，而是能够满足五行生克逻辑关系的某一范畴层面的五种元素，用ABCDE表示，即ABCDE五大子系统。ABCDE子系统是建立在生克关系基础之上的抽象符号，是五行生克关系的节点或中转站，但绝不是终点，因此五行生克关系又可以称为“五行生克过程”。“生”表示ABCDE之间的滋生和促进过程，“克”表示ABCDE之间的抑制和约束过程。“生”与“克”两种无形的手段将ABCDE有效地糅合在一起，赋予了其最为基本的逻辑意义，并以此为基础推衍出复杂的生克过程，比如“五生”“五克”“生生克”“生克克”等。根据五行配伍理论，ABCDE的内容具有可变性和多样性，几乎涉及我们日常生活的方方面面，但是五行生克的逻辑意义却是固定的、永恒不变的。前者体现了该意象图式的普适性，为五行学说的广泛运用打下了基础，后者体现了该意象图式的稳定性和系统性，无论ABCDE如何变化，生克过程始终存在并发挥作用，并从多样化的生克过程类型中归纳经验材料，构造实用的理论体系，以满足不同的认知需求。将五行生克意象图式运用于中医学，便形成了以五脏为基础的脏腑系统及其功能特征，并用恒定的五行生克过程描述五脏之间的关系，形成了五脏功能性濡养和抑制关系。这对于阐释人体病理病机和规范临床治疗具有重要指导性意义。

2. 统一性

统一性是五行生克意象图式的另一特点。五行生克意象图式以多样化的形式出现，ABCDE在语义方面相对比较开放，通过恒定的五行生克过程将它们统一成有机的整体，没有生，就没有ABCDE的发生和成长；没有克，就不能维持ABCDE之间的变化和发展，生克过程体现为依次相生，

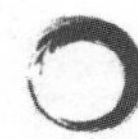

依次相克，形成一个如环无端、生化不息的动态系统。图式中的各种生克过程不是孤立存在的，而是以整体形式出现，各个生克过程环环相扣，紧密联系。每种生克过程的变化都会影响其他部分的状态，同时也受到五行生克过程系统结构整体的影响和制约。比如利用中医五脏生克过程治疗肝病：肝克脾，若脾实则肝不能克，从而阻塞了肝病的传脾之道；若脾实，则克肾，故肾弱；肾弱则不能克心火，故心火旺；心火旺，则克肺，故肺弱；肺弱，则无力克肝，故肝气转盛；肝气盛，则肝病自愈。五行生克逻辑是中医学理论的基本构架。在中医学视域下，ABCDE 是以五脏为中心，对接五方、五时、五气、五色、五音、五官、五液、五情、五志、五味、五臭等对应配属的藏象，并利用生克过程来解释人体的脏腑特征与功能。自然界的物质浩繁多样，人体脏腑器官也远远不能通过五行配伍全部囊括，先民采用“万有森罗，以五为度”的方式，对世界万物作五元化归纳，并用五行生克过程将它们串联起来，构造一个统一的天地人有机体，也就是说，天地人一切运行机制都可以通过五行生克关系做出统一解释。此论断虽然太绝对化，但体现了先民的智慧，善于用较少的元素对生产实践过程中的众多经验材料进行归纳总结，这一点符合了现代科学所提倡的思维经济性和逻辑简单性的精神。这种思维模式为中医学所运用，便成了一条逻辑主线，贯穿于整个中医学理论始终。

3. 动态平衡性

五大子系统（用 ABCDE 代替）之间的生克关系并不是僵化的、一成不变的，而是具有高度的灵活性和变通性。五行之间的生克制化关系失常，则事物的协调性便遭到破坏，从而出现反常的变化现象，在自然界则表现为自然灾害，在人体则表现为疾病。五行之间的反常现象，主要体现为“亢乘”和“反侮”。在五行生克意象图式中，A 与 C 的关系是 A 克 C，这种相克关系主要参照的是二者之间性质，如果从数量上考虑，若 A 亦强于 C，那么二者之间的关系可以归结为 A 乘 C，比如当水势太大，土挡不住，反而演变成为泥石流；如果 A 从数量上弱于 C，便有可能会出现A被C反克的现象，即C侮A，例如“杯水车薪”。乘侮过程都是相克过程基于量的多少而发生的变异现象。相乘是一种极端的相克过程。相侮则是对事物性质规定性的突破，把量提高到了与质同等重要的位置，体现五行生克过程中的力量对比和彼此权衡，彰显了五行生克过程的灵活性和动态性。五行生克乘侮关系使五行生克过程成了一个相对稳定的体系，体系内部的所有关系都可用五元生克群的自映射运算加以表示。A与B、C、D、E都能够发生关系，A对B、C、D、E的任何作用都能够经过生克过程传递，最终反作用于自身，比如金克木，木可以通过助长火来克金；土克水，水可以通过滋养木来制约土。五行生克意象图式赋予了A、B、C、D、E一种自我调节、自我控制的机制，最终形成系统的动态平衡。

4. 复杂性

戴永生（1998）尝试用数学结合论模式解读五行生克关系。设abcde代表木火土金水，用集合A表示这五种物质的总体，则有A=（abcde），A中的二元关系R1代表五行相生关系，R2代表五行相克关系，R3代表五行相侮关系，则有：

R1⇒（<x，y>/x∈A∧y∈A∧x生y）⇒（<a、b><b、c><c、d><d、e><e、a>）

R2⇒（<x，y>/x∈A∧y∈A∧x克y）⇒（<a、c><c、e><e、b><b、d><d、a>）

R3⇒（<x，y>/x∈A∧y∈A∧x侮y）⇒（<c、a><e、c><b、e><d、b><a、d>）

但是五行生克意象图式是一个纷繁复杂的体系，除了简单的生克过程以及按照生克过程中的质量权衡所区分的“乘侮”过程之外，生克关系的表达方式超越了单一的一次性生克过程，还包括连续生、连续克、生克复用三种类型。五行生克过程是一个生化不息的动态平衡系统，以最简单的“生克”过程为基础，结合五个子系统，可以推衍出维持循环状态的多种

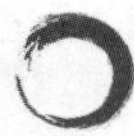

生克表达方式。本书用“－”表示相生，用“＝”表示相克，“>”表示相乘，“<”表示相侮。

连续生的表达方式有：“三生”A－B－C、B－C－D、C－D－E、D－E－A等；“四生”A－B－C－D、B－C－D－E、C－D－E－A等；“多生”A－B－C－D－E－A、B－C－D－E－A－B等。

连续克的表达方式有：“三克”A＝C＝E，B＝D＝A，C＝E＝B、E＝B＝D等；“四克”D＝A＝C＝E，E＝B＝D＝A等；“多克”A＝C＝E＝B＝D、B＝D＝A＝C＝E等。

现以火为例：火气过旺，火乘金，致使金气偏衰，而侮于木，木气盛则乘土，土气受制则侮于水之力，水旺则自然克伐火气。此案例的表达式为A > C < E > B < D＝A。

生克复用更加复杂，有“生克”“生生克”“生克克”“生生生生克”等。比如通过肝木助长心火，再由心火制约肺金，可以表达为A－B＝D。再比如培土治水中的水生木，木生火，火生土，土乘水，可以表达为A－B－C－D＝A。

5. 局限性

五行生克意象图式虽能够有效揭示ABCDE五大子系统之间的生克乘侮关系，但是不能覆盖中医五行生克观的全部。以《内经》为例，五行相生和相克既有各行之间的生克，如《素问·阴阳应象大论篇》中的“血生脾”“髓生肝”“肉生肺”“皮毛生肾”“筋生心”等相生关系和“悲胜怒”“燥胜风”“辛胜酸”“恐胜喜”“寒胜热”“咸胜苦”“酸胜甘”“喜胜忧”“燥伤皮毛”“苦胜辛”“思胜恐”“怒胜思”“风胜湿”“湿胜寒”“甘胜咸”等相克关系；又包含五行配伍各个子系统内部成员间的相生关系，如《素问·阴阳应象大论篇》中的“东方生风，风生木，木生酸，酸生肝，肝生筋……南方生热，热生火，火生苦，苦生心，心生血……中央生湿，湿生土，土生甘，肝生脾，脾生肉……西方生燥，燥生金，金生辛，辛生肺，肺生皮毛……北方生寒，寒生水，水生咸，咸生肾，肾生骨髓”，系统内相克关系如肝“在志为怒”，但又说“怒伤肝”，肝“在味为酸”，但又言“酸伤筋”，余脏皆然（张登本，1985）。这种五行配伍中同类事物之间的相生相克关系可以用生克意象图式进行解释，而不适用于五行生克意象图式。

6. 评论

采用五行思想解释物质世界的构成、联系及变化是通过五行配伍和五行生克来实现的。五行配伍赋予了五行以本体论意义，五行生克则更契合“五行”的本义，揭示了五“类”之间的关系律，反映了事物间的“利”与“害”两种基本关系（邓铁涛、郑洪，2008）。通过前文的分析可以得出结论：有关五行生克乘侮可以通过实体隐喻的关系映射呈现。但是实体本位思维将重心放在五行之上，生克乘侮只能作为基于五行实体的关系侧面化，很难揭示和诠释五行生克乘侮的抽象性、统一性、动态平衡性和复杂性特征，导致对实体隐喻关系映射的有效性产生怀疑，比如实体隐喻可以通过水生木解释肾濡养肝，但是解释不了“肝肾同源”这一事实①，更无法诠释“肾肝同治”② 的治疗方式。实体隐喻的解释力遗憾可以通过过程隐喻解决。五行生克过程隐喻以五行生克意象图式为始源域，目标域为通过取象思维获取的某一特定领域中的动象，通过隐喻映射，用生克过程概念建构该特定领域中的动态概念。

二　过程隐喻中的位素映射——生克过程

实体隐喻将五大子系统作为位素，而过程隐喻的位素是生克过程。始

---

① “肝肾同源”是指肝肾的功能和结构虽有不同，但其起源相同，肾藏精，肝藏血，“肝肾同源于精血”，肝肾的功能和结构通过“精血”这一中心环节而关系密切。在先天，肝肾共同起源于生殖之精；在后天，肝肾共同受肾所藏的先后天综合之精的濡养。

② 《内经》中描述了肝传病于肾，其证候表现为“癃”（《灵枢·五味》），“肝病头目眩，胁支满……三日而腰脊少腹痛胫”（《素问·标本病传论篇》。食酸而性收涩，致气机收敛出现肝气郁结，病传于肾，膀胱气化失司而“癃”，《景岳全书》解释：“肾实者，多下焦壅闭”，出现小便不畅。《标本病传论》记载：“肝病多头目眩晕，两胁胀满，病传入肾见腰背少腹部疼痛酸楚。”

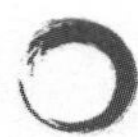

源域为（五行）生克意象图式，A－B，B－C，C－D，D－E，E－A属于相生过程，A＝C，C＝E，E＝B，B＝D，D＝A属于相克过程，“相生过程”和“相克过程”这两个位素被系统地映射到目标域中。如果目标域是五种材质，映射形成的两个位素是五材相生过程（包括“木－火，火－土，土－金，金－水，水－木”）和五材相克过程（包括“金＝木，木＝土，土＝水，水＝火，火＝金”）；如果目标域是五脏，其位素表现为诸如“肝－心，心－脾，脾－肺，肺－肾，肾－肝”这样的滋养过程和诸如“肺＝肝，肝＝脾，脾＝肾，肾＝心，心＝肺”这样的抑制过程。相克过程有乘侮变体，相乘过程写作：如A>C，C>E等；相侮过程写作：如A<C，C<E等。

发生在两个子系统之间的生克过程为基本生克过程。五行之间的变化规律绝不局限在两个子系统之间。生克过程可以由多个子系统参与，由此演化出丰富多彩的复合生克过程，比如A－B＝D映射到在五脏领域，可以表现为肾水滋养肝木，肝木抑制脾土，从而实现肾水对脾土的制约；肝木可以通过助长心火，由心火制约肺金等。A－B－C－D＝A映射到在五脏领域，可以表现为，肾水太旺，依据水生木、木生火、火生土的方法，用脾土来抑制水。

三　过程隐喻中的属性映射——对生克过程的特征描述

实体隐喻的属性映射基于对各子系统的属性描述，而过程隐喻是对生克过程的特征描述：相生可以用一个形象的“母子隐喻”来描述，“生我者”为母，“我生者”为子。相克可以被识解为“所胜”和“所不胜”的关系。“克我者”乃我所不胜，“我克者”乃我所胜。所谓相乘，可以被识解为“克我者”以强凌弱，克制太过，引起异常相克反应。所谓相侮，可以被识解为“我”很强盛，导致“克我者”被我反克。

相生和相克的属性映射到目标域五行中，体现为五种材质的物理性生与克。比如关于金生水就有熔金成水之说（见于《庄子》“金加火则流”）和金受潮而润之说（见于《白虎正义》：“金生水者，少阴之气，润泽流津，销金亦为水，所以山石而从润，故金生水”）；“木亢乘土”体现了木过于强盛，克土太过，造成土不足的现象；“土虚木乘”则体现了由于土本身不足，形成了木克土的力量相对增强的局面。相生和相克的属性映射到目标域五脏中，体现为五脏之间的功能性濡养与抑制。比如中医中的“火衰不生土”，体现为当心火衰，容易引起脾胃病变，这便是温补肾阳治疗脾胃虚寒的理论依据。

四　过程隐喻中的关系映射——生克系统的内部衔接

1. 生克过程的推衍

实体隐喻的关系是各子系统之间的生克关系，而过程隐喻的关系体现为生克系统的内部衔接，以最基本的生克过程为基础，深挖生克系统内部的复杂关联，推衍出复杂的生克关系。发生在两个子系统之间的基本生克过程可以推衍出丰富多彩的复合生克过程，前面已经介绍了生克过程中的多种关系，比如连续生 A－B－C，连续克 A＝C＝E，生克复用 A－B－C－D＝A 等，这些都是生克系统内部基于基本生克过程的推衍，除此之外，还有另外两种重要的推衍：“顺克”和“倒生”。

（1）“顺克”原理

如果 A 生 B，B 生 C，那么，A 克 C。这就是“顺克”原理。逻辑表达式为：$A-B \wedge B-C \Rightarrow A=C$。因为 A 生 B，B 生 C，那就是说，A 越强盛，对 B 越好；B 越强盛，对 C 越好。根据能量守恒定理，A、B、C 三者作为一个小系统，它们各自的能量以及三者相加的大系统的总能量，在运动变化的过程中，必然是守恒的。于是，A 越减弱，说明它把能量都贡献给了 B 的生长上，B 就越强盛；B 越强盛，就越有可能促成 C 的生长。这就等于是说，A 越减弱，也必须减弱，才能促成 B 的滋长，只有 B 走向强

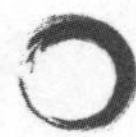

盛，才能促成C的成长。由于A越强盛，说明从A到B的能量传递没有完成，并且存在“时间滞延”，B不够强大，就不能促成C的壮大。所以，A越强盛，说明它不“愿意”把能量传递给B，C就不能滋长，于是可以推理出A“克”C。

ABC三大子系统之间的“顺克”关系映射到五行概念域，便可以形成一连串涉及三方的生克关系网络：金生水，水生木，所以金克木；木生火，火生土，所以木克土；土生金，金生水，所以土克水；水生木，木生火，所以水克火；火生土，土生金，所以火克金。

（2）“倒生”原理

如果A克C，C克E，那么，E生A。这就是“倒生”原理。逻辑表达式为：$A = C \wedge C = E \Rightarrow E - A$。因为A克C，C克E，那就是说E越强盛，C必将越弱，C越减弱，根据能量守恒定理，说明E已经把能量传递给了A，这样A必然越加强盛。这等于是说，E越强盛，那么，A亦必越强盛，于是可以推理出E“生”A。

ACE三大子系统之间的“倒生”关系映射到五行概念域，便可以形成另外一连串涉及三方的生克关系网络：金克木，木克土，土生金；木克土，土克水，水生木；土克水，水克火，火生土；水克火，火克金，金生水。

无论是“顺克”还是“倒生”，都仅仅是五行生克过程体系中的部分环节，该体系的动态性为五行生克过程的推衍创造了千变万化的表现形式，与此同时，正是丰富多彩的五行生克过程推衍促使五行体系在动态关系中始终保持平衡。

2. 生克过程的悖逆

在五行生克关系中，生克过程的悖逆现象属于常态。

其一，最常见的悖逆是五行相侮，通过生克过程中的语义角色变化来实现。亢侮的完整逻辑表达式为：$\exists A \neq C \rightarrow A < C \Rightarrow C = A$。读作：如果存在A克C的过程不成立，那么有可能存在C亢侮A，即C反克A。在相克

过程中 A 是施事，C 是受事，转变为亢侮过程后，二者施事和受事角色发生颠倒。在《内经》中，《素问·五运行大论》对亢侮现象有详细描述，前面已经介绍，此处不赘述。《元理赋》中的名句亦能形象地描述五行亢侮中的语义角色变化：

> 金赖土生，土多金埋；土赖火生，火多土焦；火赖木生，木多火炽；木赖水生，水多木漂；水赖金生，金多水浊。金能生水，水多金沉；水能生木，木多水缩；木能生火，火多木焚；火能生土，土多火晦；土能生金，金多土弱。金能克木，木坚金缺；木能克土，土重木折；土能克水，水多土流；水能克火，火炎水灼；火能克金，金多火熄。金衰遇火，必见销熔；火弱逢水，必为熄灭；水弱逢土，必为淤塞；土衰逢木，必遭倾陷；木弱逢金，必为斫折。强金得水，方挫其锋；强水得木，方缓其势；强木得火，方泄其英；强火得土，方敛其焰；强土得金，方化其顽。（《元理赋》）

本书摘录了《元理赋》中部分描述五行生克悖逆的语句。事实上，施事和受事角色颠倒不仅体现在五材中，在脏腑关系和社会关系中都是非常常见的制化过程。

其二，五行生克无法实施，即¬（A－B∨B－C∨C－D∨D－E∨E－A），¬（A＝C∨C＝E∨E＝B∨B＝D∨D＝A），映射到五行和脏腑分别体现为：水不生木，肾阴虚不能养肝；木不生火，肝血心气不足；火不生土，心（肾）脾阳虚；土不生金，脾虚而不能滋养肺脏；金不生水，肺津肾阴不足；木不克土，肝郁脾虚；土不克水，脾虚水泛、肾阳不振；水不克火，肾阴虚心火旺；火不克金，心肺阳虚；金不克木，肺虚肝旺。

五行生克无法实施是五行生克系统保持动态平衡重要的一环。以 ACE 之间的相克关系为例，图 7－14 为理想化的 ACE 相克关系图式。但 ACE

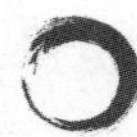

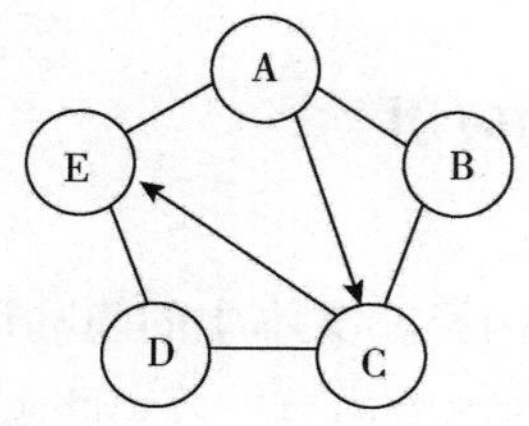

图 7－14　ACE 相克关系

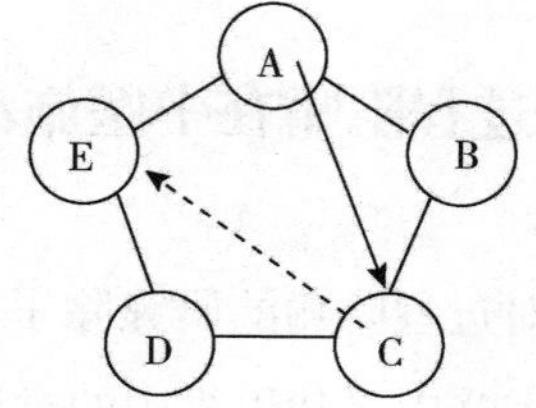

图 7－15　CE 相克无法实施

关系可以出现变异情况，比如出现 A↑→A＞C→¬ （C＝E） →E↑→……情况：如果增强 A（图 7－15 实线箭头），那么 A 乘 C，导致 C 克 E 无法实施（图 7－15 虚线箭头），从而有助于 E 增强，但这并不是终点，它仅仅是生克过程系统中的一环。从这个意义分析，过程隐喻与实体隐喻具有互补性。子系统的增强和减弱是实体隐喻关注的焦点。对于中医而言，通过病症的外部特征反推五行生克无法实施的状况，寻找发病原因，并根据生克过程的规律得出治疗方案，这属于过程隐喻思维。

五　过程隐喻中的知识映射——动态平衡演绎宇宙变化规律

实体隐喻传达的知识为：将世界万物与人体脏腑作五元化归纳，以“万有森罗，以五为度”的方式思考人体和疾病。过程隐喻的知识映射则体现为用生克过程的动态平衡演绎宇宙变化规律。五行生克意象图式是一个抽象的、统一的、动态的、平衡的、复杂的有机系统，促使该系统在运行过程中始终保持动态平衡的主要动因是生克过程，在“相生”的过程中，必然会出现“相克”，在“相克”的过程中，也必然会出现“相生”，在生克过程的双重作用下，演绎宇宙发展变化。过程隐喻映射将（五行）生克意象图式无限拓展到宇宙各领域之中，进而把握事物在共存、互助、制约关系下的运动发展，映射到人体，便展开对人体脏腑变化规律的描述，并指导中医临床施治。

六　过程隐喻在中医施治方略中的应用

本书对过程隐喻的研究除了深入分析《内经》文本中的隐喻话语之外，还从施治方略中寻找思维中的过程隐喻。对于医者而言，过程隐喻思维已经渗入灵魂深处，这体现为医者在施治过程中无所不在的过程隐喻（非言语）表达，本书称为施治方略，因此，我们可以通过施治过程中的过程隐喻表达反观医者思维中的过程隐喻，而后者恰恰是中医隐喻思维的真谛。

中医施治不是静态、片面、孤立的点性思维，点性思维属于实体隐喻思维，过分强调五行各子系统量方面的补和泻，消显了系统之间的关系，很容易产生“一脏补泻”和“缺什么补什么”等片面施治方式，导致各子系统相互矛盾，系统全面失衡；若以生克过程为出发点考虑子系统的增强和减弱，以全局观看待系统的虚实强弱变化，则能够有效避开片面施治导致的全局性悖论，更加有效地把握动态的、复杂的病变规律，从这个意义上说，过程隐喻比实体隐喻更能反映中医隐喻思维的本质。现列举两个医案进行说明①：

医案一：吴鞠通医案

一人24岁，右胁痛，胸中似有郁结硬块，感觉堵塞，肝气郁结吐血。

方法1：采用“和肝络，养胃阴”，之后，病人再次吐血，不能进食。

方法2：采用补土生金之法，补脾养肺，病人气喘咳嗽消失。

方法1在施治中针对肝气郁结吐血症状，首先直接对病变的脏腑肝脏进行治疗，然后根据木土相克的关系养胃阴，以弥补肝气旺盛之后导致的

① 参考60集大型电视纪录片《黄帝内经》第11集：五行循环天地人（医理篇）。

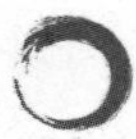

胃气之不足，此治疗方案将实体的虚实补泻置于中医思维的第一位，属于实体隐喻思维，事实证明，此方案没有达到预期的效果。方法2将脏腑之间的动态关系置于中医思维的第一位，紧紧围绕“相生”这一主题制定治疗方案，属于以过程隐喻为主导的中医施治，最终药到病除。

医案二：汪石山医案

> 一人五十来岁，脸色苍白，性子急，说话一句不合，便咆哮不止，接着气喘，有时呕吐。一天，与人争吵之后，左乳房下方局部疼痛，又因过于恼怒，腹中一股秽气上冲，冲上便咳，咳多便吐，或干咳无痰，有时吐血，有时一寒一热似疟疾。

有的医生按照疟疾治，有的从痰治，有的从气治，都不见效。这些都属于针对病发脏腑而展开的施治方案，属于实体隐喻思维。汪石山诊断，此“木虚土旺”也。病人脾虚肝旺，所以性急多怒，肝火时常引发，所以左乳房下方疼痛，是肝气郁结于此。秽气上冲，是肝火犯脾，逆而向上。吐血是肝被火侵扰，无法藏血。咳是肺失去脾所供之养，又受火克制而成。呕吐是脾虚，不能正常运作，食物郁为痰。一热一寒是因体内水火交战。妥当治法：泄肝木之实，补脾土之虚，清肺金之燥。汪石山的诊断和施治都将生克过程置于思维首要地位，怎么样通过生克关系推动脏腑平衡是他诊治中的核心要义，也属于过程隐喻思维主导的中医施治。

第五节　过程隐喻的理据与特色

一　过程隐喻有深刻的体验性基础

五行过程隐喻的始源域是生克意象图式。生克意象图式来源于人们与客观世界的互动，包括亲身身体经验和对自然现象的观察和感知。比如人从娘胎中出来即为“生”，这种母子关系是最直接的体验；水性灭火、火性熔金、金属伐木、木器掘土、筑土堰水，这些“相克”关系很容易在生活实践中被观察和认识，前文已作详细介绍。

二　过程隐喻有明确的词源学基础

《春秋繁露》解释“五行”时说：“行者，行也。”所以五行的“行”首先是动词，然后转化成描述动作的名词，即五行指五种基本走势。英语界（如李照国，2005：39；罗希文，2009：383；李照国，2011）多把“五行”译为 five elements，这种译法过分强调金木水火土五种基本物质，而弱化了物质间的动态关系，属实体本位思维，不仅如此，根据在线网络翻译词典“爱词霸”（iCIBA）的一项网络调查显示[①]，将“五行”译为 five elements 的网页共有 864 个，译为 the five elements 的网页共有 258 个，译为 five phases 的网页共有 164 个，译为 five agents 的有 62 个。这一现状说明，实体隐喻在“五行”的英译中仍然占据主导地位，但是这种译法并不符合“五行”的真实内涵。李约瑟《中国科学技术史》卷二指出：“element 一词从来不能充分表达‘行’字……它（行）的真正词源从一开始就有运动的含义。”其他的证明包括冯友兰用英语撰写的《中国哲学简史》[②] 把“五行”译作 five activities 和 five agents；全国科学技术名词审定委员会中医药学名词审定委员会在其官方网站中将“五行”译为 five phases，并且明确指出：“五行指木、火、土、金、水五种基本物质及其运动变化”，《柯林斯高阶英汉双解学习词典》将 phase 定义为“（A phase is）a particular stage in a process or in the gradual development of something”，这说明官方的译文强调过程或者发展中的阶段；美籍华裔哲学家陈荣捷在《中

---

① 参见在线网络翻译词典“爱词霸”（iCIBA），http：//www. iciba. com/% E4% BA% 94% E8% A1% 8C/，检索日期：2015 - 11 - 12。

② 冯友兰：《中国哲学简史》（*A Short History of Chinese Philosophy*），美国麦克米兰公司 1948 年版。

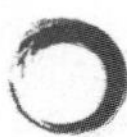

国哲学纲要与注释书目》[①] 中把“五行”译作 five actions 或 five operations 或 five agents，并称译作 five agents 为佳。我们认为，用 activity/action/phase/operation 等词来译“行”符合我们对过程隐喻的定义，译作 agent 也体现过程隐喻，因为 agent 不仅体现“能生”和“能克”等语义角色，即现代语言学所称的“施事”，也包括“所生”和“所克”等语义角色，即现代语言学所称的“受事”。所以，把陈荣捷所说的 agent 理解为“主体”比较合适，是对施事和受事的统称。

三　过程隐喻符合语言类型学的相关发现

过程隐喻符合五行的本义，即证明了“行”是动词，而不是名词。语言类型学的研究发现可以反证过程隐喻的必然性。比如汉语是动词主导型语言，英语是名词主导型语言（蒋坚松，2002）；汉语是时间性语言，英语是空间性语言（王文斌，2013），所以，我们不必奇怪，虽然实体隐喻是英语的主要隐喻类型，而汉语中竟然存在过程隐喻。

四　过程隐喻符合认知心理学的相关发现

认知心理学家 Turner（1996：31）提出寓言式映射（parabolic projection）的工具是“事件即行为（EVENTS ARE ACTIONS）”隐喻，即是说，将某一行为故事的意象图式投射到某一事件故事的意象图式之中。比如用转圈行为认知四季更迭，用不断向前的行为认知时间流逝等，这有助于通过我们日常心智中司空见惯的行为去认知复杂的故事。比如：

（30）A duplicating machine chewed up a document.

① 陈荣捷：《中国哲学纲要与注释书目》（*An Outline and an Annotated Bibliography of Chinese Philosophy*），美国耶鲁大学远东出版社 1969 年版。

通过“事件即行为”隐喻，将整个事件转化为行为。始源域是动态行为“食客咀嚼食物”，始源域中的“食客”“咀嚼”“食物”分别对应目标域中的“复印机”“复印过程”“文件”。再比如，Turner（1996：31）采用“事件即行为”隐喻分析了勃朗宁的诗 *Prophyria's Lover*，其中一句：

The sullen wind was soon awake,

It tore the elm-tops down for spite.

此句的始源域是“actor tears something down（行为者拆卸某物）”，该行为携带施事与受事之间的因果关系，将这种因果关联映射到目标域之中，赋予了 wind 与 falling of tree 之间施事—受事因果关联，从而促使读者将 wind 作拟人化识解，这并不造成目标域意象图式的冲突和矛盾，而且符合隐喻映射的“恒定原则”，这也体现了勃朗宁诗歌创作的高明之处。

本书认为，事件即行为（EVENTS ARE ACTIONS）隐喻属于过程隐喻，因为该隐喻是将行为本身作为思维的基本要素，将人参与的空间性行为投射到事件性故事之中，在不造成认知冲突（conceptual collision）的前提下，赋予这一事件性故事某种行为性概念，即是说，具有本体论意义的认知对象是以事件形态存在，而不是某一实体形态存在。即使某些事件不具备行为性特征比如心智事件，但通过“事件即行为”的映射作用，可以将心智事件中的元素动态化，创造行为性逻辑，如“The idea came to my mind.”“An idea tortures me.”等表达中，idea 成为执行空间性行为的施事，整个事件因此而具备行为性特征。

五　过程隐喻具有包容性特征

过程隐喻以生克过程为基本位素，通过在不同范畴或概念域的映射，拓展了生克过程的多样性和包容性。第一，生克过程不仅有五行物理性的

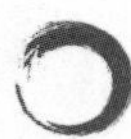

生克，还有脏腑间的功能性促进与抑制，避免了“脏腑同在体内何以互克”的质疑，也避免了子系统间交叉描述所造成的循环论证。第二，不仅有简单的二元生克关系，还有复杂的多系统参与的生克，这有利于充分解释不断发展变化的动态世界以及自然万物之间的联系，更有助于解释人体脏腑之间、体内与体外纷繁复杂的变化规律。第三，过程把子系统中的元素抽象为语义角色，可以避免元素的指称和功能过于简单化、唯一化，如“金”不是具体的某种金属，而是一组特征所定义的语义角色，即施事与受事，语义角色还可以包容脏腑位置与现代解剖学发现的不同，即可以解释并认同高也陶等（2006）的观点：“非中医学人士往往根据传统中医理论中‘肝生于左’① 的记载，认为中医学的人体解剖观不正确……传统中医理论中的脏腑指的是某一种特定的功能系统，而并非现代医学所谓的只是一种实体解剖器官。”我们认为，高也陶等人说的“功能系统”指的是肝在五脏生克过程中所扮演的角色，即我们所称的语义角色。第四，过程隐喻中的过程不依附于位素，其主体和客体是开放的，过程的类型也是开放的，这样一来，可以最大限度地使中医免于“削足适履”的困境：“足”指中医的诊断、治疗、指导养生等实践活动，“履”指阴阳五行理论以及与阴阳五行理论相关的实体隐喻理论。过程隐喻为中医的临床新发现预留了广阔的空间，也成为中医现代化必须具备的逻辑前提。第五，过程隐喻还适用于阴阳学说，“阴阳”的本义取自物质世界的本质——运动中的气体，阴阳关系体现为太极图中黑与白的渐进式变化。人体的正常生命活动恰恰是阴阳对立统一、动态平衡的结果，人体阴阳盛衰和转化是中医判断疾病与治疗方案的标杆。

六　来自中医阴阳学说的证明

在现代认知隐喻研究看来，利用阴阳逻辑将自然万物及人体纳入阴阳范

① 肝的实际位置在右上腹部。

畴来考虑的范畴化思维过程实质上就是以基于取象比类思维的实体隐喻。但是，中医理论体系的整体性、动态平衡性、复杂性和辩证性特征与过程隐喻更加契合，需要过程本位思维才能全面把握。通过前文分析可以看出，过程隐喻发凡于生克过程，对描述和解释中医五行学说提供了合理的心智运作描述，而代表此消彼长、柔刚生杀、昼夜明暗、四时交替、寒暖相移的阴阳学说不但具有经天纬地、吐纳山川的潇洒，更有洞察人体脏腑气血经脉动态变幻的深邃，可见阴阳学说与过程隐喻具有天然的适切性。

1. 过程隐喻的位素是阴阳变化

《吕氏春秋·察今》认为，阴，古作“侌”，意思为“正在旋转团聚的雾气”，阳，古作“昜”，意思为“发散的气体”。这说明“阴阳”的本义是运动中的气体。《素问·天元纪大论》说：“形气相感而化生万物矣……气有多少，形有盛衰，上下相召而损益彰矣”，说明物质的气自身中存在矛盾，而且处于生化不息的运动中，所以才使千差万别的事物都显现出来。《易经》卦中的阴爻和阳爻均会产生爻变，导致其他各爻间的互相关系发生改变而转化为另外一卦。阴阳之间不仅相互对立，而且还相互消长转化，体现为事物中主要矛盾的互相对立与转化，以及与周围事物关系的运动变化，这也正是中医理论中阴阳的基本含义。过程隐喻属于“线”性思维，以事物的动态过程为本体，阴阳的运动变化本质与过程隐喻思维观相契合。变化有量变和质变之分①，阴阳变化的量变质变作为过程隐喻的位素映射到人体，体现为人体阴阳的消长平衡和相互转化。

2. 过程隐喻的属性是对阴阳变化的特征描述

阴阳对立斗争导致阴阳消长，太极体呈现阴性或阳性，当阴阳实力相当，太极体呈现平衡。阴阳消长平衡属量变，体现为太极图中黑与白的渐进式变化；当量变达到极点时会出现阴阳转化的质变。先民从日夜更替现象中提取了对阴阳变化的朴素认识，白昼为阳，黑夜为阴，白天黑夜周而复始的交替，将其哲理化，用隐喻映射推而广之，映射到宇宙万物，无

---

① 参见《礼记·中庸》疏“初渐谓之变，变时新旧两体俱有；变尽旧体而有新体，谓之化。”

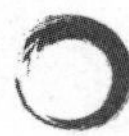

论有形的物体还是无形的太虚，都处在无休止的阴阳变化中，映射到人体，体现为人体脉象变化、病理变化与自然界阴阳二气的消长转化相通应，比如：

> 天地之变，阴阳之应，彼春之暖，为夏之暑，彼秋之忿，为冬之怒。四变之动，脉与之上下。以春应中规，夏应中矩，秋应中衡，冬应中权……阴阳有时，与脉为期。（《素问·脉要精微论篇》）
>
> 春生夏长，秋收冬藏，是气之常也。人亦应之，以一日分为四时，朝则为春，日中为夏，日入为秋，夜半为冬。朝则人气生，病气衰，故旦慧。日中人气长，长而胜邪，故安；夕则人气始衰，邪气始生，故加；夜半人气入藏，邪气独居于身，故甚也。（《灵枢·顺气一日分为四时》）。

3. 过程隐喻的关系是阴阳变化过程中的量变质变关系

对立依存的阴阳双方处于不断的消长转化过程中，过程隐喻的关系体现为“变”与“化”的转换交错，由量变引起质变，质变又引起新的量变，以至无限。量变与质变在相互交替中构成事物的上升性发展。

（1）量变到质变

当阴阳变化在一定范围、一定程度、一定时间内进行，那么阴阳在总体上呈现出相对稳定的平衡状态，体现为从量变到质变的演变过程。过程隐喻消显阴阳，凸显阴阳变化过程，强调限度范围内的“阴消阳长”“阳消阴长”“阴阳共长”“阴阳共消”。本书用X表示属“阴”的一方，Y表示属“阳”的一方，↓表示“消”，↑表示“长”。通过XY语义角色的变化来表达阴阳消长的四种关系：阴消阳长：X↓Y↑；阳消阴长：X↑Y↓；阴阳共长：X↑Y↑；阴阳共消：X↓Y↓。

比如四时气候的变化（如图7-16），从冬至春及夏，气候从寒冷逐渐转暖变热，这个量变过程至夏季达到极致即至热，为质变创造了基础。由夏至秋及冬，气候由炎热逐渐转凉变寒，至冬季达到极致即至冷，为新的质变创造了基础。四季在冷暖消长中保持平衡。再比如《素问·生气通天论篇》曰："故阳气者，一日而主外，平旦人气生，日中而阳气隆，日西而阳气虚，气门乃闭。"一日之内，从子夜到中午，阳气渐盛，到日中达到阳气最盛，映射到人体表现为人体的生理功能逐渐由抑制转向兴奋，即阴消阳长；从日中到子夜，阳气渐衰，到子夜达到阴气最旺，映射到人体表现为人体的生理功能由兴奋渐变为抑制，即阳消阴长。自然界与人体阴阳之消长往往是同步变化，且无时无刻不在进行着的。

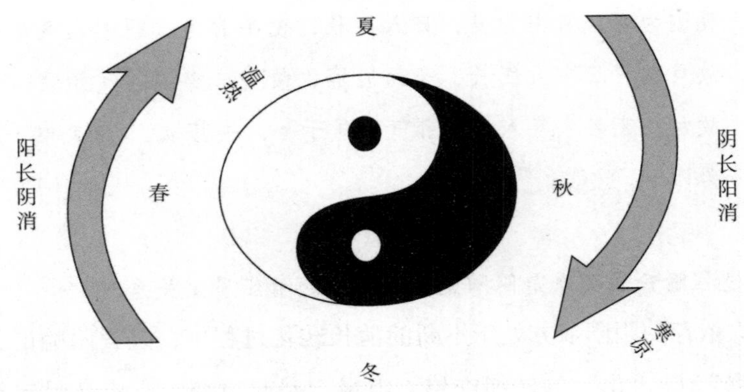

图7－16　四季阴阳消长平衡

一年四季有寒暑更替的阴阳消长，一日之中有阴阳二气盛衰带来的人体兴奋与压抑。从某一时段看，这些消长带来阴阳之间不平衡，但从一年或一天总体看来，阴阳变化在量变到质变路径上发生，体现为量变的积累，始终处在相对的平衡之中。阴阳消长平衡映射到中医领域，如《素问·阴阳应象大论篇》所说："阴胜则阳病，阳胜则阴病"，阴偏盛必然损伤人体的阳气；阳偏盛必然损伤人体的阴液。同样的道理，阴阳任何一方的不足，制约对方的力量减弱，势必引起对方的偏盛。如阴虚则阳亢，即人体阴液不足时，对阳的制约不及，就会导致阳的亢盛。中医临床上常用阴中求阳、阳中求阴等治法来维持阴阳消长的平衡。

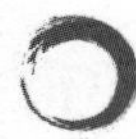

（2）质变到新的量变

阴阳双方的量变过程发展到某种程度会产生质变，导致事物的总体属性向对立面转化。过程隐喻采用 XY 语义角色的更替，即“X→Y”或“Y→X”表示阴阳转化。阴阳转化发生于“物极”阶段，“物极必反”，开启新的量变。

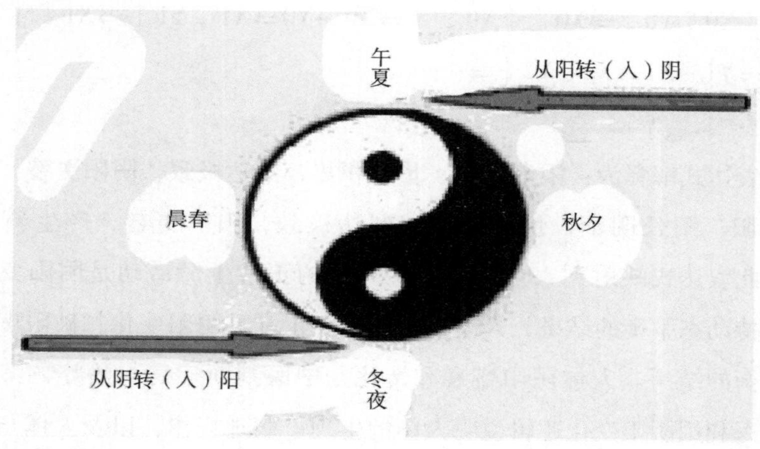

图 7－17　四季/一日更替

如图 7－17 所示，夏季热极之时，产生阳盛之极的质变，此时新的量变开启，阴开始萌生，随着阴渐盛而及秋冬；冬季寒极之时，为阴盛之极的质变，此时新的量变又开启，阳开始萌生，随着阳渐盛而及春而夏。再如，昼夜的交替，子夜（23 时—1 时）为阴极，阴极则阳生；午时（11—13 时）为阳极，阳极则阴生。阴阳转化映射到人体，表现为《素问·阴阳应象大论篇》中的“重阴必阳，重阳必阴”“寒甚则热，热甚则寒”“寒极生热，热极生寒”。“重”和“极”就是“物极”阶段，就是促进阴阳转化的条件，达到“重”的条件，阴阳就相互转化；达到“极”的条件，寒热就相互转化。如某些急性热病，由于热毒极重，大量耗伤机体元气，在持续高热的情况下，可突然地出现体温下降、面色苍白、四肢厥冷、脉微欲绝等阳气暴脱的危象，这种病证变化，即是由阳证转化为阴证。

4. 过程隐喻的知识是动态平衡思想

统摄万物的阴阳以运动变化的形式存在，通过量变质变规律，实现动态平衡，整个过程可以表达为（↓表示“消”，↑表示“长”，“↑↑”和“↓↓”表示偏盛，“→”表示转化）：

X0↑Y0↓⇒X0↑↑Y0↓↓⇒X0→Y0⇒X1↓Y1↑⇒X1↓↓Y1↑↑⇒Y1→X1⇒X2↑Y2↓⇒……

此表达式解释为：阳消阴长，量变积累，到达极致，阴阳更替，产生新的阴阳，阳长阴消，量变积累，到达极致，阳阴更替，产生新的阴阳……此表达式映射到人体体现为，人体的正常生命活动是阴阳变化协调、维持动态平衡的结果，人体生命活动不正常是阴阳变化打破限度，导致不平衡的结果。人体阴阳盛衰和转化是中医判断疾病与治疗方案的标杆。中医利用阴阳变化逻辑说明人体的生理、病理规律，以及人体与外在环境的相互关系，从而指导临床诊断与治疗。

第六节　小结

中医理论具有整体性、复杂性和辩证性特征，这些特征已经远远超越了实体本位思维的解释力，后者导致中医遭受批判。中医的救赎呼唤全新的隐喻理论进行阐释。过程隐喻的发凡是针对实体隐喻的缺陷而言的。本章提出了过程隐喻，应用到中医五行学说中，凸显生克过程以取代五行的本体论地位，以对生克过程的特征描述为属性，用子系统中的语义角色变化说明位素间的生克转换关系，还原了五行系统内部复杂的多重生克关系，并用生克过程的动态平衡演绎宇宙变化规律，从而呈现出一个相对完整的中医五行学说。同时，过程隐喻具有深刻的经验基础和明确的词源学基础，符合语言类型学和认知心理学的相关论证，具有广泛的包容性和适

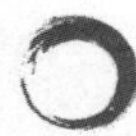

用性，不仅契合于五行学说，还适切于中医阴阳学说，后者以阴阳变化为思维原点，映射到宇宙特定领域的动态关系中，将阴阳间的动态平衡赋予到该动态关系之中。阴阳过程隐喻将中医理论聚焦于阴阳变化过程，不计较阴阳的局部特征，而是从全局出发，凸显阴阳变化过程中的动态平衡，这更加契合中医学整体思维和辩证思维的特色与优势。

第八章　中医隐喻思维与中医理论体系：隐喻网络视角

第一节　引言

基于阴阳五行学说的“取象比类”方法是中医理论的基本论证逻辑。几千年来中医对阴阳五行学说的理解和运用与现代认知隐喻理论暗合，即“取象比类”的过程体现为隐喻思维的过程，中医学以基于体认的自然物象为直接依据，通过隐喻映射搭建人体脏腑经络气血盛衰与自然万象之间的心理通道，从而构建系统化的中医理论体系。但是自古及今对中医阴阳五行学说、中医取象比类和中医理论体系的批评表明，基于实体比较的认知隐喻理论不能够完全适用于中医。从实体本位转向过程本位，提出实体隐喻之外的过程隐喻，择宇宙变化的现象和规律比附人体生理和情志变化动象，系统地解释人体内部和外部的动态性特征，将天、地、人的关系重新梳理和诠释，更符合阴阳五行学说的本义，更符合中医取象比类思维的本质，更符合中医理论体系整体性、辩证性和动态性特征。比如：

出入废则神机化灭，升降息则气立孤危，故非出入则无以生长壮老已，非升降则无以生长化收藏。是以升降出入，无器不有……故无

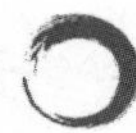

不出入，无不升降。(《素问·六微旨大论篇》)

以“升降出入”为代表的阴阳变化是人体及其内部结构的基本运动方式，也是人体一旦出现疾病，诊病辨证、化解病理、消除症状过程中必须遵循的规律。过程与变化贯穿于《内经》对病因病理、诊断治疗和养生描述始终。中医取象比类可以是实体之“象”间的比较和归类，也可以是宇宙运动变化过程与人类生命变化过程二者之间的相摩相荡，体现为功能性变化协同、时空节律形态同步、全息性的动态对比。过程隐喻与实体隐喻具有互补性，能够兼容实体隐喻对中医实践的有限解释力，克服实体隐喻在解释中医理论基础时的诸多缺陷，有效化解部分中医学困惑，其概念隐喻特性也可以从语法隐喻的对比分析中得到证实。总之，中医思维有待于从多角度进行解剖，中医理论体系仍有待于进一步挖掘和总结，这需要有全新的隐喻思维方式进行诠释，过程隐喻与实体隐喻构成的隐喻网络便为中医思维和理论的全新呈现开启了一扇门。

第二节 过程隐喻与概念隐喻

一 过程隐喻与实体隐喻的映射对比分析

实体隐喻编织中医理论体系是基于阴阳五行本身，及其各子系统的属性和关系，以此形成的知识是对生命和疾病规律的宽泛认知，过程隐喻则更加契合阴阳五行的本义，用过程本体取代阴阳五行本体，用系统间的语义角色变化说明位素间的转换关系，充分阐述阴阳五行的动态平衡过程。从实体隐喻来解释中医的理论基础，尽管受到《吕氏春秋》和王充等人的挑战，但它仍具有较强的解释力，过程隐喻能否接纳并重新解释实体隐喻对中医实践的指导呢？我们认为完全可以，因为过程隐喻实现了对实体隐喻映射内容的重新定义，前者以后者为基础：

实体隐喻　　　过程隐喻

位素——→被抽象为语义角色，定义了关系，即生克过程的内部衔接

属性——→被用于定义生克过程的语义角色，以促成关系映射

关系——→成为位素，并且定义了生克过程的属性（即生克类型）

知识——→实现对实体隐喻知识的超越，更符合中医知识的本来面目

不仅如此，过程隐喻的映射内容还借用了实体隐喻映射内容的名称，以体现与实体隐喻的可比性：

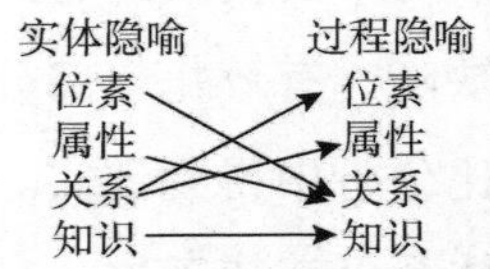

1. 实体隐喻的位素是阴阳和以金木水火土为代表的五大子系统；过程隐喻的位素是阴阳变化和五行生克。

2. 实体隐喻的属性是对阴阳两种概念和五行各子系统属性的归纳；过程隐喻的属性是阴阳渐进式变化，如日夜更替、四季轮回，和对五行生克的特征描述，如五材的物理性生克和五脏的功能性促进和抑制。

3. 实体隐喻的关系是阴阳对立统一关系和五行生克关系；过程隐喻的关系是阴阳变化过程中的量变质变，如阴阳消长转化，和生克系统的内部衔接，如肾水滋养肝木，肝木抑制脾土，从而实现肾水对脾土的制约。

4. 实体隐喻的知识是用阴阳本体论思想和“万有森罗，以五为度”的方式思考人体和疾病；过程隐喻的知识是用阴阳渐进式变化和生克过程的动态平衡演绎宇宙变化规律。

二　过程隐喻与动词隐喻、事件结构隐喻

“过程”指事物发展所经过的程序和阶段。由于“过程”这一概念涉

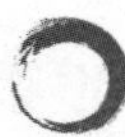

及动态行为和事件发展，有必要将过程隐喻与同样关注“过程”的动词隐喻和事件结构隐喻进行对比分析。

Tirell（1991）区分了六种不同语法类别的隐喻，即简单对等“A is B”，纯述谓“A is F”，类别述谓“A is a K”，替代隐喻、名词功能隐喻“the B of A”，动词功能隐喻“A Vs B”。在动词功能隐喻“A Vs B”中，V是一个动词，A在字上面不能做这一动作，或在字面上不能对B做这样的动作。如果按照词类进行分类，隐喻有名词隐喻和非名词隐喻之分。动词隐喻属于非名词隐喻的一个类别。过程隐喻与动词隐喻的交集在于二者都关注动态的行为。张建理、朱俊伟（2011）认为，动词隐喻是基于行为的隐喻。从表征内容方面分析，动词虽然描述事体的存在、运动以及关联，但是动词述义表征概念实体间的相互关系，提到前者必须涉及后者，因此动词述义是名词实体的概念依存体（Langacker，1987：215）。按照认知语言学的配价思想，动作的概念化离不开动作的参加者，基于这种思想，张建理、朱俊伟（2011）细分了三种动词隐喻，即动词概念与主语概念冲突、动词概念与宾语概念冲突、动词概念与主语和宾语概念冲突都可以产生隐喻。比如：

（31）Teacher barks.

例（31）中，动词bark应该包含在狗所在的概念域中，与人的概念没有直接的关联，因此才会产生bark与主语teacher之间的概念冲突，在此句的解读过程中，始源域中的bark概念被激活，bark的主体和施事都是狗或者其他动物，bark的概念属性为“THE SOUND MADE BY A DOG”，TEACHER虽然不具备这样的概念属性，但是可以“MAKE SOUND”，因此，始源域和目标域的行为施事便产生了关联，始源域的属性“THE SOUND MADE BY A DOG”映射到目标域中便能够被解读为“A NOISE RESEMBLING THE SOUND OF A DOG”。从上述分析可以看出，虽然Cameron 和 Low（1999：120）明确指出动词隐喻可能比名词隐喻更为普遍常用，动词隐喻才是隐喻的最基本表达式，但是动词隐喻实际上是实体隐喻在视点上的变异，从关注位素转变为关注属性，即动词激活其与名词的常规语义匹配，映现相关事件为其始源域（张建理、朱俊伟，2011），然后通过始源域行为（事件）中的某些概念属性和目标域行为（事件）某些概念属性进行对比参照，从始源域中选取局部概念向目标域映射。

Lakoff（1993）首次提出了事件结构隐喻（Event Structure Metaphor），简称 ESM。ESM 的核心思想是通过空间、力和运动等物理性概念对有关事件结构的概念，包括状态、变化、事因、行动、过程、目的及方法进行隐喻性理解，空间、力和运动为 ESM 的始源域，事件的各个方面为目标域。Kovecses（2010：208）认为 ESM 的中心映射为“事件即运动（Events are movements）”，对事件结构概念各个层面的表述都是基于这一根隐喻而展开的。与实体隐喻（宇宙巨链隐喻）不同的是，ESM 是对事件结构进行概念化，主要凸显了位素之间的关系（relation）：比如 ESM 把状态视为位置，状态的变化即位置的改变；变化即运动，导致变化的外因为力量，内因为自主驱动；行动的目标即终点，采取的方法即路径，遇到的困难即障碍等等。现仍然以 LIFE IS A JOURNEY 隐喻为例进行分析。

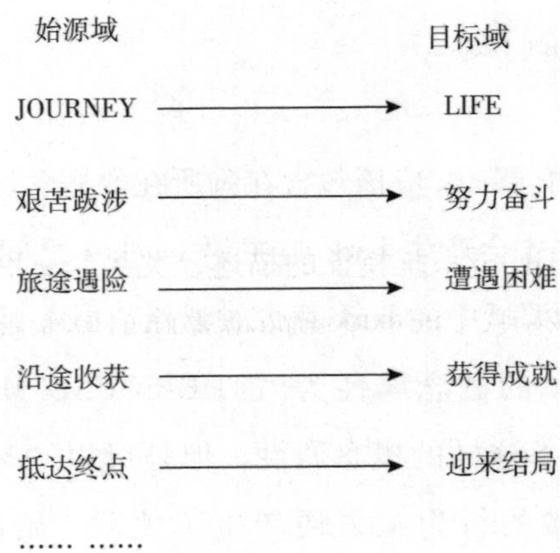

图 8－1　LIFE IS A JOURNEY 隐喻映射

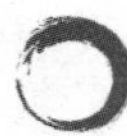

按照 Lakoff（1994：62）提出的“隐喻传承等级”，隐喻映射之间可以按照等级结构进行排列，低等级映射传承了高等级映射的结构，所以姜波（2015）认为 Life is a journey 可看作事件结构隐喻的典型应用。在对 Life is a journey 的事件结构隐喻分析中，Life 被视为一个事件结构，其中的许多元素（小事件）（如遭遇困难、获得成就、努力奋斗、迎来结局等）作为目标域可以通过始源域 Journey 中的空间、力和运动进行概念化，如旅途遇险、旅游收获、艰难跋涉、抵达终点等，但实际上，Life 和 journey 事件本身并没有作为位素的身份参与到隐喻映射之中，正如姜波（2015）所言，事件结构隐喻是对事件结构概念中的多种元素进行对比概括。该事件结构隐喻呈现的是 Life 和 journey 两大事件结构中位素“人”和“旅行者”在生活和旅行中分别遭遇到的各种错综复杂的关系，从这个意义上说，ESM 仍然难逃实体隐喻的窠臼，仅仅体现了实体隐喻在视角凸显上的变异，即把关注的焦点从位素转变为关系，并没有从真正意义上把事件过程本身看作位素。

通过以上分析得出结论：动词隐喻和事件结构隐喻都体现实体隐喻在视点（perspective）上的改变，即从关注位素转变为关注属性（动词隐喻）和关系（ESM），没有把过程本身视为位素，而过程隐喻是以过程本身为位素，弱化了过程的参与者，属性是过程的特征描述，比如用“母子关系”表述相生过程，用“胜负关系”表述相克过程，关系是过程系统的内部联系，体现元素的语义角色变化，增加了生克过程的多样性和包容性。如果按照实体隐喻来分析五行学说，其映射的位素必然是 ABCDE 五大子系统，属性是对 ABCDE 子系统特征的描述，关系是 ABCDE 之间的生克关系描述，从这个角度分析，过程隐喻的位素映射是实体隐喻的关系映射，二者具有明显的差异性。

三　过程隐喻是概念隐喻的一种：从它与语法隐喻的关系来看

我们先看三个句子：

(32) The explosion shocked her.

(33) The snake shocked her.

(34) The bomb exploded and it shocked her.

从映射内容来看，过程隐喻把过程本身当作位素，这种情况可以表示为(32)，因为the explosion是动作过程的名物化，过程本身被当作位素使得(32)与(33)具有可比性，因为(32)与(33)分别是过程和实体充当主语。我们说(32)的主语表示过程，是因为(32)可以扩展为(34)。

Halliday(1994：342)把(33)与(34)称为一致式(congruence)，把(32)称为非一致式(incongruence)。一致式和非一致式是语言转写意义的两种形式，一致式是更自然、更直接的儿童较早学会的表达式，非一致式与此相反。在(33)中，名词表达实体是一致式，在(34)中，子句The bomb exploded表达事件也是一致式，但是(32)以名物化的形式表达事件是非一致式。非一致式也称为语法隐喻(grammatical metaphor，Halliday，1994：342)。

语法隐喻不同于过程隐喻：语法隐喻表明一个概念(或事件)可以由两种语言形式来表达[如(34)和(32)]，是从上到下的视角，即从概念来看语言表达式。过程隐喻是概念隐喻的一种，即一种语言形式对应两个不同的概念，是从下往上的视角，比如The world is a stage. 中的stage既指人们生活的这个世界(概念一，一般较具体)，也喻指演员表演的舞台(概念二，一般较抽象)，从概念一到概念二之间有四种映射(位素、属性、关系、知识)。对于过程隐喻来说，比如“木生火”这一过程，它同样体现从下往上的视角，而且同样对应两个概念，一个是较具体的“木生火”概念(概念一，较具体)，可以理解为“燃木起火”的具体意象，另一个是抽象的概念，即对中医的医理、病理和养生具有广泛指导意义的两类物质之间的促进关系(概念二，较抽象)，两个概念之间有四种映射。所以过程隐喻是概念隐喻的一种。

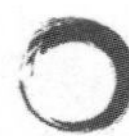

所以，（32）虽然像过程隐喻，但它只是与（34）对应的语法隐喻形式，语法隐喻和过程隐喻最大的区别在于：语法隐喻只属于语言形式层面，过程隐喻发生在概念层面。

第三节　过程隐喻与实体隐喻的兼容

一　二者互补的前提：概念隐喻内部的重合与兼容

Lakoff和Johnshon（1980）结合大量英语语料将概念隐喻划分为空间隐喻、实体隐喻和结构隐喻，此三分法在学术界经受过近30年的考验并为国内外众多隐喻研究者所普遍接受并采用（吴恩锋，2010：24），但也遭到许多学者的质疑，比如陈嘉映认为，此三分法有失偏颇，界定隐喻的主要因素就是结构性，只承认结构性隐喻是隐喻，并指出（陈嘉映，2003：371）："把方向因素和本体论因素都视作喻体是不妥当的"；张凤娟（2008）认为这三种概念隐喻不在一个认知平面，隐喻是上位范畴，基本范畴是结构隐喻，下位范畴是方位隐喻和实体隐喻；杨秀杰（2005）认为，空间方位性隐喻和实体隐喻是在显性或隐性的结构隐喻基础上派生出的不同隐喻认知模式……结构隐喻属于根隐喻，空间方位性隐喻和实体隐喻属于派生隐喻。就其普适性而言，三种隐喻具有差异。Lakoff（1993：207）指出：

> Each mapping is a fixed set of ontological correspondences between entities in a source domain and entities in a target domain（每种映射是始源域的实体与目标域的实体之间形成的固定的本体对应结合）（Lakoff，1993：207）

这一论断强调了实体（entity）在隐喻映射中的重要地位，至少适合实体隐喻和结构隐喻。实体隐喻反映了实体间特征相似而产生的对应关系；结构隐喻强调二域之间的映射，此种映射表现为实体对应和关系对应，前者凸显二域内元素之间的对应关系，后者则凸显二域内元素关系之间的对应。但是这一论断不能完全适用于空间隐喻，后者赋予概念以空间方位，其始源域是基于意象图式的空间经验，目标域是间接的抽象经验。因此，实体隐喻不具有绝对意义上的普适性，Lakoff 和 Johnshon（1980：25－32）在论述实体隐喻的篇章中只谈论了三种实体隐喻形式，即实体和物质隐喻（entity and substance metaphors）、容器隐喻（container metaphors）和拟人（personification），说明实体隐喻远远没有覆盖隐喻思维的整体画面，不具备对所有隐喻现象的解释力。

隐喻映射不是随意的，而是受制于“不变原则”，即“隐喻映射以一种与目标域的内在结构相吻合的方式保留了始源域的意象图式结构”（Lakoff，1993：215；Lakoff，1990、1994；Turner，1990、1992、1993），言下之意，始源域的结构被系统地映射到目标域中，始源域的认知布局应当与目标域保持一致（刘宇红，2011：31）。根据“不变原则”的阐述，结构隐喻具有普适性，即所有的隐喻都是结构性的，把一种结构投射到另一种结构上，张凤娟（2008）称其为基本范畴隐喻，杨秀杰（2005）将其归为根隐喻，孙毅（2013：73）直接将 CMT 中隐喻的映射过程归结为结构映射（structural mapping），但 Lakoff（1989，1992）又提出意象隐喻（image metaphor），挑战了结构隐喻的普适性，因为意象隐喻根本没有概念间的系统映射，而是以某一认知域的视觉特征（而非概念域）投射到另一认知域。Grady（2007：191）认为，隐喻映射的系统性表现为二域之间映射的成分不局限于概念域中的实物和特征，还包括描述概念域的关系、事件和场景等，总之，概念隐喻理论关注始源域和目标域之间推理的映射（mapping of inferences）。基于此论述，本书认为三种概念隐喻仅仅是针对始源域的不同而进行的分类，三者之间存在重合兼容关系，可以交叉说明，没有必要安置明确的界限，因为始源域的选择具有复杂性，反映认知主体对

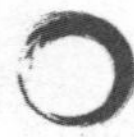

某一特定目标域的认知取向，取决于施喻者的体验认知程度，而后者受制于文化因素、生活经验、语用策略、感官差异等多元性认知理据。比如Lakoff和Johnshon（1980：26）把THE MIND IS A MACHINE归于实体隐喻范畴，但是在分析过程中，又通过MACHINE的结构和特征来阐述MIND的结构和特征，这又符合了结构隐喻的特点。再比如THE MIND IS A CONTAINER既可以是用实体性的CONTAINER认知MIND，属容器隐喻范畴，也可以用CONTAINER的内外空间特性说明MIND，因此才会有汉语中“心中”“脑海”“心里面”等空间隐喻表达。

中医运用取象比类的方式，将人们生产实践过程中发掘与总结的已知世界中的各种现象和规律与人体、疾病、命理等抽象概念关联起来，形成了具有中国传统文化经验烙印的中医隐喻话语，比如军事隐喻、容器隐喻、自然隐喻、社会隐喻等，但是，人体生理病理变化具有复杂性，且随着时间的发展、空间的变幻而有所变化，因此，中医隐喻思维对概念域的选择绝对不是墨守成规、故步自封的，更不会局限于实体、结构、空间三种有限的概念隐喻类型，而在选择方案和角度方面追求最大限度的开放性，随时空变幻而更新拓展，这种思想的实现必须首先从对“自然”的认知切入，鉴于广义的“自然”包括人类社会在内的整个客观物质世界，因此人类对“自然”概念的认知可以有无限遐想与泛化延展的趋势，以此为基础才能为认知目标域人体以及与人体相关的命理知识提供全方位视角和无限的可能，为临床治疗的思维模式提供灵活顺应的认知基体，这是中医隐喻思维赋予过程隐喻出场的基本前提，也是概念隐喻内部各种不同本位思维间彼此兼容的心理预设。

二　过程隐喻弥补实体隐喻缺失

1. 过程本位思维化解中医学困惑

过程隐喻把过程置于位素的地位，用阴阳变化和五行生克分别取代阴阳和五行的本体论地位，子系统的特征被削弱了，变化与生克本身是参照系，不受制于具体的物质，用具体的物质种类来体现生克关系只是部分代表整体的转喻（metonymy）策略，所以以“足”为代表的阴阳归属冲突可以被消解，因为过程隐喻关注的不是“足”是什么，而是“足”能怎么样的问题，同理，诸如《吕氏春秋》与《内经》五行配脏的差异、东汉王充“金胜木，鸡何不啄兔?”、酸苦为何不归于肺系统等困惑都可以化解。

过程隐喻的属性体现为对（五行）生克意象图式的不同描述，生克过程的类型可以多种多样，可以是五材之间的物理性生克（如金克木体现为刀斧可以砍伐树木），也可以是五脏之间的功能性濡养和抑制（如肺气太盛就会影响肝气的作用），证明其有效的经验性理据从生克过程本身中来，不存在孰生孰、孰克孰，因此不致产生脏腑同在体内何以互克的困惑。

清代医家陈士铎为了解释中医诊治过程中许多难以自圆其说的理论问题，提出一系列“五行颠倒”关系（转引自邓铁涛、郑洪，2008），包括“生中有克”“克中有生”“不全生”“不全克”“不敢生”“不敢克”等。清代另一医家程芝田（1988：663）认为生克顺序是可逆的，他说：“金能生水，又能克水，气滞则血凝也。水能生木，又能克木，水多则木腐也。……”陈士铎和程芝田的说法违背现代逻辑的同一律和不矛盾律，因为生克过程互相否定，属性彼此冲突，知识内容一团混沌，因此，实体隐喻的关系映射、属性映射和知识映射都无法实现。过程隐喻拯救了知识映射：实体隐喻的知识映射由于“五行颠倒”和“生克互逆”而陷入困境，过程隐喻着眼于过程本身，无所谓“颠倒”和“互逆”，只有生克过程主体和客体的变化，所以对过程隐喻来说，“五行颠倒”和“生克互逆”是没有意义的，因为它们预设了实体本位这一理论前提，即只有以实体为参照系，才有“颠倒”和“互逆”之说。此外，实体隐喻的知识映射无法合理地解释脏腑之间的相互影响，这个问题可以通过过程隐喻的关系映射即生克过程的复杂演绎化解，比如用“连续四生”A－B－C－D－E便可以解释“肾阴充足，上滋于肺”。

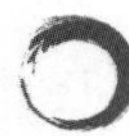

2. 运动变化观弥补片面静态观

按照过程隐喻思维，阴阳学说中的一些具体概念如阴虚、阳亢都是阴阳渐进式变化的产物，阴阳任何一方的不足，制约对方的力量减弱，势必引起对方的偏盛，即阴虚则阳亢。阴阳交互的内在机制遵循量变质变规律：阴阳消长是一定限度之内的量变过程，阴阳转化则是消长发展到一定程度（物极阶段）的质变，无论是四季冷暖，还是逐日阴阳盛衰，都遵循阴阳消长的量变和物极必反更替的质变，进而开启了全新的量变和质变。因此，事物的变化并不是阴阳之间的周而复始的循环，阴阳转化也非循环论，而是以量变质变规律为指导的演进式动态平衡。此“平衡”是阴阳动态关系下的相对平衡，有异于阴阳静态思维中的绝对“平等”。事实上，之所以认为《内经》有尚阳思想，乃是以把阴阳关系置于静态的绝对平等为前提。过程隐喻思维凸显阴阳整体性的此消彼长和相互转化，这样则无所谓阴阳孰轻孰重的争辩。

三　过程隐喻离不开实体隐喻

过程隐喻的出场是出于对实体隐喻的弥补，其解释力能够满足对中医理论的充分解读，能够有效揭示人体生命活动的真相。但是，对宇宙的窥视不可能交付于唯一的思维方式，纵观整个宇宙，是由各种事件、各种实际存在物相互联结、相互包含而形成的有机系统。按照实体本位思考，宇宙的基本要素是负载丰富性质与关系的物质实体，而按照过程本位思考，物质实体存在的基础是过程，过程赋予了物质实体之间纷繁复杂的内在关联和持续运动变化的动因，因此，以过程本位看世界，呈现出的是一个生化不息的活动过程。过程隐喻的提出只是思维路径和视角的转变，并没有触碰到本体论争辩的革命性论断和形而上学理论体系的破与立关系，那些关乎孰是孰非的二元定论不具备对实体隐喻与过程隐喻关系的准确阐述，因为后者并未否认前者存在的价值以及有关从实体视角思考生命规律的种种施治策略。且以清朝俞震纂辑的《古今医案按》[①] 中的一个故事说明过程隐喻与实体隐喻的关系。

元大人的儿子昏睡不起，不吃不喝已经有一天一夜。请奉真和尚来看病，奉真诊断后说："脾脏之气已经没有了，无法医治，明日即死。"

元大人问："能不能再拖一段时间，哪怕是几天也好！"

奉真答曰："当然可以。不过其他脏器都已经衰竭了，唯独肝气旺盛，衰弱的脾脏被肝脏克制得太厉害了，所以脾脏之气首先断绝。如果急泄肝气，则脾脏可以得到暂时缓解，这样便可以延长三天生命，过了这个时间，便没有回天之术了。"

说完，便给元大人的儿子服药。到了晚上，病人便清醒过来，还能喝一点稀粥。第二天，更有起色，能吃饭了。元家非常高兴。

奉真和尚却说："此不足为喜，只是脾脏暂时舒缓罢了。贫僧无能为力了。阿弥陀佛！"

过了三天，元大人的儿子果然死了。

这个医案说明，奉真和尚按照过程隐喻思维，通过人体内部脏腑之间生克乘侮，实现人体脏腑的动态平衡，暂时缓解了病人的疾病，但人体的动态平衡始终是建立在脏腑本身的功能属性基础之上的，一脏气绝，纵然是再高明的医术，也无力回天，无药可救。因此，决定人生之本的因素在于脏腑本身之气，这是中医医理的根本所在。没有现实的实体作为支撑，中医将不知所云，更不会有过程隐喻的运作机制。皮之不存毛将焉附！因此，过程隐喻必须与实体隐喻结合起来，才能全面有效地解释人体生理病理。

① 此医案参考60集大型电视纪录片《黄帝内经》第11集：五行循环天地人（医理篇）。

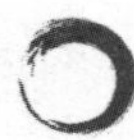

四　从中医理论的特点看二者的互补关系

金志甲、邢玉瑞（2001）总结了中医理论体系具有整体观、恒动观、功能观的特点。整体观强调人体与自然的统一性和联系性；恒动观强调物质动而不息的普遍规律，并通过阴阳对立统一和五行相生相克表达这种动态关系；功能观指中医重视功能性态，轻形质的特征，比如《灵枢·阴阳系日月》将阴阳定义为“有名而无形”，便印证了这一点。中医理论体系的这些特点造就了司外揣内、由表及里、援物比类、据象类推、揆度奇恒等中医宏观性思维特征，即把握天人整体性，强调人体阴阳对立统一和各脏腑器官机能活动之间的密切联系，不拘泥于细枝末节，这与过程隐喻思维是相契合的。但这种思维方式并非尽善尽美，恰恰成为中医理论缺陷的心智理据。高峻玉、郭照江（1997）和李鲲（2000）总结了中医理论缓慢发展的原因是认知模式的泛化性，其中最重要的一点是：中医认知模式具有重功能轻实体的决定论缺点，将功能凌驾于实体结构之上，这与西医相左，比如“三焦”，《内经》中只有功能描述，如“三焦者，决渎之官，水道出焉。”（《素问·灵兰秘典论篇》《灵枢·刺法论》）、“脾、胃、大肠、小肠、三焦、膀胱者，仓廪之本，营之居也，名曰器。”（《素问·六节藏象论篇》），而不存在具体的实体；再比如五行完全脱离物质元素，而成为特性的代名词，比如“春胜长夏，长夏胜冬，冬胜夏，夏胜秋，秋胜春，所谓得五行时之胜，各以气命其脏”（《素问·六节藏象论篇》）、“声合五音，色合五行，脉合阴阳”（《素问·脉要精微论篇》）。徐以（1998）也认为中医缺乏对人体内部的了解，不掌握形态，则无从谈功能、病理和疾病。这些对中医理论缺陷的剖析进一步说明实体隐喻思维在中医思维中不具备主导性作用，而与功能、关系、动态相契合的过程隐喻思维才是中医思维与话语体系的本质所在。同时这也恰恰说明中医理论的缺陷根植于纯粹的过程隐喻，导致思维缺乏具体实体结构的映衬，比如《内经》对人体阴阳和五脏进行了浓墨重彩、形象生动的功能性描述，但对其本质缺乏探讨；中医的辨证论治主要依据宏观病理分析，而缺乏基于实体结构的明确数据指标等等。

中医的宏观视角不仅将人体当作整体来看待，更突出了人与自然的整体性，即天、地、人合一，强调社会人文地理环境、精神心理和生命质量的协调与统一。这是中医有别于西方医学的显著特征，但也成为阻碍中医发展的因素之一。正如前国家卫生部部长陈竺所言：

> 医学研究应首先从人这个复杂的生物系统本身开始，在捕捉和了解其整体特性和规律的前提下招手进入微观领域，也就是说应该采用从整体到局部的研究策略，先有整体，尽管开始很模糊，但在明确人体的系统运行功能和状态基础上逐步向局部直至最小单元进行科学的还原分析，最终使其自上而下地逐层清晰化。（转引自许兰萍，2009）

中医宏观与微观的结合在认知机制方面体现为过程隐喻与实体隐喻的结合。两种隐喻共同编制中医理论体系才是中医健康发展、传承创新的必然要求，这在临床上体现为宏观辨证与微观辨证的结合，从而催生了针对具体实体的诊疗化仪器，比如脉诊仪、腹诊仪、舌诊仪等。

五　过程隐喻与实体隐喻的临床互补性

本书对中医隐喻的研究除了深入分析隐喻话语之外，还从施治方略中寻找中医思维中的隐喻，这体现为医者在施治过程中无所不在的隐喻（非言语）表达，本书称为施治方略，因此，通过临床施治过程中的隐喻表达回溯医者思维中的隐喻，而后者恰恰是中医隐喻思维的真谛。

1. 二者在临床中共现

在五行生克意象图式视域下，各个子系统之间通过生克过程串联，形

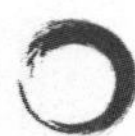

成了一个有机的整体，可谓“牵一发而动全身”。按照过程隐喻思维，人体五脏关系与之取象比类，便可得出结论：一脏病变可波及其他四脏，可以用五行生克过程来确定治疗原则。一脏补泻、抑强扶弱等方法更多体现为实体隐喻思维，即对五行生克过程中各 ABCDE 子系统的增强与减弱，关注的焦点是各个脏腑本身的虚实强弱和功能特征，这可以作为治则之一，但不能成为唯一的治则。与实体隐喻不同，过程隐喻把生克过程本身视为维持五行体系动态平衡的基本手段，并通过生克过程的推衍和生克过程的悖逆将复杂的生克关系映射到中医领域。把两种隐喻思维结合起来，便能够应付复杂的人体病因病机和脏腑失用转归，形成针对病因病机、治法治则方面的隐喻性描述，如图 8 –2 所示：

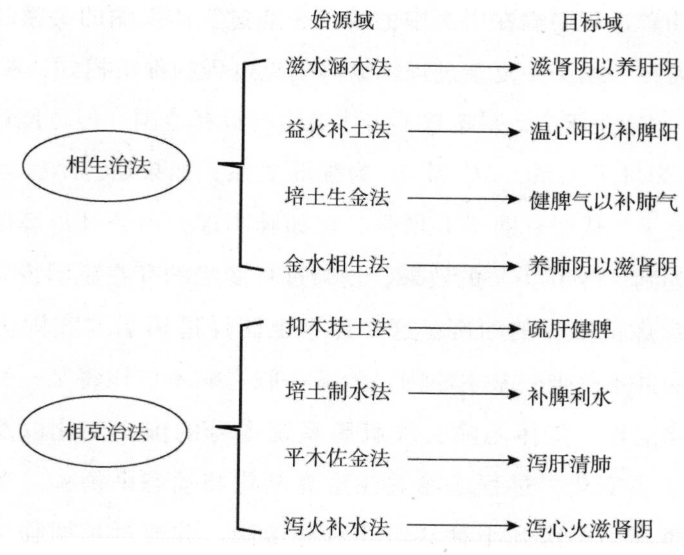

图 8 –2　五行相生相克治法

实体隐喻和过程隐喻之间存在叠加的状况，比如过程隐喻的位素映射是实体隐喻的关系映射，五行相生相克治法可以通过过程隐喻的位素映射实现，也可以通过实体隐喻的关系映射呈现，比如，木和土，乃肝脾两脏，二者相克关系形成“抑木扶土”概念，并作为始源域映射到人体脏腑病机病理，形成疏肝健脾法、平肝和胃法、调理肝脾法以治疗肝旺脾虚，肝的疏泄太过，木旺乘土之证；土和水，指脾肾两脏，二者相克关系形成“培土制水”概念，并作为始源域映射到人体脏腑病机病理，形成补脾利水法，适用于脾虚不运，水湿泛滥而致水肿胀满之证。但是，在中医实际诊治过程中，过程隐喻思维应该居于首要地位，即首先考虑生克过程，通过生克（乘侮）手段使失衡的脏腑系统实现平衡，然后针对不同的脏腑失衡采取不同的施治方案。

在 A－B 过程中，A 为母，B 为子；在 A＝C 过程中，A 为强，C 为弱。按照基于母子关系的“虚则补其母”“实则泻其子”治疗总则，“虚则补其母”是因为“补母能令子实”，这仅仅是补虚法的一个方面，主要体现为简单过程隐喻在中医中的映现，通过实体隐喻的关系映射也能解释。如若按照前文中复杂过程隐喻对生克过程的推衍模式：$A\uparrow \rightarrow A > C \rightarrow \neg\ (C = E) \rightarrow E\uparrow$，则超越了实体隐喻的解释范围，但也能产生治疗效果。EA 为母子关系，AC 和 CE 为强弱关系，如果增强 A，则 C 将被乘而不能克 E，从而有助于 E 增强，比如肺阴虚，不补其母脾脏而补肾阴，也能起到“令其实”的效果。复杂过程隐喻的存在说明虚则补其母并不是治疗虚证唯一的治则。这个道理也同样适用于“实则泻其子”，泻子对母病并不是唯一基本原则，治某一脏之病不应该将某一种治则当作唯一基本定理。实体隐喻关注脏腑系统本身的虚实变化以及虚实变化产生的关系变化，过程隐喻关注生克制化和动态平衡，二者有机结合便能够推演出中医几十种甚至几百种治法，并通过长期临床经验而稳定下来。

2. 过程隐喻主导的施治方案

在五行生克系统之中，以 A 为例子。A 与所生之 B，与生我之 E，与我所克之 C，与克我者之 D，构成了一个以 A 系统为中心的生克环节。在常态下，五大系统环环相扣，稳定有序，但是在各种内外因素影响下，会出现某个或某几个子系统功能不正常，体现为不足或者过强，即虚实变

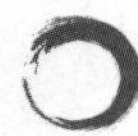

化，导致系统出现失衡状态。在失衡状态下，过程隐喻观强调对包含多个子系统的生克环节视情况进行调整，而不是仅仅对子系统本身进行增强或削弱。

比如，在中医看来（如图8－3所示），当人脾胃虚弱，不能仅仅只为恢复脾胃功能而施治，还应该兼顾以脾为中心的其他各脏之间的关系。盲目补脾，导致肾水太弱，若能够既温肾又补脾，则无伤肾之忧，反而能够补脾护肾。再比如，中医治疗咽喉疾病一般不采用养肺以生津润燥的方法，而更多采用培土生金之法。《素问·阴阳类论篇》中说："咽喉干燥，病在土脾。"咽喉病的主要症状是咽喉干燥，这与津液相关。津液从何而来？《素问·经脉别论篇》曰："饮入于胃，游溢精气，上输于脾，脾气散精，上归于肺，通调水道，下属膀胱，水精四布，五经并行"，说明了津液产生的源泉在脾胃：若脾胃虚弱，精微难化，则津液无源，又脾虚散精无能，升清无权，津液不能上承咽喉，咽喉干燥乃生。《灵枢·营卫生会篇》又说："人受气于谷，谷入于胃，以传于肺，五藏六腑皆以受气。"若脾虚生化乏源，而导致少精缺液，肺金不足，燥火上熏咽喉。所以，温补津液产生之源脾土的治疗方案是求咽喉干燥证治之本（如图8－4），这在《内经》中有详细记录，属于过程隐喻主导的中医诊治方案。以实体为中心的治疗方式，常常会导致"缺什么补什么"的孤立与盲目。与之相反，以系统内部多重生克关系为核心的施治方式，更符合证治之本，更容易维持五脏平衡。

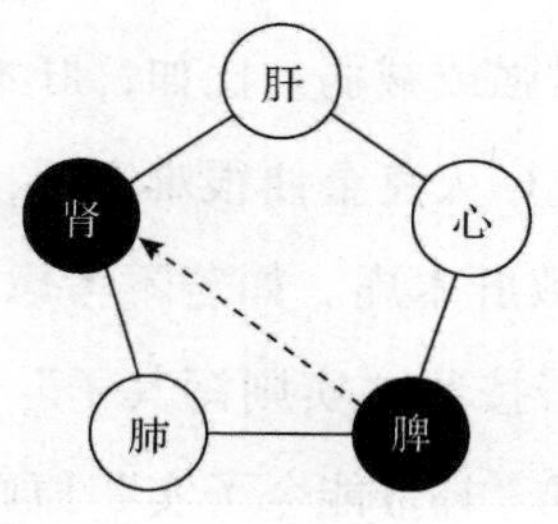

图8－3　补脾护肾

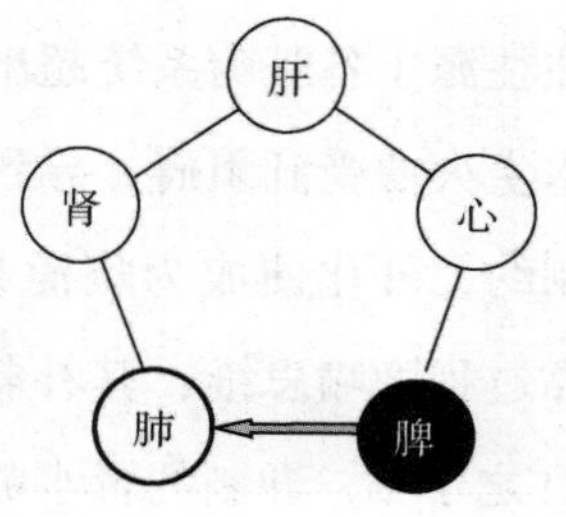

图8－4　咽喉干燥证治之本

3. 单纯过程隐喻

且看下面这种情况（粗线条 = 加强；虚线 = 减弱；单箭头 = 相克；空心箭头 = 相生）：

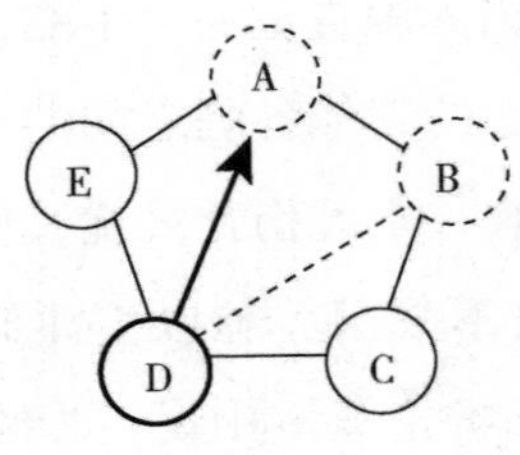

图 8－5　ABD 生克关系失衡图

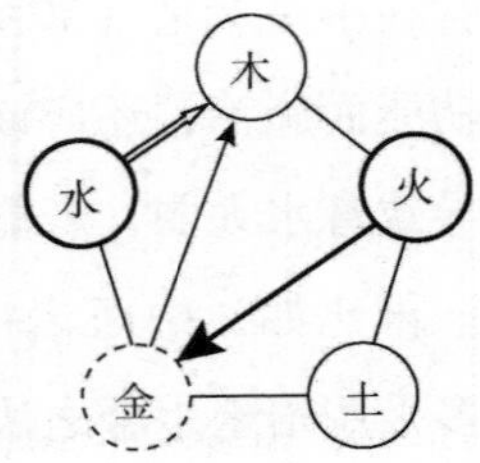

图 8－6　肝木虚的补救方案

∵ A－B

∴ A↓→B↓

∴ ¬　(B＝D)

∴ D↑

∴ D＞A

∴ A↓↓

如上面表达式所示，按照五行生克关系，如果 A 减弱，根据 AB 相生关系，B 也有可能减弱，那么 B 对 D 的克制也会减弱，甚至是无法实施，从而使 D 失去制约而增强，D 增强后会克制 A，使 A 更弱。中医的脏腑功能失用往往源于各脏腑系统超出正常状况的增强或减弱。比如，肝木如果亏损，木生火便受到阻碍，导致心火衰耗，这样火克金便很难实现，肺金失去了制约，外化便成为痰涌咳吐，在内导致肝木虚。如若不考虑实体，单纯依靠过程隐喻思维，其补救措施有二，若按照“实则泻其子”原则，则是泻 D 之子 E，即制约肾水的功能；若按照“补母能令子实”原则，则是增强 A 之母 E，即促进肾水的功能。这样就会导致施治悖论，这是只强调过程而忽视实体的思维方式使然，仅仅根据生克关系对子系统进行数量

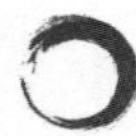

上的补和泻，缺乏统一的辩证性思维，很容易导致各子系统相互矛盾，系统全面失衡和失调。此时应该充分分析失衡的原因，不但要以系统内的生克关系为思维本位，还要充分考虑具体的涉病脏腑，才能做到药到病除。中医学认为，肝木虚，欲令肝木平，则方法有：法一：虚补之，补肝木。法二，虚则补其母，补肾水。法三：子能令母实，补心火。法四：泻肺金。这四种方法中，法一属于单独一脏补泻的实体隐喻思维，其他三种方法（图8－6所示）都是结合了两种隐喻思维方式的治疗方案，法二为E↑－A，属于简单过程隐喻＋实体隐喻方案；法三为B↑→B＞D→¬（D＝A）→A↑，法四为D↓→¬（D＝A）→A↑，属于复杂过程隐喻＋实体隐喻方案。

4. 来自针灸治疗的证明

过程隐喻与实体隐喻的互补性还可以用来指导中医针灸施治。针对复杂的脏腑疾病，按照整体和五行相生配伍方法选取穴位组合，在临床实践中更加符合中医的施治精神，体现了实体与过程兼顾的思维。最典型的例子是五行相生取穴法，即按照脏腑的五行属性配主穴，当一个主穴不够时，按照五行相生关系，再取主穴。比如，治疗头痛时，头属心系统范畴，按照肝心的母子关系，主穴一般选取心俞和肝俞两者；上肢疼痛属于筋腱病变，肝主筋，取肝俞，由于肾与肝的母子关系，又要加上肾俞；如此类推，如果腹泻，除了取与之相关的脾俞之外，还要加上心俞；腰腿病取肾俞和肺俞；感冒取肺俞和脾俞等等。

第四节　基于隐喻网络的中医理论体系

中医对生命活动整体性、宏观性、动态性的把握与过程隐喻将运动过程视为思维的基本位素的做法相一致，如果说实体隐喻对于揭示中医的本真面貌具有缺陷，那么过程隐喻则更加契合中医的特点，但是这并不意味着过程隐喻是完美无缺的。事实上，过程隐喻对元素的拆解导致无法单独对阴阳五行诸元素进行细节化的解读，只能将其作为整体进行宏观性的把握，以此思维方式构建的中医理论和中医临床显然存在不足之处，按照烟建华（2014）的说法，“中医的不足在于忽视生命所依赖的形体结构……在诊治形体和器质性疾病方面明显逊于西医学”，这便说明了，实体与过程两种思维在中医思维中缺一不可，二者的互补性特征催生出本书的基本观点：通过实体和过程结合构成的多元化隐喻网络共同编织中医理论体系，以过程隐喻为主，实体隐喻为辅。

一 病因病理

实体隐喻认为，生命活动可用阴阳思维解释。正常生命活动是阴阳对立统一的结果，病理变化归结为阴阳的运动变化，由此推论：阴阳平衡的人才是健康人，阴阳平衡遭到破坏就会产生疾病，《素问·调经篇》和《素问·生气通天论篇》对此有详述：

> 夫阴与阳，皆有俞会。阳注于阴，阴满之外，阴阳匀平，以充其形，九候若一，命曰平人。（《素问·调经篇》）
>
> 阴不胜其阳，则脉流薄疾，并乃狂。阳不胜其阴，则五藏气争，九窍不通。（《素问·生气通天论篇》）

实体隐喻能够概括性地认识病理病机，却无法进行细节性阐述。过程隐喻能弥补这一点。过程隐喻凸显阴阳盛衰和阴阳转换，当阴阳变化超越某种限度，导致“阴阳乖戾，疾病乃起”（参见《素问·生气通天论篇》）。同时，《内经》把导致人发病的外在因素称为“邪”（陶定功，2011），如《素问遗篇·刺法论》说：“正气存内，邪不可干”和《素问·评热病论》云：“邪之所凑，其气必虚”，正气是人体的机能活动及其抗病和康复能力，可分阴阳（如阴血、阴津与阳气），邪是各种致病因素，也可分为阴

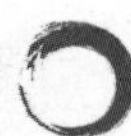

邪与阳邪（如六淫中的风、暑、火属阳，寒、湿属阴）。疾病发生与预防是正邪抗争、互有胜负的过程。采用隐喻网络思维，将阴阳乖戾打破阴阳平衡作为病因，导致疾病发生的过程可作如下归纳：

（1）Y’ ↑X↓⇒Y’ ↑↑∧X↓↓

X’ ↑Y↓⇒X’ ↑↑∧Y↓↓

公式（1）表示阴阳偏盛。结合正邪抗争原理，当阴邪（X’）或阳邪（Y’）侵入人体，在性质上必从其类，阳邪侵袭人体，则邪并于阳，而形成机体的阳偏胜（用“Y’ ↑↑”表示）；阴邪侵袭人体则邪并于阴，而形成机体的阴偏胜（用“X’ ↑↑”表示）。阴阳偏盛症状势必会导致“精气夺则虚”的虚证，即阴或阳任何一方低于正常水平的病变，包括阴虚（用“X↓↓”表示）和阳虚（用“Y↓↓”表示）。

（2）Y↑↑X↓↓⇒Y→X

X↑↑Y↓↓⇒X→Y

公式（2）表示阴阳转化。内外“邪”引起阴或阳的一方盛极，导致阴证与阳证相互转化。即阳证在一定条件下可以转化为阴证（用“Y→X”表示）；阴证也可在一定条件下转化为阳证（用“X→Y”表示）。阴或阳的一方壅盛于内，将另一方排斥格拒于外，迫使阴阳之间不相维系，从而形成真寒假热或真热假寒等复杂的临床现象。《素问·阴阳应象大论篇》中的“重寒则热，重热则寒”“重阴必阳，重阳必阴”，即是这类病理情况。

（3）X↓Y↓⇒X↓↓∧Y↓↓

公式（3）表示阴阳互损。当体内的阴液或阳气虚损到一定程度时，必然导致另一方的虚损。阳虚到了一定的程度时，因阳虚不能化生阴液，可导致阴亦虚（用“X↓↓”表示）；阴虚到了一定的程度时，因阴虚不能化生阳气，可导致阳亦虚（用“Y↓↓”表示）。

二　中医诊断

表8－1　　四诊辨阴阳图

阴阳	色泽	声息	呼吸	症状特点	脉象
阳	鲜明	语声高亢宏亮、言多躁动、实症	有力，声高气粗	热、动、燥	浮、大、滑
阴	晦暗	语声低微无力，少言沉静、虚症	微弱，动则气喘	寒、静、湿	沉、小、涩

中医诊断以阴阳辩证为核心，而阴阳辩证主要反映过程。阴阳是诊断的总纲，望、闻、问、切四诊收集阴阳的具体表征，如寒、虚、暗属阴，热、实、明为阳等，可以通过实体隐喻的特征映射充分揭示。但是，临床诊断并不是单纯的阴阳属性范畴化，关键是掌握阴阳变化规律，通过变化辨阴阳（如四诊辨阴阳图所示），找出阴阳变化的失衡点和恢复阴阳变化的平衡点，才能抓住疾病本质。故张介宾指出：“凡诊病施治，必须先审阴阳，乃为医道之纲领”（《景岳全书·传忠录》）；《素问·阴阳应象大论篇》认为“善诊者，察色按脉，先别阴阳”。“审阴阳”“别阴阳”的本质是审察阴阳变化。过程隐喻将阴阳变化置于位素的位置，从而将思维重心真正放在如何辨别阴阳的问题上，而不是孰是孰非的范畴化问题。过程隐喻思维抛弃了阴阳本体论地位，强调阴阳乖戾与疾病之间的对应关系，并基于色泽、声息、呼吸、症状特点，脉象的变化和失衡对疾病进行诊断和辨别。且看下面这则医案①：

① 此医案参考60集大型电视纪录片《黄帝内经》第6集：绝妙的辩证中的一则《王孟英医案》。

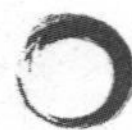

孙某患感冒，医生投以温药，想发散病邪，但结果并非所愿。吃药后，孙某不出汗，拖到第十一天，请王孟英诊治。这时孙某神志不清，口不能言，胸部有微斑，三天未小便。几个医生建议大投温补。王孟英制止道："病人明显阳热阴亏，再投以温药，邪热更加炽烈，岂不是以温燥断绝其阴，把病人往死路上送。"于是，采取补阴的办法，病人治愈。

其他医生基于感冒与阴阳间的联系进行阴阳辨别，属于实体隐喻思维，认为治疗感冒必发散病邪，发散病邪必温药，温药必补阳，此思维策略并未将阴阳变化与平衡放在首位。与之相反，王孟英首先采用过程本位思维，基于阴阳变化与病人体征变化的对应关系进行诊断，认为是阳热阴亏，然后再采用实体本位思维施以补阴的策略，二者结合方能对病症进行有效的诊断与治疗。

三　中医治疗

实体隐喻将阴阳动态平衡视为知识映射的主要内容，在治疗过程中强调补其不足，泻其有余，恢复机体的阴阳协调平衡。《内经》说："谨察阴阳之所在而调之，以平为期"，确定了调阴阳至和的治疗原则，提出了扶正祛邪的治疗方案[①]，比如阳虚则寒的虚寒证，宜扶阳以抑阴，即"益火之源，以消阴翳"。而过程隐喻更加强调张景岳提出的阴中求阳、阳中求阴的治法，补阳时略加补阴药谓之阴中求阳。疾病产生的本质是阴阳失调。在过程隐喻视域下，阴阳渐进式变化超越限度（一般指人体承受的限度），导致阴阳平衡与稳定被破坏，发生偏盛偏衰，就进入病态。

对于阴阳偏盛，按照实体隐喻思维可选用损其有余，即"实则泻之"

---

① 《素问·三部九候论篇》云："实则泻之，虚则补之"，《灵枢·邪客》云："补其不足，损其有余"，即对实症以祛邪为主，损其偏盛之邪气；对虚症以扶正为主，补其不足之正气。

的原则，包括泻其阳盛及损其阴盛。阳盛即“Y↑↑”的补救措施为泻其阳盛“Y↓↓”。比如阳胜则热的实热证，宜用寒凉药物抑制其偏盛之阳，清泻其热，此即“热者寒之”；阴盛即“X↑↑”的补救措施为损其阴盛“X↓↓”。比如阴胜则寒的实寒证，宜用温热药物消解其偏盛之阴，驱散其寒。此即“寒者热之”。而在过程隐喻视域下，阴阳动态平衡被视为知识映射的主要内容，阴阳变化的此消彼长、互生互长关系决定了不宜单纯的“损其有余”，而须兼顾对方的不足，即在散寒或清热的同时，配以扶阳或益阴。即以泻为主的泻补兼施，即损阴扶阳“X↓↓∧Y↑”和泻阳益阴“Y↓↓∧X↑”。

同样，对于阴或阳偏衰的情况，实体隐喻观强调补其不足，即“虚则补之”的原则。对于阴虚“X↓↓”，则滋阴“X↑↑”，比如阴虚则热的虚热证，宜滋阴以抑阳，即“壮水之主，以制阳光”的方法；对于阳虚“Y↓↓”，则补阳“Y↑↑”，即“益火之源，以消阴翳”的方法。而过程阴阳观契合了张景岳提出的阴中求阳、阳中求阴的治法：“善补阳者，必于阴中求阳，则阳得阴助而生化无穷；善补阴者，必于阳中求阴，则阴得阳升而泉源不竭。”根据阴阳渐进式变化整体观，补阳时略加补阴药谓之阴中求阳“Y↑↑∧X↑”，补阴时略加补阳药谓之阳中求阴“X↑↑∧Y↑”。其意是阴阳既可互生互制，则此举不但能增强疗效，同时亦能限制纯补阳或补阴时药物的烈性及副作用。对阴阳两虚“X↓Y↓⇒X↓↓∧Y↓↓”，过程隐喻思维观采用阴阳并补法治疗。即阴长阳亦长，阳长阴亦长。这是因为部分范畴的阴阳双方（如物质与功能）可在相互依存的基础上促进和资助对方，一方旺盛，则可促进另一方亦随之增长，即互根互用得当。如生理上气能生血，血能养气；治疗上补气可以生血、补血可以养气。治疗阴虚时强调阳中求阴，治疗阳虚时强调阴中求阳等，皆基于此理。

因此，阴阳变化规律既是人体新陈代谢过程中维持正常生理状态必须遵循的规律，也是人体一旦出现生理异常，制定医疗思路，选择适宜的方

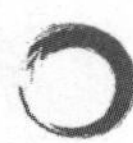

法，通过调治，化解病理、消除症状过程中必须遵循的规律，是诊断和调治的总纲。通过实体隐喻可以局部揭示阴阳变化规律，但无法完美地阐释千变万化的生理现象和疾病过程，很容易导致治疗手段的单一性和盲目性，而过程隐喻将阴阳变化视为位素，将中医施治过程聚焦阴阳整体变化，不计较阴阳某一方的虚实补泄，而是从全局出发，追求阴阳变化过程中的动态平衡，这更有利于阐述中医治疗的有效性和合理性。实体隐喻与过程隐喻构成的隐喻网络能相对完备地对中医病因病理、诊断与治疗进行合理的诠释。

第五节　小结

中医理论的论证逻辑是基于取象比类的隐喻性思维，要充分而全面地阐释作为中医理论基础的阴阳五行学说，实体隐喻思维显然存在局限，也正因为如此，使很多人认为中医理论牵强附会，甚至将其贴上“伪科学”的标签，这对中医学来说是不公平的评价。有鉴于此，本书的研究思路从实体本位转向过程本位，提出与实体隐喻相对和互补的过程隐喻。通过分析表明，过程隐喻的映射内容基于实体隐喻的表述方法和术语体系，不仅可以接受和重新解释实体隐喻对中医实践的有限解释力，而且可以克服实体隐喻的诸多理论缺陷。在中医临床诊治中，过程隐喻与实体隐喻的互补性尤为明显，前者关注“线”，后者关注“点”，二者结合便能对中医思维进行完整而有效的阐释。事实上，经过两千多年实践经验的沉淀，中医的疗效已然无可厚非，撇开疗效不论，中医的理论体系仍有待于进一步挖掘和总结，这需要有全新的隐喻思维方式进行诠释，过程隐喻与实体隐喻构成的隐喻网络便是这方面的尝试，二者的互补态势不仅具有理论和临床有效性，而且能够发挥过程本位的开放性特长，发挥中医推导演绎与寻求新知的创生性特长，从而成就中医的道术双馨。

第九章　中医隐喻思维与《本草纲目》

第一节　引言

《本草纲目》是由明朝医药学家李时珍（1518—1593 年）用了近三十年时间编撰而成的药学之大成，是一部系统归纳和概括我国劳动人民长期同疾病作斗争的中医药学经典作品，是世界医药学文化和科学宝库中的珍贵遗产。全书共约 190 万字，收载药物 1892 种，附药图 1160 幅，药物按无机界的金、石、水、火等，植物类的草、菜、谷、果，动物类的禽、兽、人、虫、鳞、介等，共分为 16 部 60 类。每种药物分列释名、集解、正误、修治、气味、主治、发明、附方等项。其中，释名是确定药物的正名和别名；集解主要介绍药物产地、形态特征、生长过程、生态环境、栽培方式、捕捉方法、开采手段、采集季节、炮制方法、药用部分、相似鉴别、质量评定等；正误主要纠正旧本草关于药物的品种、性质、功效等错误；修治主要介绍炮制方法；气味主要介绍药物的气味、药物的归经及配伍；主治主要介绍药物功能、主治病症和治疗方式；发明主要介绍历代医家和李时珍本人对药物性味、主治、归经、配方应用及用药注意事项等；附方主要介绍病症的治疗方药、药物剂量和用法、历代医家治疗经验等。从这些项目所涉及的内容分析，对药物功效的描写、阐述和发明是《本草纲目》的精髓和主旨所在，在阐发药物功效的过程中，李时珍通过亲身体

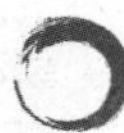

验、博览群书，取象于各种药材，运用类比的方法在药物之象和药物功效之间展开思维布局，以此方式认识旧药、解释药性、发明新药，逐渐形成了以药物之象为始源域、药物功效为目标域的隐喻性思维。“药物功效是药物之象”概念隐喻贯穿于全书之中，李时珍运用隐喻思维一方面剖析药物的特性，阐述药物的释名、集解、主治等，另一方面，根据收集的药物之象推导药物的作用机理、归经、主治、四气五味等，发明新药、寻求新知。本章旨在分析和讨论中医隐喻思维在《本草纲目》中的表现和作用，从而有效说明隐喻性思维对中医药思维的统摄性观照作用。

第二节　中医隐喻思维在《本草纲目》中的表现

在“药物功效是药物之象”概念隐喻中，对目标域药物功效的描写、阐述和发明是《本草纲目》的终极目的，因此可以设定目标域“药物功效”为恒定值，而始源域药物之象属于变量。李时珍自 1565 年起，先后到武当山、庐山、茅山、牛首山一带及湖广、安徽、河南、河北等地收集药物标本和处方，并拜农民、樵夫、渔人、车夫、药工、捕蛇者为师，参考了 925 种历代中医药书籍，考古证今、穷究其理，这个过程主要体现为取象过程，即通过所见、所闻、所感、所阅、所尝获得直接的体验，并从中提取药物之象。本书按照王树人、喻柏林（1998）对“象”进行的外观之象和内涵之象的区分将《本草纲目》文本中的药物之象进行分类，并运用到“药物功效是药物之象”隐喻的分析之中。

一　取外观之象的隐喻

所谓外观之象，就是事物自然的显露，能为人目视所见的现象。本书根据语言事实和内省的生活体验，归纳出《本草纲目》中以药物的外观之象为始源域若干情况，涵盖了药物的形状域、部位域、色彩域、状态域、方位域、季节域、特性域、药物之间的关系域等。

1. 形状域

此种隐喻类型表现为“药物功效是药物形状”。通过对药物形状的介绍用于说明、解释、推测药物的功效。比如：

《本草纲目》九卷石部曰：“浮石乃水沫结成，色白而体轻，其质玲珑，肺之象也。气味咸寒，润下之用也。故入肺除上焦痰热，止咳嗽而软坚。清其上源，故又治诸淋。”此句认为，浮石颜色为白色，体态轻巧，质地精巧细微，与肺脏形态和质地非常相似，因而推测浮石可以治疗与肺相关的疾病。

《本草纲目》二十七卷菜部二曰：“波棱，八月、九月种者，可备冬食；正月、二月种者，可备春蔬。其茎柔脆中空……利五脏，通肠胃热，解酒毒。通血脉，开胸膈，下气调中，止渴润燥。”此句认为，波棱茎质地柔脆，形状中空，形态上与人的血管相似，所以其药用功能可以畅通血脉流动，调节胸膈气息。

《本草纲目》十七卷草部六曰：“乌喙，即偶生两歧者，今俗呼为两头尖，因形而名，其实乃一物也……乌喙形如乌嘴，其气锋锐。宜其通经络，利关节，寻蹊达径，而直抵病所”，《本草纲目》三十五卷木部二曰：“皂荚刺治风杀虫，功与荚同，但其锐利直达病所为异耳”，分别描述了乌喙和皂荚刺的药效，认为这两味药因其形状尖锐锋利，所以其药性也具备锐利的特征，可以直达于疾病的源头。

此类例子在《本草纲目》中不胜枚举，还比如《本草纲目》十八卷草部七认为藤蔓之属，多治筋病，源于植物的藤蔓与人身的筋脉形态相似；《本草纲目》二十一卷草部十一指出，蛇眼草叶子背面有红圈，形状上与蛇眼相仿，因此其药用功能与蛇有密切关联，比如可以治疗被蛇咬伤产生的病症；《本草纲目》五十卷兽部一用牛毛的形态解释其主治：牛毛顺生，有顺下之性，故对以不通为病机的淋证疗效显著，其药性能够通畅气机，使小便顺势得下。等等。

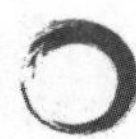

2. 部位域

此种隐喻类型表现为“药物功效是药物部位”。通过对药物生长部位的描述用于说明、解释、推测药物的功效。比如：

《本草纲目》十四卷草部三曰：“雷、张二氏所说头尾功效各异。凡物之根，身半已上，气脉上行，法乎天，身半已下，气脉下行，法乎地。人身法象天地，则治上当用头，治中当用身，治下当用尾，通治则全用，乃一定之理也。”此句将当归区分为头、身、尾三个部位，并将这三个部位比类于人身体的相应部位，推理出各部位的不同主治。

《本草纲目》二十二卷谷部一曰：“麸乃麦皮也。与浮麦同性，而止汗之功次于浮麦，盖浮麦无肉也”，浮小麦与麦鼓都属于小麦，浮小麦乃是小麦在未成熟时的果实，没有果肉，而麦鼓是业已成熟的小麦外皮。既然二者同属于小麦，因此二者的药效和性味也相似，但由于浮小麦没有果肉，药力都聚积在麦皮上面，所以止汗之力更强。以小麦不同部位作为始源域便能推知小麦的不同功效。

《本草纲目》三十六卷木部三曰：“今考《本经》只云枸杞，不指是根、茎、叶、子。《别录》乃增根大寒、子微寒字，似以枸杞为苗。而甄氏《药性论》乃云，枸杞甘、平，子、叶皆同，似以枸杞为根；寇氏《衍义》又以枸杞为梗皮，皆是臆说。按：陶弘景言枸杞根、实为服食家用。西河女子服枸杞法，根、茎、叶、花、实俱采用。则《本经》所列气味主治，盖通根、苗、花、实而言，初无分别也。后世以枸杞子为滋补药，地骨皮为退热药，始歧而二之。窃谓枸杞苗叶味苦甘而气凉，根味甘淡气寒，子味甘气平。气味既殊，则功用当别。此后人发前人未到之处者也。”从此段可以看出，枸杞可以入药，而其药物功能须要通过枸杞子、苗、根部位进行推知。

《本草纲目》五十卷兽部一提到：“猪胞所主，皆下焦病，亦以类从尔”，体现了同类相召，即同类东西相互影响、相互作用的“以类补类”思想。《本草纲目》五十卷兽部一又提到：“按古方治瘿多用猪、羊靥，亦述类之义。”由此可知，《本草纲目》将“药物功效是药物部位”隐喻发挥到了极致，出现了“以脏补脏”的思想，即动物相同的部位，其性相类，其特性也相似，其气相通，其药性亦可以通过部位进行送达。

3. 色彩域

此种隐喻类型表现为“药物功效是药物颜色”。通过药物颜色作为始源域的隐喻映射说明、解释、推测药物的功效。比如：

《本草纲目》十卷石部四曰：“磁石其毛轻紫，石上颇涩，可吸连针铁，俗谓之铁石。其玄石，即磁石之黑色者……磁石法水，色黑而入肾，故治肾家诸病而通耳明目。一士子频病目，渐觉昏暗生翳。时珍用东垣羌活胜风汤加减法与服，而以磁朱丸佐之。两月遂如故。盖磁石入肾，镇养真精，使神水不外移。”此句认为，磁石色黑，则能入肾，故“主肾家诸病”。

《本草纲目》十七卷草部六曰：“大戟味苦涩，浸水色青绿，肝胆之药也。故百祥圆又治嗽而吐青绿水。夫青绿者，少阳风木之色也。仲景亦云：心下痞满，引胁下痛，干呕短气者，十枣汤主之。其中亦有大戟。夫干呕胁痛，非肝胆之病乎？”此句认为，大戟浸水色青绿，为肝胆之药，故可治疗肝咳。

《本草纲目》二十五卷谷部四认为，菖蒲根五色具备，故可治疗百病，其云：“叶青，花赤，节白，心黄，根黑。能治一切诸风，手足顽痹，瘫缓不遂，五劳七伤，填血补脑，坚骨髓长精神润五脏，裨六腑，开胃口，和血脉，益口齿，明耳目，泽皮肤，去寒热，除三尸九虫，天行时疾，瘴疫瘦病，泻痢痔漏，妇人带下，产后血运。并以酒服。”

除此之外，以药物颜色作为始源域说明其药性的例子还有：《本草纲目》四十八卷禽部二认为，黄磁鸡肉色黄，黄色属土，脾主黄色，故黄磁鸡肉可治疗脾胃疾病；《本草纲目》十五卷草部四认为，红花汁与血同类（因颜色相同而归于同类），故主血病，行男子血脉，通女子经水。

4. 状态域

状态是事物表现出来的形态，是事物处于生成、生存、发展、消亡时

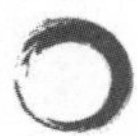

期或各转化临界点时的形态或态势。本书所言的药物状态是特指药物的静态状态和动态状态，取药物的动态或者静态之象，便可以建构“药物功效是药物状态”隐喻，通过对药物状态的介绍用于说明、解释、推测药物的功效。比如：

《本草纲目》四十五卷介部一曰：“龟、鹿皆灵而有寿。龟首常藏向腹，能通任脉，故取其甲以补心、补肾、补血，皆以养阴也。鹿鼻常反向尾，能通督脉，故取其角以补命、补精、补气，皆以养阳也。”此段取象龟静止时将头藏向腹部的状态，此状态与任脉之性相通，任脉主一身之阴，所以龟的药用功能以补阴为主。鹿静止是头反向尾，此状态与督脉之性相通，督脉主一身之阳，所以鹿的药用功能以养阳为主。

《本草纲目》四十三卷鳞部二曰：“蛇能去风，取其属巽性窜也，故治惊痫、瘈疭、喉舌诸疾。”此句认为，蛇性善窜，时常处于运动的状态，与风性相应。蛇的风性状态映射到药物功效域，便得出结论：蛇有祛风的疗效。

《本草纲目》三十八卷服器部二曰：“产难，取弓弩弦以缚腰，及烧弩牙纳酒中饮之，皆取发放快速之义。”此句认为，弓弩离弦的状态与妇人生产的状态有相似之处，弓弩离弦“速离”的状态映射到药材功效域，推知弦入药可以催生。因折弓弦表示“断绝”之意，所以可以止血，又因执弓矢是“男子之事”，所以可使孕妇生男子或使胎儿转女为男。

5. 方位域

此种隐喻类型表现为“药物功效是药物方位”。通过对药物生长的方位和环境的介绍用于说明、解释、推测药物的功效。比如：

《本草纲目》五卷水部下曰：“天下之水，用之灭火则同，濡槁则同，至于性从地变，质与物迁，未尝同也。故蜀江濯锦则鲜，济源烹楮则。南阳之潭渐于菊，其人多寿；辽东之涧通于参，其人多发。晋之山产矾石，泉可愈疽；戎之麓伏硫黄，汤可浴疠。”此段说明水的地域方位为始源域，通过隐喻映射的方式，阐述水的药用价值。

《本草纲目》二十二卷谷部一曰："（小麦）北面性温，食之不渴；南面性热，食之烦渴"，此句认为，南方小麦受到暑热之气，所以其物性偏热而会导致烦渴，北方气候受到寒凉之气，所以北方所产小麦无此害见。这是以南北方位的特性为象来推论小麦的功效。

《本草纲目》四十六卷介部二曰："海蛤粉者，海中诸蛤之粉，以别江湖之蛤粉、蚌粉也。近世独取蛤蜊粉入药，然货者亦多众蛤也。大抵海中蚌蛤蚶蛎，性味咸寒，不甚相远，功能软散，小异大同，非若江湖蚌蛤，无咸水浸渍，但能清热利湿而已。"此句用蚌蛤蚶蛎不同的生长环境对其药性不同进行描述。

《本草纲目》十九卷草部八曰："昆布生登、莱者，搓如绳索之状。出闽、浙者，大叶似菜。盖海中诸菜性味相近，主疗一致。虽稍有不同，亦无大异也。"此句说明昆布长在海中，故与海中诸菜功效一致，也说明了对药物功效的认识可以通过药物生长方位的隐喻映射实现。

6. 季节域

此种隐喻类型表现为"药物功效是药物的时间"。药物生长或收获的时间成为始源域，用于说明、解释、推测药物的功效。比如：

《本草纲目》五卷水部一曰："立春节雨水，其性始是春升生发之气，故可以煮中气不足、清气不升之药。古方妇人无子，是日夫妇各饮一杯，还房有孕，亦取其资始发育万物之义也。"立春雨水发生的季节春季表现为万物资始发育之象，此象作为始源域推知春雨的药用价值，得出结论：饮用立春节的雨水可以使女人更容易受孕。

《本草纲目》二十二卷谷部一曰："江南麦花夜发，故发病；江北麦花昼发，故宜人。"此句取象于麦花开放的时间，根据夜属阴，日属阳，通过隐喻映射得知麦花功效：白天开花者得阳气多，故而养人；夜间开花者阴性重，损人之阳，故致发病。

《本草纲目》十五卷草部四曰："菊花四季不谢，饱受四气，而性享平和见"；《本草纲目》十五卷草部四曰："青蒿发芽最早，得春木少阳之气，

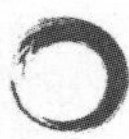

故主肝胆之病。”此二句都是通过药物生长所经历的时间特征推知药物的效果。

7. 特性域

此种隐喻类型表现为“药物功效是药物的特性”。药物能够为人所目测的特性为始源域，用于说明、解释、推测药物的功效。比如：

《本草纲目》四十一卷虫部三中记载，蝉蜕具有“昼鸣而夜息”的特性，因此可以用蝉蜕治疗儿童阴阳不和的夜啼证；《本草纲目》四十九卷禽部三也有类似描述：“伯劳当万物不能鸣时而独能鸣”，取其善鸣之性为始源域，推导出伯劳有治疗小儿语迟的功效。《本草纲目》四十四卷鳞部四中记载：“鳝鱼善钻洞穴，人之经脉与洞穴特性相似”，因此可以通过隐喻推导出鳝鱼具有走串经脉之功。《本草纲目》五卷水部二中介绍：“顺流水水流自上而下，取其顺下之性，故归入下焦，治疗腰膝疾病；逆流水逆行向上，故药效上涌，可用于催吐药中，为取其上逆之性也；长川急流，奔涌不息，取其走而不守之性，用其来治疗气机不通，血脉瘀阻之癃闭。”此几例都是取有生命药物的生理特征或无生命药物的物理特征向药物功效展开映射。

《本草纲目》十一卷石部五描述：“风化消乃轻浮之体，此药只入上焦心肺，而不泻利”；《本草纲目》十一卷石部五中描述：“蓬砂质轻气凉，故入上焦心肺而去热见”；《本草纲目》十六卷草部五中描述：“谷精草体轻而浮，故可上行头目，明目退翳”；《本草纲目》十九卷草部八中描述：“浮萍可漂于水面，体轻而浮，顾可入肺经，药力可达皮肤，能发扬邪汗。”此几例都是取药物的质量特征向药物功效展开映射。

《本草纲目》三十四卷木部一曰：“柏性后凋而耐久，享坚凝之质，乃多寿之木，所以可入服食。”柏树生命周期很长，取其后凋之特性为始源域，映射到人的生命周期，树若耐久则后凋，人若耐久则长寿，因此推测柏可养人，能入服食。《本草纲目》九卷草部八中记载：“石菖蒲濯去泥土，渍以清水，置盆中，可数十年不枯，节叶坚瘦，根须连络，苍然于几案间，久更可喜。”由石菖蒲无土而可生数年的顽强生命力状态为始源域投射到药效领域，得出结论：用其入药，以其气养人，可强身延年。见此几例都是取药物的生存状态特征向药物功效展开映射。

《本草纲目》四十一卷虫部三云：“蛇食血而治血，因其性而为用也”；《本草纲目》四十四卷鳞部取象鲫鱼只吃河泥，故得土之气，药力能入脾胃；《本草纲目》五十一卷兽部二记载，犀牛采食百草，而不惧其毒，因其性能解毒故尔，而角为“精灵所聚”，故犀牛角可用来试毒和解毒。见此几例都是取药物的饮食特征向药物功效展开映射。

8. 药物之间的关系域

在自然界中，药物与药物之间并不是孤立存在的，而是彼此联系，李时珍很善于观察事物（特别是药物）之间的联系，进而展开推理，延伸到中药理论中，形成“药物功效是药物之间的关系”隐喻。比如：

《本草纲目》四十七卷禽部一曰：“小儿误吞稻芒，着咽喉中不能出者，名曰谷贼。惟以鹅涎灌之即愈。盖鹅涎化谷相制耳。”此句取象于鹅与五谷之间的关系：鹅食五谷，其唾液消化谷物，这种关系作为始源域便可以解释和推理鹅之涎治疗咽喉难出之稻芒这一症状。

《本草纲目》十四卷草部三曰：“猫食薄荷则醉”，通过观察猫和薄荷之间的关系，将薄荷制猫的知识作为始源域，推知薄荷汁液涂可以解猫咬伤之毒的药物功效。与之相似《本草纲目》二十七卷菜部二记载：“虫蛇不近莴苣”，根据虫蛇与莴苣的关系推理莴苣可以杀虫和治疗蛇毒。

《本草纲目》二十八卷菜部五曰：“木耳各木皆生，其良毒亦必随木性，不可不审。”木耳与其伴生植物的关系作为始源域推知木耳的药性；与之相似，用虫与树之间的寄生关系作为始源域推知虫的药性在《本草纲目》中非常常见：《本草纲目》三十九卷虫部一记载，虫白蜡是蜡树寄生虫的虫瘿，得蜡树之气，与蜡树叶功效相仿；五倍子是盐肤木上寄生的虫瘿，为虫食树之津液而化生，故主治相同。

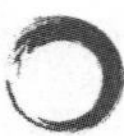

二　取内涵之象的隐喻

内涵之象指超出外在形象的象意，能够超越时空、把握事物整体内涵的意象。与外观之象不同，意象则有更多的人介入，是经过了人的思维提炼和大脑信息处理等智能活动加工的产物。《本草纲目》中以药物的内涵之象为始源域的内容包括阴阳思维、五行思维、藏象理论、特殊符号、故事事件等。

1. 阴阳思维

此种隐喻类型表现为“药物功效是阴阳”。取已有的阴阳知识作为始源域，映射到药物功效域，以此说明、解释、推测药物的功效。比如：

《本草纲目》三十七卷木部四曰：“竹根下之枝，一为雄，二为雌，雌者生笋。”取阴阳知识（奇数为阳，偶数为阴）为始源域来判断竹根的雌雄药物价值。

《本草纲目》第一卷序例上中记载：“酸咸无升，辛甘无降，寒无浮，热无沉，其性然也。”根据阴阳属性为始源域推知药性的升降浮沉：酸咸属阴推知其性沉降；辛甘属阳推知其性升浮；寒属阴推知其性无浮；热属阳推知其性无沉。

2. 五行思维

此种隐喻类型表现为“药物功效是五行”。取已有的五行知识作为始源域，映射到药物功效域，以此说明、解释、推测药物的功效。比如：

《本草纲目》八卷金石部认为，铁色黑，故配水，水制木，木生风，因此对治疗与风邪相关的疾病非常有效，如痫病。此处采用金克木的五行思维为始源域推出铁对风邪的药物功效。相似的言论还包括《本草纲目》中提到的“红见黑则止”，药物经炒炭后能止血。这是取象于水克火的五行思维（炒炭后药材色黑，属肾水，血色红，属心火）为始源域，推知药物炒炭后具有止血的功效。

《本草纲目》八卷金石部一取五行思维中“金克木”关系为始源域推知金浆可治疗肝胆疾病，推知古文钱具有消除肝之便毒的药用功效，推知铁具有治疗痫疾的功效。

《本草纲目》九卷石部三取五行思维中“水克火”关系为始源域解释丹砂畏磁石和碱水。

3. 藏象理论

“藏象”首见于《素问·六节藏象论篇》。“藏”指藏于体内的脏腑，“象”指表现于外的生理、病理现象。藏象包括各个脏腑实体及其生理活动和病理变化表现于外的各种征象。此种隐喻类型表现为“药物功效是藏象理论”。取藏象或者藏象理论作为始源域，映射到药物功效域，以此说明、解释、推测药物的功效。比如：

《本草纲目》五十卷兽部一认为：“肝开窍于目，目为肝之外候，胆之精华”，该理论说明了肝胆目之间的关系，以此为始源域推测出“诸胆皆治目病”的药物功效。

《本草纲目》五十一卷兽部二曰：“鹿之茸角补阳，右肾精气不足者宜之，麋之茸角补阴，左肾血液不足者宜之。”已知鹿茸补阳，麋茸补阴，据《难经》“肾两者，非皆肾也，其左者为肾，右者为命门”之说，知右肾为命门，藏精气而属阳，左肾主水液而属阴，以此藏象理论为始源域推知药物功效为：右肾精气不足宜用鹿茸，左肾血液不足宜用麋茸。

4. 特殊符号

符号是一个社会全体成员共同约定的用来表示某种意义的记号或标记。特殊符号来源于规定或者约定俗成，其形式特征，种类繁多，用途广泛，具有很强的文化内涵。《本草纲目》中不乏取特殊符号作为始源域，映射到药物功效域，以此说明、解释、推测药物的功效，此种隐喻类型表现为“药物功效是符号”。比如：

《本草纲目》三十三卷果部六中记载：“雷头风证，头面疙瘩肿痛，憎寒发热，状如伤寒，病在三阳，不可过用寒药重剂，诛伐无过。一人病

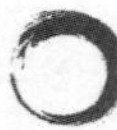

此，诸药不效，余处清震汤治之而愈。用荷叶一枚，升麻五钱，苍术五钱，水煎温服。盖震为雷，而荷叶之形象震体，其色又青，乃涉类象形之义也。”这是取象荷叶震体的符号特征为始源域解释荷叶对治疗头面疙瘩肿痛的药用功效。

5. 故事事件

在李时珍著书的年代，由于交通状况、科技水平、信息传递等方面的限制，对所有药物的效用无法全部通过直接经验获取，有的只能诉诸前人经验的积累，即间接经验。间接经验最好的获取方式是参考前人的著作，听取口耳相传的古老方法，通过古方中的故事和事件进行推理和比类，此种隐喻类型表现为“药物功效是故事事件中的知识积淀”。取已有的古方中的故事事件的知识积淀作为始源域，映射到药物功效域，以此说明、解释、推测药物的功效。比如：

《本草纲目》十六卷草部五记载：“按广五行记云唐永徽中，绛州一僧，病噎不下食数年，临终命其徒曰：吾死后，可开吾胸喉，视有何物苦我如此及死。其徒依命，开视胸中，得一物，形似鱼而有两头，遍体悉似肉鳞。安钵中，跳跃不已。戏投诸味，虽不见食，恐化为水。又投诸毒物，亦皆销化。一僧方作蓝淀，因以少淀投之，即怖惧奔走，须臾化成水。世传淀水能治噎疾，盖本于此。今方士或以染缸水饮人治噎膈，皆取其杀虫也。”此段以故事中“蓝淀化致噎膈之虫”的事件为始源域，推知蓝淀的药物功效。

《本草纲目》三十一卷果部三曰：“按名医录云：吴江一富人，食鳜鱼被鲠，横在胸中，不上不下，痛声动邻里，半月余几死。忽遇渔人张九，令取橄榄与食。时无此果，以核研末，急流水调服，骨遂下而愈。张九云我父老相传，橄榄木作取鱼棹篦，鱼触着即浮出，所以知鱼畏橄榄也。”此段描述了渔民根据祖辈传下的经验用橄榄木捕鱼，据此推测橄榄对鱼有制约作用，以此事件为始源域阐述橄榄木有消鱼骨鲠的功效。

《本草纲目》十九卷草部八曰：“按许叔微本事方云：有士人妻舌忽胀

满口，不能出声。一老叟教以蒲黄频掺，比晓乃愈。又芝隐方云：宋度宗欲赏花，一夜忽舌肿满口。蔡御医用蒲黄、干姜末等分，干搽而愈。据此二说，则蒲黄之凉血活血可证矣。盖舌乃心之外候，而手厥阴相火乃心之臣使，得干姜是阴阳相济也。”此二医案运用医疗事件中的治疗经验而推测蒲黄的药用功效。

三　取综合之象的隐喻

《本草纲目》对药物功效的描述和预测依赖于药物之象的隐喻映射，而药物之象的择取取决于两个因素，一是对日常见闻的记录和亲历亲为的观察，二是对外界征象的浓缩和提炼。在思维过程中，李时珍并没有完全拘泥于对外观之象和内涵之象的单独使用，而是对药物的外观和内涵进行统一考察，择取其综合之象，以实现对药物功效的全方位把握。此种隐喻类型表现为“药物功效是药物综合之象”。比如：

《本草纲目》四十八卷禽部二认为：“卵白象天，其气清，其性微寒；卵黄象地，其气浑，其性温；卵则兼黄白而用之，其性平。精不足者补之以气，故卵白能清气，治伏热、目赤、咽痛诸疾；形不足者补之以味，故卵黄能补血，治下痢、胎产诸疾；卵则兼理气血，故治上列诸疾也。”取象鸡卵的形状和颜色，推导出鸡卵的效用：比类于天地，清气上升为天，浊气下降为地，清气化气，浊气成形，伤于气者，用卵白理气调理，伤于形者，用卵黄补益气血。

《本草纲目》四十二卷虫部四曰：“行而疾者，惟风与蛇。蜈蚣能制蛇，故亦能截风，盖厥阴经药也。”此例体现了多个象作为始源域，其一，取风和蛇的存在状态行动迅速、善行而数变；其二，蜈蚣对风和蛇的运动状态具有制约作用；其三，肝为厥阴风木之脏。以上三个象综合起来作为始源域映射到药物特性便可推知蜈蚣为厥阴经药，对肝病有抑制作用。

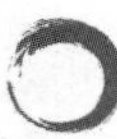

《本草纲目》十二卷草部一曰："赤术甘而辛烈，性温而燥，阴中阳也，可升可降，入足太阴、阳明、手太阴、阳明、太阳之经。"再如丹参之根："丹参色赤味苦，气平而降，阴中之阳也。入手少阴、厥阴之经，心与包络血分药也。"还有紫参之根："紫参色紫黑，气味俱厚，阴也，沉也。入足厥阴之经，肝脏血分药也。"此三例运用了隐喻链的作用，即两个或以上的隐喻发挥作用：择取药物的颜色、味道，通过隐喻映射的作用推知其阴阳归属，再将阴阳知识作为始源域推知药物的功效。

第三节　中医隐喻思维在《本草纲目》中的作用

中医隐喻思维贯穿《本草纲目》文本，对中药知识的阐述和药物效用的发明发挥了双重作用。中医隐喻思维取药物的外观之象或内涵之象作为始源域，首先发挥阐述作用，即阐释《本草纲目》中药物的释名理据和药物药用功效。其次发挥推导作用，即对药物的主治、归经、四气和特殊功效进行由此及彼的推导。

一　由此及彼的阐述作用

1. 对药物释名的阐释

对于"释名"一词，李时珍的儿子李建元在《进本草纲目疏》中曰："释名正始也。"正始就是正其名义之始，也就是解释药物命名的由来。《本草纲目》中的"释名"不仅仅是药物名称的简单罗列，而是对药物命名的理据进行分析和归纳，在此过程中，隐喻思维发挥了重要的作用，以药物之象为依据，采用隐喻映射的方式，对药物的名称进行把握和表达，以此形成"药物释名是药物之象"隐喻。现仍然按照王树人、喻柏林（1998）对"象"进行的外观之象和内涵之象的区分对始源域药物之象进行分类说明。

（1）药物释名是药物外观之象

1）药物释名是药物形状

钗子股：其花形如妇女头上插的金钗。

覆盆子：结的子似覆盆之形。

悬钩子：茎上有刺如悬钩。

通草：有细细孔，两头皆通，故名通草。

凤仙：其花头翘尾足，俱翘翘然如凤状，故以名之。

2）药物释名是药物颜色

粉锡：一名光粉、白粉，光、白言其色。

玄石：玄以色名。

白头翁：近根处有白茸，状似白头老翁，故以为名。

虾：鰕音霞（俗作虾），入汤则红色如霞也。

大青：其茎叶皆深青，故名。

3）药物释名是药物质地

滑石：滑石性滑利窍，其质又滑腻，故以名之。

细辛：华州真细辛，根细而味极辛，故名之曰细辛。时珍曰：小辛、少辛，皆此义也。

细理石：其纹理细密，故名细理石。

鲤鱼：鲤鳞有十字纹理，故名鲤。

4）药物释名是药物气味

辛夷：夷者荑也。其苞初生如荑而味辛也。

鱼腥草：其叶腥气，故俗呼为鱼腥草。

苦瓜：以味道命名。

鲳鱼：昌，美也，以味名。

五味子：五味，皮肉甘、酸，核中辛、苦，都有咸味，此则五味俱也。

5）药物释名是药物时节

半夏：五月半夏生。盖当夏之半也，故名。

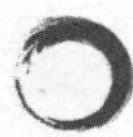

冬瓜：以其冬熟也。

鲥鱼：初夏时有，余月则无，故名。

露葵：采葵必待露解，故曰露葵。

6）药物释名是药物产地

雄黄：雄黄生山之阳，是丹之雄，所以名雄黄也。

雌黄：出山之阴，故曰雌黄。

阿胶：出东阿，故名阿胶。

代赭石：出代郡名代赭，代即雁门也。

高良姜：陶隐居言此姜始出高良郡故得此名。

7）药物释名是药物形态

凫：凫从几，短羽高飞貌，凫义取此。

鹭：飞则霜，鹭飞则露。其名以此。

漏篮子：此乃附子之琐细未成者，小而漏篮，故名。

墙蘼：此草蔓柔靡，依墙援而生，故名墙蘼。

天门冬：草之茂者为，俗作门。此草蔓茂，而功同麦门冬，故曰天门冬。

8）药物释名是药物声音

蝇：蝇飞营营，其声自呼，故名。

蛙：蛙好鸣，其声自呼。

布谷：布谷名多，皆各因其声似而呼之。

鹧鸪：张华注云，鹧鸪其名自呼。

（2）药物释名是药物内涵之象

1）药物释名是药物功效

续断：一名属折、接骨、续断、属折、接骨，皆以功命名也。

草犀：其解毒之功如犀角，故曰草犀。

益母：其功宜于妇人及明目益精，故名益母。

灵砂：此以至阳勾至阴，脱阴反阳，故曰灵砂。

防风：防者，御也。其功疗风最要，故名。

远志：此草服之能益智强志，故有远志之称。

2）药物释名是异域产物

密陀僧：密陀、没多，并胡言也。

婆罗得：梵言重生果也。

茉莉：一名末利、抹厉、没利、末丽，皆胡语，无正字。

海红：一名海棠梨，凡花木名海者，皆从海外来，如海棠之类是也。

胡桃：此果本出羌胡，汉时张骞使西域，始得种还，植于秦中，渐及东土，故名之。

3）药物释名是服药者

鬼督邮：一名徐长卿，徐长卿人名也，常以此药治邪病，遂以名之。

南藤：一名丁公藤，始因丁公用有效，因以得名。

石脑：一名化公石，昔有化公服此，又名化公石。

杜仲：一名思仲、思仙，昔有杜仲服此得道，因以名之。思仲、思仙皆由此义。

4）药物释名是故事事件

马兜铃：一名三百两银药，岭南人用治蛊，隐其名为三百两银药。

蛇衔草：有田夫见一蛇被伤，一蛇衔草着疮上，经日伤蛇乃去。田夫因取草治蛇疮皆验，遂名曰蛇衔草也。

椰子：一名越王头，按稽含南方草木状云：相传林邑王与越王有怨，使刺客乘其醉，取其首悬于树，化为椰子，其核犹有两眼故俗谓之越王头，而其浆犹如酒也。

刘寄奴草：宋高祖刘裕，小字寄奴。微时伐荻新洲遇一大蛇，射之。明日往闻杵臼声。寻之，见童子数人皆青衣，于榛林中捣药。问其故，答曰：我主为刘寄奴所射，今合药傅之。裕曰：神何不杀之？曰：寄奴王者，不可杀也。裕斥之，童子皆散，乃收药而反。每遇金疮，傅之即愈。人因称此草为刘寄奴草。

林擒：唐高宗时，纪王李谨得五色林擒似朱奈以贡，帝大悦，赐谨为

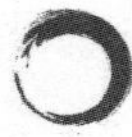

文林郎。人因呼林擒为文林郎果。

5）药物释名是综合之象

升麻：其叶似麻，其性上升，故名。

威灵仙：威言其性猛也。灵仙，言其功神也。

龙胆：志曰：叶如龙葵，味苦如胆，因以为名。

银杏：因其形似小杏而核，色白也。

2. 对药物功效的阐释

中医隐喻思维可以用于描述已知的事实，着眼于药物之象和药物功效之间的诸多关联，借彼喻此，以物象状功效。前文已经介绍了所取药物之象包括外观之象，涵盖了药物的形状、部位、色彩、状态、方位、季节、特性等和内涵之象，涵盖了阴阳思维、五行思维、藏象理论、特殊符号、故事事件等。此处重点介绍中医隐喻“药物功效是药物之象”对不同的目标域——药物功效的阐释。

（1）阐述药物功效之配伍

《本草纲目》十四卷草部三曰：“按白飞霞方外奇方云破故纸属火，收敛神明，能使心包之火与命门之火相通，故元阳坚固，骨髓充实，涩以治脱也。胡桃属木，润燥养血，血属阴，恶燥，故油以润之，佐破故纸，有木火相生之妙。故语云破故纸无胡桃，犹水母之无虾也。”此段运用五行学说中的木火相生规律阐述了破故纸与胡桃配伍联用的药物功效。

《本草纲目》十五卷草部曰：“夏枯草治目珠疼至夜则甚者，神效。或用苦寒药点之反甚者，亦神效。盖目珠连目本，即系也，属厥阴之经。夜甚及点苦寒药反甚者，夜与寒亦阴故也。夏枯草纯阳之气，补厥阴血脉，故治此如神，以阳治阴也。”夜与寒皆为阴象配伍，用以阳治阴为始源域来解释归属纯阳之气的夏枯草对厥阴血脉有神奇的疗效。

（2）阐述药物功效之疗法

《本草纲目》四十七卷禽部一曰：“按洪迈夷坚志云小儿误吞稻芒，着咽喉中不能出者，名曰谷贼。惟以鹅涎灌之即愈。盖鹅涎化谷相制耳。”

此句体现了李时珍根据鹅涎可以化谷的事实解释和描述以灌鹅涎治疗小儿误吞稻芒的疗法。

《本草纲目》二十卷草部九曰："治目翳嗅鼻碧云散：用鹅不食草解毒为君，青黛去热为佐，川芎之辛破留除邪为使，升透之药也。大抵如开锅盖法常欲邪毒不闭，令有出路。"此段以开锅盖行为为始源域，形象地阐述了碧云散中几味药物的疗法。

（3）阐述药物功效之药性差异

《本草纲目》十五卷草部四曰："真菊延龄，野菊泄人。正如黄精益寿、钩吻杀人之意。"黄精与钩吻形象似而功效殊，李时珍以黄精和钩吻之别为始源域，阐述了同样形似的真菊、野菊二者功效具有巨大差别。

《本草纲目》第九卷石部金石三雄黄、雌黄中记载，雌黄、雄黄二物同产，但以山阳、山阴受气不同分别。故服食家重雄黄，取其得纯阳之精也；雌黄则兼有阴气故尔。此句以地理之别为始源域阐述雌黄与雄黄的药性差异。

（4）阐述药物功效之生理习性

《本草纲目》五十卷兽部一曰："鹿是山兽，属阳，情淫而游山，夏至得阴气解角，从阳退之象麋是泽兽，属阴情淫而游泽，冬至得阳气而解角，从阴退之象也。"山属于阳性，泽属于阴性，鹿如果居住在山里则为阳畜，夏至日起，阴升而阳降，鹿角得不到阳气充养而脱落；麋居住在沼泽地区而属于阴兽，冬至阳升而阴降，麋角得不到阴气充养而脱落。此句是根据阴阳理论取象动物居住环境来解释其生理习性。

《本草纲目》四十五卷曰："龟以春夏出蛰脱甲，秋冬藏穴导引，故灵而多寿。"取水龟习性与养生法相合解释其寿命较长的生理习性。

（5）阐述药物功效之药物特性

《本草纲目》六卷火部曰："木久则腐，而炭入土不腐者，木有生性，炭无生性也。""生性"指生物体具有的生物特征，腐烂是生物体的特征之一，木头是生物体，自然容易腐烂，而木炭并不是生物体，也就不会有腐

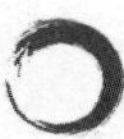

烂的现象出现。李时珍将药物之间的比较作为始源域解释了“木久则腐，而炭入土不腐”这一特性。

《本草纲目》二十九卷果部一曰：“梅，花开于冬而实熟于夏，得木之全气，故其味最酸，所谓曲直作酸也。肝为乙木，胆为甲木。”此句认为，梅花花期横跨整个春季，春属木，故梅花得木之全气，木行五味配酸，此处以阴阳五行思维作为始源域阐述梅花味道极酸的特性。

《本草纲目》四十卷虫部二曰：“芫青之功同斑蝥，而毒尤猛，盖芫花有毒故也。”以药物直接的关系为始源域阐述了为何芫青毒性更为猛烈。芫青与斑蝥形似而功同，芫青采食有毒的芫花，得芫花之气，毒上加毒，而斑蝥采食豆花，豆花无毒，因此它的毒性不如芫青。

二　由此及彼的推导作用

中医隐喻思维除了用于描述已知的药学事实，还可以基于药物之象和药物功效之间的诸多关联，借彼推此，以物象推导功效，体现了中医隐喻思维的创造性特征。在“药物功效是药物之象”隐喻思维中，前文已经介绍了《本草纲目》对始源域所取药物之象的分类，此处重点介绍目标域药物功效的分类情况，主要包括了药物的主治、归经、四气、特殊效用等方面的内容。

1. 推导药物主治

《本草纲目》四十八卷禽部二曰：“鸓能飞而且产。故寝其皮，怀其爪，皆能催生，其性相感也。”鸓鼠具有能生产的特性，以此为始源域推导鸓鼠具有催生的主治功能。

《本草纲目》五卷水部一曰：“醴泉，水之精也，味甘如醴，流之所及，草木皆茂，饮之令人多寿。”以醴泉流经处草木繁茂的现象为始源域推测醴泉之水可以滋养万物，故人饮之也可长寿。

《本草纲目》九卷石部曰：“浮石乃水沫结成，色白而体轻，其质玲珑，肺之象也。气味故入肺除上焦痰热，止咳嗽而软坚。清其上源，故又治诸淋。”此句根据浮石的质地和形状推测其主治上焦痰热。

2. 推导药物归经

归，即归属，指药物作用的归属；经，即人体的脏腑经络。归经，即药物功效的定位，把药物功效与人体脏腑经络联系起来，以说明药物作用对机体的选择性，从而为临床用药提供依据。

《本草纲目》三十四卷木部一曰：“骐驎竭，木之脂液，如人之膏血，其味甘咸而走血，盖手、足厥阴药也。肝与心包皆主血故尔。”以外观之象而论，骐驎竭的树脂外表与人身体的膏血相似，由此推测骐驎竭可以治疗血液方面的疾病，肝与心包为主血的脏腑，二脏分别归属于手厥阴和足厥阴经，故而推测出骐驎竭是治疗手、足厥阴经之药。

《本草纲目》四十卷虫部二曰：“蝎产于东方，色青同木，足厥经药也，故治厥阴诸病。”蝎产东方，颜色属于青色。东方及青色归属五行木行，木行在脏为肝，肝之经络归于足厥阴，因此推断蝎子可治疗足厥阴经诸疾病。

《本草纲目》五十卷兽部一曰：“诸兽脾味如泥，其属土也可验。”这是通过感知的药物味道直接推知五行归属及其药性。

3. 推导药物四气

《本草纲目》三十三卷果部六曰：“菱花开背日，芡花开向日，故菱寒而芡暖。”取菱花与芡花开花的朝向为始源域推知它们的温热寒凉属性：芡花向阳，得天之阳气，故性暖；菱花向阴，得天之阴气，故性寒。

《本草纲目》二十二卷谷部一曰：“粳稻六七月收者为早粳，八九月收者为迟粳，十月收者为晚粳。北方气寒，粳性多凉，八九月收者即可入药。南方气热，粳性多温，惟十月晚稻气凉乃可入药。迟粳、晚粳得金气多，故色白者入肺而解热也。早粳得土气多，故赤者益脾而白者益胃。若滇、岭之粳则性热，惟彼土宜之耳。”此句根据粳稻的成长地点和收割时节等综合之象推知其温热寒凉属性。

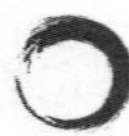

4. 推导药物特殊功效

《本草纲目》二十六卷菜部一曰："点灯甚明，但烟亦损目。北魏祖珽囚地窖中，因芜菁子油灯伤明，即此也。"祖珽，字孝征，范阳人，为人善于钻营，为争权触怒了皇帝，被囚于地窖，入夜点芜菁子油灯，而致失明。李时珍根据故事事件为始源域推断芜菁子之烟对眼睛有伤害。

《本草纲目》十六卷草部五曰："蛇含治蛇咬。今以草纳蛇口中，纵伤人亦不能有毒也。种之，亦令无蛇。"蛇含为蔷薇科植物蛇含委陵菜的带根全草，此句取"蛇含治蛇咬"这一经验为始源域推知草的特殊功效：以草纳蛇口，使其纵使伤人也无毒。

第四节　讨论

在科学技术水平和人类认知水平有限的时代，人类无法对药物及其药性作出微观的精确观测和缜密剖析，在此背景之下，中医隐喻思维横空出世，建立起了一种以感性物象和理性意象为基本思维单位、以取象比类为基本手段的由此及彼的思维转换路径，并且很快与中医学和中药学相融洽，成为中医药学演绎络绎的灵魂。对于中药学的集大成之作《本草纲目》而言，中医隐喻思维贯穿其文本始终，对中药效用的阐述和发明发挥了双重运用功能。

一方面，中医隐喻思维发挥了取象比类的描述性特长。取药物的外观之象或内涵之象，并以此作为始源域映射到了目标域药物功效域，从而对中药的效用展开生动的描述，这种生动是出于审美情趣的考量，赋予了《本草纲目》严谨科学性之外的流畅与通达。值得一提的是，中医隐喻思维在《本草纲目》中的阐述功能是用来阐发已有的医学知识和已知的医学事实，描述李时珍本人和他之前的历代医者通过医疗临床实践而积累的药学知识，或者经过归纳总结而得出的结论。比如《本草纲目》二十四卷谷部三中把豇豆的主治描述为："理中益气，补肾健胃，和五脏，调营卫，生精髓，止消渴。”此句所描述的豇豆的补肾功效属于已知知识，并经过临床医疗实践的检验，且看李时珍对豇豆补肾功效的生动阐述：“豇豆开花结荚，必两两并垂，有习坎之义。豆子微曲，如人肾形，所谓豆为肾谷者，宜以此当之。昔卢廉夫教人补肾气，每日空心煮豇豆，入少盐食之，盖得此理。”此句取象豇豆豆子的形状和人的肾脏之间的相似，阐述二者物类而相感，从而解释“豆为肾谷”的补肾功效。再比如《本草纲目》第二十五卷谷部记载：“酒得咸而解者，水制火也，酒性上而咸润下也。”采用五行生克知识中的水克火原理作为始源域解释和说明咸可解酒的功效。此类生动的描述方式散见于《本草纲目》中几乎所有的药理阐发中，颇为形象生动地展现了中医文化的精深，也有助于人们识药、用药，从而推动了中医知识和文化的普及和传承。

另一方面，中医隐喻思维发挥了取象比类的推导性特长，即通过已知之象推导未知。这一功能促使思维从规约性的束缚中解放出来，而激活了发散性和创造性特质。推导性功能并非出于审美情趣的考量，而更多地出于对中药效用的创造以及对中药理论的创新，李时珍采用了一个非常直观的表述：“发明。”“发明”即是说发明新药，而新药之“新”最终要落脚到药物的效用。比如《本草纲目》第二十八卷菜部发明项中记载：“丝瓜本草诸书无考，惟痘疮及脚痈方中烧灰用之，亦取其性冷解毒耳。”说明前人对丝瓜的药用功能还处于试用或试错阶段，并没有形成固定的药学知识。李时珍则根据丝瓜的外观之象对其药用功能做出了如下大胆的推测：“丝瓜老者，筋络贯串，房隔联属。故能通人脉络脏腑，而祛风解毒，消肿化痰，祛痛杀虫及治诸血病也。”此句取丝瓜络的立体网状结构之象与人体脉络脏腑之象的相似而推测和发明丝瓜络可通人体脉络脏腑之功效。在《本草纲目》发明项中，此类隐喻推导比比皆是，并形成了“药物功效是药物之象”概念隐喻。在“药物功效是药物之象”概念隐喻中，推导性作用远远超越了基于相似性的匹配关系，而更多地体现为隐喻所“建构”出的创新型元素。药物功效与药物之象之间的关联是把握隐喻推测功能的

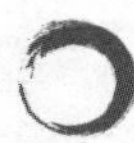

重要视角，从某种意义上说，在二域之间创造的相似性越“强”，相应的在推导过程中的理据性就越“大”，而推导所受到的制约性就越“弱”，反之亦然。推导过程的理据决定了隐喻推导的深度、广度和效度，也直接决定了推理结论的可接受性。比如《本草纲目》第四十一卷虫部记载：“蝉蜕去翳膜，取其蜕义也。蝉性蜕而退翳，蛇性窜而祛风，因其性而为用也。”此句首先说明蝉与蛇的生物特性是蝉性蜕和蛇性窜，进而指出蝉与蛇的药用功效是通过其生物特性而推论得出的。李时珍同时指出：“蝉乃土木余气所化，饮风吸露，其气清虚。故其主疗，皆一切风热之证。”从蝉的生活习性而推知蝉具有清热的功效。在《本草纲目》书中，李时珍通过对理据的罗列，抑或是创造出药物之象与药用功效之间的相似性理据，从而削弱了对隐喻推理行为的诸多限制，也大大提高了隐喻推理结论的信度，但是以此方式进行推理的结果仍有待于临床实践的检验。值得一提的是，这种思维路径对中药学的发展是革命性的，《本草纲目》采用这种隐喻推理的方法“发明”了许多药物的新功能，比如蛇、蜈蚣、血竭、茯苓等，反映了医者对药物新功效的一种持续不断的探赜精神。

在探索中药世界中众多未知知识的过程中，中医隐喻思维对于尚未被完备解释和证实的对象具有强烈的利导作用，对于已经确定的解释和证实的对象具有明确的“借鉴性”，这种借鉴性更多地体现为隐喻推导过程中的说服力和驱动力，促使隐喻创造者们从直接当下的医药学事实和经验材料向未知的新奇的理论迈进，直到隐喻推导的完成，而推导的结论正是在已知和未知之间通过隐喻思维将它们串联起来而形成的一种“备验”状态下的暂时性结论，这种结论因为已证知识的“借鉴性”作用而脱离了毫无理据可言的荒诞性假说的评判，而是承载着众多未知因素的创造性倾向甚至是革命性潜势。正如 Zdravko Radman（1997：30）所言：“隐喻是智慧的开始，是最早开始采用的科学方法。”有幸的是，李时珍早在500多年前就已经深谙此道，并将此发扬光大，著书立说，成就了其“药圣”的尊号。

第五节　结语

有着数百年历史的《本草纲目》是我国古代著作中论述中药最全面、最丰富、最系统的典籍，被誉为中国古代的药物百科全书（翁芳、邢永革，2015），其卷帙浩繁，博大精深，以其独特的集解，巧妙的配方，神奇的疗效，在中华文化的百花园中，散发着沁人心脾的幽香，为中华民族的疾病诊疗、养生保健做出了巨大贡献。《本草纲目》对药物功效的描写、阐述和发明体现了其独特的思维方法与规律，传递着鲜明的医学诉求和丰富的文化信息，反映了李时珍高超的智慧和深邃的洞察。《本草纲目》语言表达的背后隐藏着物从其类、同形相趋、同气相求的中医隐喻思维，这种思维很善于运用带有感性、直观、形象的中药之象去揭示中药的效用和功能，大量的药名、集解、主治、发明、附方依照与自然世界药物之象、气味厚薄、形态性状、采收时节、质地色泽、入药部位、药材炮制的类比，将药物的功用、性状、颜色、气味、产地、季节等凝聚在药效的阐述和推测之中，抑或是将阴阳五行之理、故事传说与药物的功用和特性巧妙结合，寓意深远，引人遐想，拓宽了对药物的理解、发明和应用，具有深远的理论意义和实践运用价值。

拓展篇

第十章　中医隐喻思维的创生性

第一节　引言

“创生”一词出自鲁迅《集外集拾遗〈近代木刻选集〉附记》，意思是创造产生，生而成长，简言之，创生就是创造一种存在形式，并赋予其意义。“创生”与“创造”“创新”同义，表达了一种从无到有的过程。科学创造是科学家联系已被理解的事物而创造出新的事物或者把不理解的事物化为可理解的事物（刘高岑，2006）。通过已知的旧事物创造未知的新生事物，抑或是，从不理解转化为可理解，这些都与隐喻思维的基本特征相融洽，因此在科学创新的进程中，隐喻无时无刻不在科学家的思维中发生作用。

概念隐喻理论的缔造者 George Lakoff 与心理学家 Rafael E. Núñez 于 2000 年出版了 *Where Mathematics Comes From*（《数学是从哪里来的》）一书，此书使用认知隐喻理论分析了数学如何成为一个系统的理论，得出结论：隐喻不仅使数学从日常行为中发展成为一门学科，而且能够通过类比和抽象的手段促进数学的发展和创新。对于中医学而言，从远古到现代，从认知水平局限的年代到科技水平日新月异的今天，医者无时无刻不在运用隐喻思维的方式，有意识或者无意识地，对已有的知识领域不断挖掘和拓展，从而有效地促进中医理论的构建和发展，促成中医学科范围之内、中医学与其他学科之间的互参与交流。从这个意义上说，隐喻思维无疑成为中医谋求知识更新与理论创新的重要方法论，并不断提供进入可能世界的有效途径，从而把我们的思维和直觉拓展到更为广阔的领域中。

隐喻思维在文学创作和文学语言中的运用属于文学隐喻思维。文学隐喻携有强大的美学功能，善于营造一种高度主观自由的语境，实现情绪的抒发和情感的弥散。中医隐喻思维有别于文学隐喻思维，其目的主要不是用来传达美学效应和宣泄情感，而是同数学隐喻类似，关注隐喻真值，注重“科学”的严谨性，其创设和应用主要聚焦中医知识的阐述和中医理论假设的构筑，而后者便蕴含着中医创新的种子。中医隐喻思维属于隐喻思维的子范畴，具有一般隐喻思维的普遍思维结构和特征，又独具中医特色。中医隐喻思维的强大思维力不仅能够把中医学中的理论串联起来形成一个完整的理论体系，赋予其强大的阐释力，使我们能够正确理解和准确把握抽象的医学概念，更重要的是，它能够将我们的知识和眼界拓展到新的领域，实现理论的推陈出新。剔除隐喻思维，便不可能进行深奥的中医学阐述、推理和创新。本章主要讨论中医隐喻创生的前提，分析中医隐喻创生的思维路径，并通过隐喻在中医药学创新过程中的表现，揭示中医隐喻思维创生的工作机制。

第二节　主体意向性：中医隐喻创生的前提

“意向性”一词源于中世纪。中世纪的经院哲学家们用此词来表达概念或者意向；后来布伦塔诺用意向性区分了心理学研究对象和物理学研究对象。胡塞尔认为，人的意识活动具有意向性体现为意识活动总是指向某个对象，不存在空裸的意识和封闭的意识，意识不是消极地接受某物的印象，而是积极地能动地将印象综合为一个统一的经验（李善廷，2008）。这说明意向性在胡塞尔的哲学体系中被赋予了全新的哲学内涵，它属于存在的一种特殊状态，内在地存在于人的心灵之中。塞尔在胡塞尔的基础之

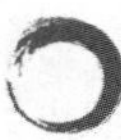

上更进了一步，他把意向性置于相关的事件、状态、现象等关系中进行分析，认为意向性是心灵的一种特征，通过这种特征，心理状态指向，或者关于、论及、涉及、针对世界上的情况，这种特征的独特之处就是在于为了能够为我们的意向状态所表现，对象并不需要实际地存在（塞尔，2001：64）。按照以上观点，本书认为，隐喻具有意向性，隐喻表达在字面上或许会出现语义冲突、失真、偏差甚至是谬误，但隐喻的意向性仍然存在，这主要体现了主体（人）的介入，促使隐喻的意向性通过主体（人）的意向性所赋予，而且是明确的、可被解释的。主体（人）的意向性规约了隐喻的意向性，主体（人）在知识、经验、教育、生长环境、审美情趣、感觉知觉方面的丰富性塑造了主体（人）内在意向的多样与灵活，也促进了隐喻成功地摆脱思维定式造成的机械与呆板，而迎来创生性灵活与变通不断涌现的局面。

每一思维活动都是指向对象的活动，在指向的过程中形成对意向之物的意向构造，因此，每一思维活动都具有意向构造性（李善廷，2008）。中医隐喻创生性活动作为一种思维活动，其意向构造性与主体（历代医家）在医学实践、理论范式、思维路径中寻求某种突破的创新性意向状态不无关系。这种意向状态勾连了既有的概念或知识和未被发现的未知情况，二者因为某些层面上的相似（可以是主观的相似，也可以是客观的相似）而触发了主体思维对二者的关联，这种关联蕴含了隐喻创生的种子。本体是已知的实在存在物或想象中的中医概念，比如人体、脏腑、疾病、病因等。喻体并不一定需要作为实在物存在，它可能是实在存在物或想象存在物，在隐喻思维活动中体现为意识感受以意象形式出现的思维现象（徐盛桓，2015），创新性意向状态促发主体试图寻找一个未知的喻体来表征本体，进而形成某种思维倾向，并无意识地或者蓄意地将这种思维倾向放大到对未知事物、现象、概念和知识的探索过程中，然后通过“be”（是）在本体论意义上的应用将二者在思维层面相互关联的规律落实到具体的语言表达中，从而为中医理论创新和中医言语社团成员间的有效对话提供便利。

从主体意向性角度分析，中医隐喻思维创生的过程即是隐喻创造者们（历代医家）将主体的意向性赋予到隐喻语言之中的过程。在此过程中，隐喻语言本身并不具有意向性，而是表征了隐喻创造者的特定主体意向性。主体意向性既有个体意向性，又有集体意向性，而后者对科学隐喻的创生具有更为重要的意义，正如安军、郭贵春（2007）所言，在科学史中，真正有效的科学隐喻总是科学共同体意向性的确切表征，是在理论建构要求、科学家的知识结构和理论预测能力、科学隐喻所可能具备的语言形式等因素的综合作用下派生出来的。判定中医隐喻是否有效同样也需要看该隐喻是否确切地表征了中医学共同体的集体意向，集体意向的存在也能够促成受喻者最终抵达施喻者所设定的那个隐喻的终点，从而诱发具有通约性的主体间性的形成。比如：

> 余闻人之合于天道也，内有五脏，以应五音、五色、五时、五味、五位也；外有六腑，以应六律。六律建阴阳诸经而合之十二月、十二辰、十二节、十二经水、十二时、十二经脉者，此五脏六腑之所以应天道。（《灵枢·经别》）

这句隐喻性陈述反映了隐喻创造者们鲜明的意向性取向，即通过人体与自然的类比来阐述五脏六腑的相关知识，体现了五脏六腑与自然界现象相应的情况：内有属阴的五脏分别相应着五音、五色、五时、五味、五方；外有属阳的六腑以应六律，六律有阴有阳以应阴阳诸经，合于时令的十二月、十二辰、十二节、十二经水、十二时辰、十二经脉。在语词的选择上，采用了“应”和“合”。对于“应”，《说文解字》释义为：“当、田相值也。引伸为凡相对之偁。凡言语应对之字即用此”；《康熙字典》释“应”为：“料度辞也。《唐诗》应须，只应，皆是也”，说明“应”具有“是”的效用。当代辞书《新华字典》认为，“应”有“认为是；是”之

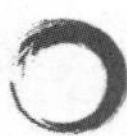

义，如：应真（方是真话）；应缘（大概是）等。对于“合”，《说文解字》释义为：“合口也。从亼从口。”清代段玉裁《说文解字注》辨析为：“各本亼作合。誤。此以其形釋其義也。三口相同是爲合。十口相傳是爲古。引伸爲凡會合之偁。釋詁曰。敆郃盍翕仇偶妃匹會合也。妃合會對也”；《康熙字典》释“合”为：“合者，相配耦之言耳”；当代辞书《新华字典》认为，“合”指一事物与另一事物相应或相符。按照以上辞书的释义，“合”体现了两个事物之间的对应关系。

从语言角度分析，五脏六腑所显示出来的表现很难用确切的语言表达进行描述，因此在语词的选择上诉诸自然界的具象进行归纳和说明，在此过程中，以五脏六腑作为本体，寻找能够表征五脏六腑的喻体成为中医隐喻创生所关注的焦点。隐喻创造者们（历代医家）具有创造性地将人类意识范畴内的诸如音、色、时、味、位、月份、时辰、节气、河流、时段等自然状况与所要认知的对象“人体的五脏六腑”进行条件性的融合，结合在一定的意义关联之中，建立起新的语义链接，建构了从人的心灵世界通向人体五脏六腑这一复杂机构体的认知路径，并由此形成了一种“天人相应”的意向性认知模型，而隐喻语言表达很好地表征了隐喻创造者们（历代医家）所崇尚的“天人相应”意向。值得一提的是，“天人相应”意向并不是某一个医者独立思维能力和意识状态的体现，而是科学文化背景、医疗实践、生活体验、知识结构等诸多因素共同作用的结果。1997 年 11 月 1 日，江泽民主席在美国哈佛大学演讲中曾说：“早在公元前二千五百年，中国人就开始了仰观天文、俯察地理的活动，逐渐形成了‘天人合一’的宇宙观……中国人的这些发明创造，体现了人与自然协调发展、科学精神与道德理想相结合的理性光辉。”在《内经》诞生的年代，“天人合一”“天人相应”的整体观和系统观业已成为当时科学、文化、思想界的主流，将人的命理活动、疾病规律、养生之道与自然界的昼夜晨昏、季节更替、气候变幻、地域差异结合起来进行考虑成了中医学共同体的集体意向，这种意向性驱动了中医隐喻的创造者们在认知人体和描述疾病的过程中最大限度地发挥主观能动性，对相关感性材料进行深度把握和运用，并实现某种趋同的理性“洞察”。

中医隐喻的创生思维活动基于“天人相应”集体意向的感召，出于对目标域“人体”以及与之相关的医理病理知识推陈出新的诉求，隐喻创造者们（历代医家）时刻尝试着挣脱普遍的规约的束缚，用全新的视角审视人体与疾病。在此过程中，思维的创新潜能被激发到前所未有的高度，利用内心世界丰富的联想力和想象力，串联起人体之内与人体之外诸多现象之间彼此关联的信息集合，激发起概念映射和类比推理的协同共振，全新的理论推论与假设呼之欲出，并与临床医疗实践有效接轨，实现理论的扬弃与归结，进而通过隐喻语言表征出中医理论创新的思维导向。如果一个中医隐喻表达无法顺利地经过这种程序而融入中医理论体系之中，那么它的意义就会随着最初引入问题的解决而消亡；如果它顺利地通过了这种程序，就能够作为中医理论的组成元素而发挥作用。比如在中医学发展的历史进程中，当阴阳五行概念与中医学诸多概念相遇产生语义碰撞，隐喻创造者们（历代医家）通过丰富的想象力和深邃的洞察力将二者结合起来展开隐喻谋划，经过中医隐喻创生性思维的认知加工，最终创造出新的中医学概念——中医阴阳五行。《灵枢·阴阳二十五人》云：“天地之间，六合之内，不离于五，人亦应之”，《素问·宝命全形论篇》曰：“人生有形，不离阴阳”，这两句预示着阴阳五行概念通过隐喻化的方式与人体生理病理知识融为一体，并且成为医疗实践过程中的重要思维参照。

第三节　创造相似：中医隐喻创生的思维路径

隐喻是一种认知现象，其本质是用一类事物去理解和经历另一类事物，并且以事物的相似性为基础（Lakoff & Johnson，1980：148）。廖美珍（2007）甚至认为，无论隐喻多么富有创新性和奇特性，无论隐喻创造者如何试图“陌生化”，本体和喻体之间一定有相似之处，没有这个前提，

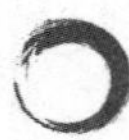

便没有隐喻的基础。在此言论基础之上，本书认为，没有本体和喻体之间的相似，便无从谈论隐喻的创新性。徐盛桓（2015）认为，本体和喻体的相似表现为二者所表征的事物在其现象特征（phenomenal character）和质地内容（qualitative content）的某些方面或多或少是相似（similarity）的、相应（correspondence）的、相关（relevance）的。王文斌（2006）将隐喻中的相似性界定为：目标域（本体）与始源域（喻体）两者之间具有某种类似的特征或特性，施喻者根据自己对目标域（本体）的认识或为了反映目标域（本体）的某一特征或特性，寻找与之具有相应特征或特性的始源域（喻体），最终将始源域映射到目标域（本体）之上。

前文提到，中医隐喻思维的核心方法论取象比类的表达式可以描述为："$((y)_{Pn}\ (Be)\ (x)_{P0})_{MET}$"，两个对象即始源域情景 P0 和目标域情景 Pn 通过"be（是）"在本体论意义上的应用联系起来，诱发 P0 中的变量元素（或属性、关系、知识等）x 和 Pn 中的变量元素（或属性、关系、知识等）y 产生隐喻映射。在 P0 与 Pn 之间所看到的首要的东西是二者之间的相似性张力，隐喻的创生能力便形成于二域的相似性张力之间。取象比类的隐喻表达式同样适用于其他科学领域中的创生性思维。比如在科学史中，隐喻在电磁场理论的创生过程中起到了关键的作用。麦克斯韦在《论物理学的力线》中对电磁场有如下描述："电磁场仿佛是轮子、滑车和流体那样行为。"在这个隐喻表达中，始源域情景 P0 为轮子、滑车和流体那样行为，这些行为可以通过视觉进行直接体验，而隐喻思维的作用是创生 P0 中的诸多变量 x 与 Pn 电磁场中的诸多变量 y 之间的相似，进而诱发映射，以实现对电磁场的理解。再比如，马克斯·普朗克在关于黑体辐射的研究中采用了如下隐喻表达："黑体辐射能够通过假定排列中辐射体壁上的电子仿佛是处于激发态的荷电粒子那样行为来进行研究"，此隐喻在已知的处于激发态的荷电粒子所表现出的变量 x 与当时知之甚少的黑体辐射场景里的变量 y 之间创造某种相似，并通过映射的方式实现理论创新。

新隐喻的发明会直接推动相关理论的进展。Wheelwright（1975）在其著作《隐喻与实在》中将隐喻区分为存在性隐喻（epiphor）和可能性隐喻（diaphor）。前者是指通过比较引起意义的溢出和延展的隐喻，类似于束定芳（2000：58）提出的以相似性为基础的隐喻；后者指通过并列创造一种新的隐喻，类似于束定芳（2000：58）提出的创造相似性的隐喻。每一种隐喻都鲜明地具备这两种特征，通过存在性隐喻表征某一学科的本体论事实，通过可能性隐喻表征那些还未被发现的可能性事实。一个科学事实的产生过程是认知主体大脑中新的关联在神经系统中运作的路径，每一种可能性隐喻都凸显了所喻的某些方面而遮蔽了另外一些方面。比如 Lakoff（1980：4）通过大量隐喻表达总结而成的概念隐喻"辩论是战斗"属于规约隐喻或者存在性隐喻，凸显了辩论双方针锋相对的敌对状态，却消显了辩论双方和平共处、相互学习的方面。据此推理，本书提出另外一个隐喻"辩论是学习"，这便可以归为可能性隐喻或创生性隐喻，此隐喻凸显辩论双方礼尚往来、和平共处、相互学习等方面而消显辩论双方针锋相对、唇枪舌剑的敌对状态。根据以上描述，本书进一步提出"辩论是 X"式隐喻，将"辩论"与一个未知的概念并置在一起，创造出一种主观相似，便可以为认知"辩论"及其相关概念提供多元化视角，从而丰富有关"辩论"的语言表达。由此可见，隐喻创生过程具有机动灵活、圆机变通的特征，这种思维潜势势必会打破语词世界的一般形态和传统逻辑体系下的表达习惯，迎来众多社会、文化、信仰、科学等多元化元素相互渗透的局面。

陈嘉映（2002）认为，隐喻对大多数概念具有建构作用。受"天人相应"集体意向性的影响，在建构中医宏观理论体系的过程中，"人体是自然"概念隐喻成为主要的思维工具。概念隐喻理论认为概念结构来自人的感觉运动经验和神经结构（王寅，2002：11）。隐喻是人的身体、感知、体验、大脑和心智的产物，大多数隐喻思维以人或人体概念为始源域去隐喻表征非人体概念域，以人的身体部位和具体行为活动为始源域的概念隐喻研究成果尤为丰富（张喆，2018）。但人体不仅是隐喻的参照，同时也

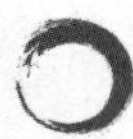

是隐喻表征的对象。Lakoff 和 Turner（1989：166）提出的“存在巨链隐喻”模式下的五个不同层级的概念，即神话、植物、动物、无生物和人本身都不同程度地被用来隐喻表征人或人体。在人作为目标域的概念隐喻研究中，学者们识别出了20种概念隐喻模式（张喆，2018），中医隐喻的相关发现无疑会丰富这方面的研究，因为中医语言的最大特征是用非人概念域来表征人体以及与人体相关的内部和外部特征。中医学所关注的“人体”概念，以及与“人体”概念紧密联系的疾病、病因、病机、治疗、养生等话题可以通过一系列隐喻进行建构，形成中医理论隐喻系统，该系统围绕“人体是自然”根隐喻展开，其中派生出一系列子隐喻，涵盖人体生理结构、病理变化、治疗养生三大中医学研究主题，并与中医知识体系相对接，包括中医阴阳五行学说、病机学说、辨证论治、养生之道等内容。该系统的核心是自然物象与人体体象两大“象”之间的碰撞，实现“以象说象”。

从创生角度分析，在“人体是自然”根隐喻中，到目前为止，始源域“自然”概念中只有部分成分为隐喻所利用，形成自然与人体之间的相似性、相应性、相关性配对，用于建构“人体”以及与之相关的诸多话题。通过前文分析发现，中医隐喻思维能够成功地利用基于实体本位视角的自然结构阐述人体结构及其与之相关的生理病理知识，用基于过程本位视角的自然物象变化阐述人体体象的变化及其与之相关的临床诊疗，用自然的和谐发展阐述人体气机协调及其调控策略。但是，哪些成分还尚未被开发，哪些成分具备被开发的可能性，有何限制条件，如何利用，这些将成为隐喻创造者们亟待解决的问题。当认定“人体”以及与之相关的诸多话题处于隐喻中“二域”关系的本体地位之后，隐喻创造者们还要根据集体意向性的取向，参照本体“人体”在大脑中的构念，运用主体认知能力不断挖掘人体与自然诸多层面的相似、相应和相关，对喻体事物进行联想、忖度、设想，甚至是揣摩、遐想、猜想，促使全新的喻体构念得以发生，并在心智中无意识或蓄意地建构出隐喻表达式。具体言之，“人体”和

“自然”两个概念并不是固定的封闭的集合体，此隐喻发生作用依赖于二者在一个或者多个方面因具备了相似所诱发的类比可及，二者的相似、相应和相关体现为有主体思维介入的一种经验完型的相似、相应和相关，而后者会随着认知水平和社会实践经验的提高不断丰富和完善，甚至达到极致状态，从这个意义上说，中医隐喻的创生性具备无限拓展的潜能。

按照中医隐喻的表达式进行分析，建构中医理论体系的“人体是自然”根隐喻可以提炼为“$((y)_{HUMAN}(Be)(x)_{NATURE})_{MET}$”或“$((y)_{\text{人体}}(\text{是})(x)_{\text{自然}})_{MET}$”表达式，在始源域自然场景变量元素 x 与目标域人体场景变量元素 y 之间极致性地创造相似是中医隐喻创生的基本思维路径。这种思维路径可以描述为：确定 HUMAN 场景中的某一元素 y 为本体（目标域），参照 y 在大脑中的构念，在 NATURE 范畴中寻觅和创造与 y 具有相似、相应和相关的元素 x，从而以 x 作为喻体（始源域）建构隐喻表达式，并在此基础之上衍生出众多的附属隐喻和派生隐喻，共同构筑起中医理论发展和创新的内核与外延。比如可以将其拓展为“人体是 Z”的情况，此隐喻将人体设定为常量，泛指与人体相关的所有情况，变量 Z 成为隐喻创生的源泉。由“人体是自然”隐喻衍生出的“人体经脉是阴阳”派生隐喻合理地将人体经脉性质以阴阳进行规约，将人体描述为一个表里相互络属的整体：“足太阳与少阴为表里，少阳与厥阴为表里，阳明与太阴为表里，是为足阴阳也；手太阳与少阴为表里，少阳与心主为表里，阳明与太阴为表里，是为手之阴阳也。”（《素问·血气形志篇》）再比如《素问·金匮真言论篇》中的名言：

> 东方青色，入通于肝，开窍于目，藏精于肝。其病发惊骇，其味酸，其类草木，其畜鸡，其谷麦，其应四时，上为岁星，是以春气在头也。其音角，其数八，是以知病之在筋也，其臭臊。南方赤色，入通于心，开窍于耳，藏精于心，故病在五脏。其味苦，其类火，其畜羊，其谷黍，其应四时，上为荧惑星。是以知病之在脉也。其音徵，

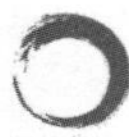

其数七，其臭焦。中央黄色，入通于脾，开窍于口，藏精于脾，故病在舌本。其味甘，其类土，其畜牛，其谷稷，其应四时，上为镇星。是以知病之在肉也。其音宫，其数五，其臭香。西方白色，入通于肺，开窍于鼻，藏精于肺，故病在背。其味辛，其类金，其畜马，其谷稻，其应四时，上为太白星。是以知病之在皮毛也。其音商，其数九，其臭腥。北方黑色，入通于肾，开窍于二阴，藏精于肾，故病在溪。其味咸，其类水，其畜彘，其谷豆，其应四时，上为辰星。是以知病之在骨也。其音羽，其数六，其臭腐。(《素问·金匮真言论篇》)

此句除了体现了五行配伍的思想，还可以有另外一种解读——“人体是Z”隐喻，即运用自然界众多范畴中的变量元素（或者象）说明人体的生理病理情况。此句最大的亮点是将“人体是Z”根隐喻衍生出的“五脏是数”派生隐喻，此隐喻用五行生成数图中的成数五、六、七、八、九对应五脏中的肝、心、脾、肺、肾，肝木成数为八，心火成数为七，脾土成数为五，肺金成数为九，肾水成数为六。从隐喻创生角度分析，此隐喻的功能远远超越了五数配五行的五行配伍思维，还可以将深奥的数理逻辑纳入完整的生命活动中进行解读，实现中医学与数学的有效接轨。对于中药学而言，中医隐喻思维的创生性体现为在已知的药物之象和药物功效之间创造相似，然后形成隐喻映射。比如《本草纲目》对每味药物的描述大都采用了一个固定的模式：以药物的性味为始源域，创造出药物性味与药物气味、升降、阴阳之间的相似，从而创生药物的气味厚薄、推知升降浮沉，推导阴阳归经。《本草纲目》十二卷草部一曰：“知母之根气寒，味大辛、苦。气味俱厚，沉而降，阴也。又云阴中微阳肾经本药。入足阳明、手太阴经气分”；《本草纲目》十三卷草部二曰：“升麻性温，味辛微苦，气味俱薄，浮而升，阳也，为足阳明、太阳引经的药”；《本草纲目》十四卷草部三曰：“藿香之枝叶辛、甘。又曰甘、苦，气厚味薄，浮而升，阳也。”等等。《本草纲目》中几乎所有的药物都以这样的格式进行阐述，有效地表征了中医隐喻创生的思维路径。

第四节　隐喻推理：中医隐喻创生的工作机制

如前文所述，在始源域自然场景变量元素 x 与目标域人体场景变量元素 y 之间极致性地创造相似是中医隐喻创生在宏观理论层面的基本思维路径，在已知的药物之象和药物功效之间创造相似是中医隐喻创生在中药学层面的基本思维路径，那么在所创造的相似性基础之上的隐喻推理便是中医隐喻创生的工作机制。隐喻推理使得大部分抽象思维成为可能，使得各个学科纷繁复杂的理论陈述和创新成为可能，比如哲学理论创新离不开隐喻推理。许多哲学家运用隐喻推理建构其统一的哲学思想，如毕达哥拉斯运用了“存在是数”的隐喻，将数学中的本体推理到一般的存在之上；笛卡尔运用了“理解是看见”的隐喻，将视觉域的推理类型映射到了心智域和思维域。黑格尔认为人们需要用感觉现象来表达精神现象，所以就产生了隐喻。此处隐喻不是简单的理论和观点阐述，而是通过推理活动，实现理论和观点的创新。中医隐喻的创生性离不开隐喻推理的助推作用，中医隐喻思维的核心方法论——取象比类就是一种把各种“象”进行类比、推理，然后得出创新性结论的思维方法。

一　中医隐喻推理与类比推理

类比推理属于一种逻辑学思维方式，指根据两个或两类对象在某些属性上相同或相似的性质，推断出它们在另外的属性（这一属性已为类比的一个对象所具有，另一个类比的对象那里尚未发现）上也有可能相同或相似的一种推理形式。例如，地球与火星在一系列属性上具有相似性，比如二者都是太阳系的行星，存在大气层，拥有适于生命存在的温度等等，由

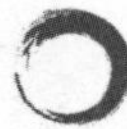

此推理：既然地球上有生物，那么火星上也有生物。这种推理可以用下面的公式表示：

公式①

A—a、b、c、d

B—a、b、c

= =

∴ B—d

这种形式类比推理的结论和依据显然都是不充分的。第一，推理的依据有问题。对象之间相同性或相似性可作为推理依据，但不能忽略了差异性。A，B 两对象尽管在一系列属性（如 a、b、c）上是相似的，但由于二者属不同对象，彼此存在差异性，总有某些属性是不同的。如果 d 属性恰好是 A 对象异于 B 对象的特殊属性，那么作出 B 也具有 d 属性的结论，便是错误的。第二，推断结论的可靠性取决于两个对象的共有属性和推出属性之间的联系程度，即共有属性是否是推出属性存在的充分条件。如果是，那么结论是可靠的；如果不是，那么结论就是不可靠的。第三，A，B 两对象中并存着许多属性，有些是对象的本质属性，有些是对象的偶然属性，如果作出类推的 d 属性是 A 的偶然属性，那么 B 很可能就不具有 d 属性。除此之外，还有两种类比推理模式，体现了类比推理的滥用或者过度推理：

公式②

A—a、b、c、d

S—a、b、c

$A \in S$

= =

∴ S—d

公式②是用类比推理的模式去描述了一个实际上是归纳概括的逻辑过程：S 类的某一个体 A 具有属性 a，b、c、d，S 类具有属性 a、b、c，由此推出S类具有属性d。很明显，此推理是从已有个别（特殊）知识到一般（普遍）知识的外推和扩展。

公式③

S—a、b、c、d

A—a、b、c

$A \in S$

= =

∴ A—d

公式③是用类比推理的模式去描述了一个实际上是演绎的逻辑过程：S类对象具有属性a、b、c、d，S类的某一个体对象A具有属性a、b、c，由此推出，S类的某一个体对象具有属性d。很明显，此推理是从已有一般（普遍）知识到个别（特殊）知识的外推和扩展。

综上所述，类比推理仅仅是凭着“理性的本能”，推测两大对象中诸元素间可能有同构对应关系，然后从已知推出未知。然而从前提条件看，这种同构对应关系恰恰是需要补充说明的，正由于缺乏充分详尽的理据去证明两大对象间的关系，类比推理必然是一种主观的不充分的似真推理，具有偶然性和或然性。特别是如果前提中确认的共同属性很少，而且共同属性和推出来的属性没有什么关系，这样的类比推理更不可靠，称为机械类比。比如用地球上有生物推理火星上也有生物，其正确性与合理性还须经过严格的逻辑论证和航天科学考察。中医取象比类与逻辑学中的类比推理有本质差别，取象比类的主要功能在于说明某一类事物的共同性质，其实质是一种特殊的抽象思维过程（王前，1997），体现为一种归纳逻辑与演绎逻辑并举的思维形态。其一，取象比类的归纳描述性特征决定了它是通过隐喻映射的方式反映客观事物的本质属性，是对既定事实的描述，并没有新质事物的产生，因此不同于类比推理。其二，取象比类具有演绎推导性特征，但是中医对其运用则强调由此及彼的本质性追问过程，而不是结果，相比之下，类比推理的过程比较简单，其结论是一次性完成的，缺乏实践性检验。

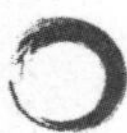

二　中医隐喻推理的特征

中医隐喻思维对取象比类的运用具有双重性。一方面是由此及彼的阐述模式，以熟知阐述陌生，论证已有见解，使知识表述更加活泼生动，这种方式最大限度地发挥了取象比类的隐喻修辞性功能，为中医话语增色添彩，便捷中医知识的阐述、理解和传承。另一方面是由此及彼的认知模式，从已知推导未知，从而获得新知识。这种以推导为目的的取象比类类似于创造相似性的隐喻，掺杂主观经验的相似可以被发现、被创造、被运用，还必须接受"被接受"的限制，取象比类若无条件限制，任其无限拓展和推理，便会很容易倒向类比推理模式，无法"被接受"，反而被视为迷信方术，玄理附会，与科学性渐行渐远。相关例子在中医典籍和临床施治中比比皆是。如在传统中医理论中对药物的选择盛行"吃什么就补什么"的思想，与取象比类的推导性作用有关，即在药物本身的形象特征与药物的药用功能之间搭建某种相似性的联系，并以此推导出弥补人体脏腑功能失用的施治策略。在药物的选择方面，比如[①]：

> 吃了形如人脑的核桃就会补人的脑子；
>
> 花类多生于植物的顶端，所以它的药用功能是多治头部疾病，故有"诸花皆升"之说，藤类植物，因其枝干运送水分营养的功能强大，故能治疗肢体、关节疾病；
>
> 杜仲的树皮里有像"筋"一样的条状白丝"筋骨"，所以有人想到吃了这"筋骨"，就会像树一样筋骨强健；
>
> 树叶轻飘，易飞扬，故树叶类药多发散，如桑叶、薄荷叶、连翘之类为发散类药清热解毒；

---

① 挣脱枷锁的囚徒：《取象比类与中医》，http：//www.360doc.com/content/15/0331/01/2283188_459438735.shtml，2015 年 1 月 11 日。

石头沉重，易下沉，所以矿物类药多用于重镇潜阳，谓之安神，如滋石、龙骨、牡蛎等；

……

在施治方面，比如：

喉咙痛去看中医，医生一般都用到蝉蜕，因为医书记载蝉的嗓子好，声音大，蝉蜕可以治疗嗓子；

穿山甲很能穿山，所以，女人不下奶，就吃穿山甲的壳，让穿山甲来穿透下奶的通路；

近代中西医汇通大师张锡纯认为，蜈蚣“走窜之力最速，内而脏腑，外而经络，凡一切疮疡诸毒皆能消之。其性尤善搜风，内治肝风萌动，癫痫眩晕，抽掣瘛疭，小儿脐风，外治经络中风，口眼歪斜，手足麻木”。因为蜈蚣走窜很快，中医就认为蜈蚣可以治疗这些由于经络不通导致的疾病。

中医认为高山雪莲能在高山的高寒之地生存而没有被冻死，便将其视为大热，用来治疗所谓的寒病；

蝙蝠晚上出来，所以眼睛好，所以吃了蝙蝠的屎（又叫做夜明砂）可以治眼疾；

……

以上有关药物抉择和施治方式的描述取决于取象比类的推理，并且充斥在中医典籍中，《本草纲目》就认为，人的身上都是宝：头发、头垢、耳屎、膝头垢、爪甲、牙齿、人屎、人尿、乳汁、经水、人血、唾液、齿垢、胡须、阴毛、人骨、天灵盖、胞衣、脐带、人胆等都是良药，都有着种种神奇药效①。事实上，中医在药物的选择上体现了“功效是特征”这

① 方舟子：《〈本草纲目〉的偏方是怎么来的》，《中国青年报》2006 年 12 月 27 日。

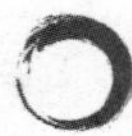

一概念隐喻，即以药物特征为始源域，以药用功效为目标域，通过联想形成组配，完成映射。根据上文中医对药物选择为依据，分析药物特征药用功能之间的对应关系：

目标域（药用功效）	对应关系	始源域（药物特征）
补脑	←←	（核桃）形状像脑
治疗头部	←←	（花类）长在顶端
强筋健骨	←←	（杜仲皮）树皮中的白丝
清热解毒	←←	（树叶）随风飘散
安神	←←	（石头）下沉
治疗嗓子	←←	（蝉）嗓子好
下奶	←←	（穿山甲）穿山
治疗经络不通	←←	（蜈蚣）走窜很快
治疗寒病	←←	（雪莲）在高寒之地生存
治疗眼疾	←←	（蝙蝠）眼睛好
……		

图 10－1　概念隐喻“功效是特征”的关系对应图

概念隐喻“功效是特征”能够生动地阐述枯燥的药学知识，达到了描述说理的目的，但这只是对既定事实的说理，并没有推导出新质事物，更重要的是，这种隐喻映射缺乏足够的理据，且药物特征具有多样性，不具备对药物功能的绝对阐释力，如果强制实施推理，很容易陷入公式①式的类比推理模式，导致毫无限制的泛滥和追问，比如既然蝙蝠眼睛好可以治眼疾，但为什么非要吃它的粪便呢？是否把蝙蝠其他部位吃了也会治疗眼疾呢？是否把整只蝙蝠吃了治疗眼疾更有效呢？

公式①

蝙蝠屎——a：可见的实体、b：依附于蝙蝠、c：能够获取、d：治疗眼疾

蝙蝠其他部位——a：可见的实体、b：依附于蝙蝠、c：能够获取

＝＝＝＝＝＝＝＝＝＝＝＝＝＝＝＝＝＝＝＝＝＝＝＝＝＝＝＝＝＝

∴蝙蝠其他部位——d：治疗眼疾

取象比类滥用如若陷入了公式② + 公式③式的类比推理，便会造成更大的危害。比如：

公式②

蝙蝠——a：体温恒定、b：生活在野外、c：能够呼吸、d：其屎可以入药

动物——a：体温恒定、b：生活在野外、c：能够呼吸

蝙蝠 ∈ 动物

= =

∴ 动物——d：其屎可以入药

按照这个逻辑推理，设定蝙蝠与动物拥有共同的属性 a、b、c 甚至更多，既然蝙蝠拥有其中一种属性：其屎可以入药是客观存在的，蝙蝠属于动物，由此推出，动物类也具有这种属性，即动物的屎可以入药。

公式③

动物——a：体温恒定、b：生活在野外、c：能够呼吸、d：其屎可以入药

牛——a：体温恒定、b：生活在野外、c：能够呼吸

牛 ∈ 动物

= =

∴ 牛——d：其屎可以入药

按照这个逻辑继续推理，牛与动物拥有共同的属性 a、b、c 甚至更多，既然动物的屎可以入药，牛属于动物，那么牛屎也可以入药。以此为基础，结合“（药物）功能是（药物）特征”概念隐喻进行分析，牛力气大，是否吃牛屎会让人身体更强壮？人是最聪明的灵长动物，是否吃人屎

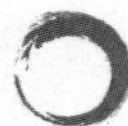

可以让人变得更聪明呢？中医上千年的历史中，充斥着许多如是不合情理的取象比类泛滥，更有许多人通过如是逻辑推导，期待药物能够按照他们所推导的路径发挥奇效。最典型的例子是古代炼丹术的盛行。古代名医炼制丹药的理论依据是“假求外物以自坚固”。他们认为，人是脆弱的，要长生不老，必须找一种不朽、无变化、具有稳定性的药物作为支撑。东晋葛洪著《抱朴子》一书称：“金丹为药，烧之愈久，变化愈妙，百炼不消，毕天不朽，人若服之能令人不老不死”，意思是用铅砂、硫黄、水银等天然矿物炼制的金丹，入火百炼不消，入土千年不朽，入水万年不腐，如果能被人体吸收，就能起到坚固人体的作用。这套理论的实质正是取象比类的滥用或者药物特性与药用功能间的过度隐喻推理，听上去很容易蒙蔽人，在认知水平有限的年代，许多皇帝不惜“以身试法”，成为取象比类滥用的“牺牲品”，实际上所谓丹药并不具备延年益寿的功能。

相比于 CMT 单向性映射，取象比类过程中“比类”具有很强的类比推理性倾向，这决定了取象比类的或然性必然，也是取象比类被人批判的靶子。许多学者（邢玉瑞，2006；马子密、贾春华，2012）认为取象比类的类比推理是一种或然性推理，进而批判取象比类具有很强的主观臆测性和牵强附会。但本书认为，中医取象比类是一把双刃剑。一方面，有助于中医话语的精练生动和中医知识的开发和创新。另一方面，由于将事物间的共性之象作为逻辑依据，导致取象比类的认知功能和领域被无限扩充，一旦滥用，便会陷中医于万劫不复。因此，中医对取象比类的使用必须设置严格的限制，使之在一个合理的可接受的区间内进行，而不是任其无限地拓展甚至滥用，这是中医学立命之本，也是中医长期以来被误解而遭受责难的根源。

首先，“阴阳五行”的限制。取象比类一旦贴上了中医的标签便受限于中医本身。中医提倡天人相应，因此大部分单一型映射在人体概念域与自然天地概念域之间展开，而人体生理病理的复杂性又促使中医对始源域的选择避免单一化，必须从自然众多概念域范畴中选取不同的角度为映射提供无限的可能，受中国传统文化的影响，阴阳五行是对自然最合理的切分，也是中医思维重要的理论基础。因此，中医取象比类采用“二域”模式，并将S和T统统归入阴阳五行麾下便是对隐喻映射最大的限制。

其次，“被接受”的限制。通过取象比类认知手段，中医之象能够被发现，被创造，被运用，还有一个“被接受”的问题，取象比类的推导性功能若无条件限制，任其无限拓展，便会造成隐喻映射的滥用。比如前文中谈到中医对药物的选择大多基于形象和功能相似的取象比类，如形如人脑的核桃能补脑、形如肾脏的豆类能补肾、花类药多发散故能清热解毒、矿物易下沉故多用于安神、弓弩离弦“速离”故用其缚腰可以催生等等，药物特征和药用功能之间的跨域映射能够生动地阐述枯燥的药学知识，达到描述说理的目的，但是，并不意味着这种隐喻映射能够毫无限制地泛滥，否则，按照蝙蝠粪便治眼疾推理，牛力气大，吃牛屎身体会更强壮；人是最聪明的灵长动物，吃人屎可以变得更聪明！

再次，认知水平的限制。人类认知水平受时空所限无法直接通达本质性认识，事物间的相似具有普适性，人的认知判断将客观存在的相似转变为共性之象是取象比类思维的出发点，也是隐喻映射的基本条件。由于事物间的属性和逻辑关系存在差异，对共性之象的提炼和归纳受到认知水平的限制，不可能实现全方位的精确把握，只能如同盲人摸象一般，通过有限的认知水平和手段，获得相对合理的知识，并以已知推导未知，以简单推理复杂，以具体推理抽象，以此方式建构的整个知识系统不可避免地充斥着证据匮乏的主观臆测，似是而非的论断甚至错误的知识，比如《素问·阴阳应象大论篇》中有一句：“天不足西北，故西北方阴也，而人右耳目不如左明也。地不满东南，故东南方阳也，而人左手足不如右强也”，许多学者认为这是机械牵强的比附，本书认为其症结在于认知水平的局限，对始源域天地缺乏正确的把握在先，不能完全归咎于推演方式方面的错误。

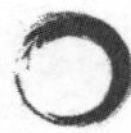

三　中医隐喻推理与中医临床实践

取象比类是中医象思维的主要方法，以“象”为媒介，建立事物之间的关联，凸显事物间的相似性，弱化隐藏差异性，并以此为基础在自然、人体、疾病等现象间寻求广泛类比，从而认识事物的特征规律和功能属性。由于事物间的联系具有普遍性，宇宙万事万物之间的相似因此也具有普遍性，任何两个或多个事物之间都具备某些层次方面的相似或交集，取象比类很善于从事物之间相似性的角度出发，从宏观上认识未知，把握其规律，这在探寻未知的道路上具有其他思维方式无法比拟的推动作用。但是，事物间的属性和逻辑关系存在差异性，有些差异性还非常巨大和明显，导致对相似性的提炼和归纳受到两个方面的限制，一是差异性的羁绊，二是认知水平的局限，从而无法对未知事物进行全局性和本质性的把握，如果忽视这两个方面的限制而展开推理，其结论必然是模糊的、不严密的，取象比类在认知准确性方面的不足暴露无遗，其认知方法论缺陷也会因此被无限放大而遭受无情的批判。比如：

> 天圆地方，人头圆足方以应之。天有日月，人有两目；地有九州，人有九窍；天有风雨，人有喜怒；天有雷电，人有声音；天有四时，人有四肢；天有五音，人有五脏；天有六律，人有六腑；天有冬夏，人有寒热；天有十日，人有手十指；辰有十二，人有足十指，茎垂以应之，女子不足二节，以抱人形；天有阴阳，人有夫妻；岁有三百六十五日，人有三百六十五节；地有高山，人有肩膝；地有深谷，人有腋腘；地有十二经水，人有十二经脉；地有泉脉，人有卫气；地有草蓂，人有毫毛；天有昼夜，人有卧起；天有列星，人有牙齿；地有小山，人有小节；地有山石，人有高骨；地有林木，人有募筋；地有聚邑，人有䐃肉；岁有十二月，人有十二节；地有四时不生草，人

有无子。此人与天地相应者也。(《灵枢·邪客》)

此段是《内经》中关于自然与人体之间的相互参照关系最精彩的描述，这与类比推理方法很相似，即基于天地与人体在某些方面的相应，最大限度地类推到其他方面，但要作为认知人体结构和察病观色的准绳，未免太过随意和牵强附会，这既有来自认知水平、方法和手段方面的原因，在始源域的选取方面过分粗简片面，又有过分凸显天地和人体之间的相似性而忽视二者间的差异性之嫌，因此，在科学技术高度发展的今天，这样的互参描述成为大众揶揄的话题，显然无法取得公众对中医理论的绝对信服。

再比如：

四时之变，寒暑之胜，重阴必阳，重阳必阴；故阴主寒，阳主热，故寒甚则热，热甚则寒，故曰寒生热，热生寒，此阴阳之变也。(《灵枢·论疾诊尺》)

故积阳为天，积阴为地。阴静阳躁，阳生阴长，阳杀阴藏。阳化气，阴成形。寒极生热，热极生寒。(《素问·阴阳应象大论篇》)

此二段将四时寒暑更迭类比于人体阴证和阳证、寒证和热证之间的相互转化，以此可以从宏观上把握寒热转化病变的规律，但却忽视了二者之间的本质性区别，有失严谨。首先，人体的寒热病变非常复杂，未必可以通过四季的寒热病变进行全方位揭示。比如真热假寒，热极似寒，可以出现诸噤鼓慄、如丧神守之象，但多有尿赤痰稠之热症，其热证的本质没有发生转变，亦无法类同于“热极生寒”之自然之象（陈晓，2000）。其次，自然寒暑变化，循环往复，无有终时，用此来类比有限的人类生命活动，未免有些牵强，影响了取象比类方法的严密性和合理性。

再如《本草纲目》十一卷石部“生硝”中说：“硝石之性暖而散，

其性上行。礞石之性寒而下，硝石之性暖而上。一升一降，一阴一阳，此制方之妙也。今兵家造烽火铳机等物，用硝石者，直入云汉，其性升可知矣。《雷公炮炙论》序云：脑痛欲死，鼻投硝末，是亦取其上升辛散，乃从治之义。”古代子弹的生产原料是硝石，而相关的军事武器烽火铳机可以将子弹射得很高，《本草纲目》便由此作为隐喻映射和推理的理据，推导出硝石具有上升的特性，并以此特性展开药性分析，很显然，这样的隐喻思维建立在非常荒谬的推理逻辑基础之上，结论很可能是错误的。

但是，中医之所以传承沿用至今，长盛不衰，是因为中医取象比类的推导功能反映了一个具有反复性的过程，我们并不否定，中医隐喻思维中曾经充斥着证据匮乏的主观猜测，因此而酿成的血案屡见不鲜，但也不乏证据充足的理性判断，取得了良好疗效，造福人类。中医取象比类的正确性与合理性自始至终都面临着严格的实践考问与检验，体现为“取象”到“比类”思维路径上不断重复、不断深化的心智加工过程，前一次取象比类的知识沉淀可以提高下一次取象比类的可靠性，其终极目的是准确合理地反映事物及事物之间关系的本质属性。中医取象比类的过程性呼唤中医隐喻思维与临床实践的有效衔接，以临床为前提，通过隐喻推理，提出理论假设，并接受临床检验，基于临床又回归临床，这是检验中医理论合理性的必由之路，而衔接临床与临床之间的接口通过中医隐喻思维来完成。以此方式形成的结论毋庸置疑具有两种不同的结局，其一是在临床实践中淘汰，如《灵枢·本脏》说“心偏倾则操持不一，无守司”等；其二是在严苛的医学实践中被证实而保存，并成为下一步隐喻推理的知识储备，成为促进中医理论不断完善与发展的强有力的“驱动程序”。对生命规律的知识传递不会一蹴而就，其中充斥着上千年的假设与否定、证伪与证明，在成功经验与血的教训之间，许多知识被保留抑或被摒弃，知识映射才会一步步趋向准确与合理，这也是中医现代化的必然要求。

第五节 结语

中医理论的目的在于清晰地呈现客观世界，为人类认知人体、疾病、养生等命理规律提供可靠的方案和范式，而中医隐喻正是实现这一目的的强大的思维工具，中医隐喻的创生性可以促进中医理论的与时俱进、推陈出新。本章认为，中医隐喻创生性的前提为“天人相应”集体意向性；其思维路径是确定 Human 场景中的某一元素 y 为本体（目标域），参照 y 在大脑中的构念，在 Nature 范畴中寻觅和创造与 y 具有相似、相应和相关的元素 x，从而以 x 作为喻体（始源域）建构隐喻表达式，并在此基础之上衍生众多的附属隐喻或派生隐喻；其工作机制为中医隐喻推理，之所以冠以“中医”作为定语，是因为此种隐喻推理有别于普遍的隐喻推理，而是受限于阴阳五行、“被接受”和认知水平。在中医理论发展进程中，一旦医者在实践过程中发现某些未知的元素，往往就会借助隐喻的方式，在创造相似的基础上，以已知推知未知，这个隐喻化的过程不仅仅是一种单纯的二域之间的匹配过程，而更多地体现为主体创生的过程，在此过程中，主体能动性和类比推测性被拓展到极致，这对知识创新具有实质性的意义。从创新角度视之，客观世界是无限丰富多彩的，中医隐喻思维的使用可以通过概念间的转换，使无限多元化的世界连接起统一的可把握的概念体系，这种创生机制是以中医语言为载体，在特殊的语境中生成的概念映射。中医理论创新离不开中医语言，而有中医语言存在的地方，必然有隐喻在发挥作用。中医隐喻的创生不断地改造着中医语言系统的意义内容和整体形态，同时这种创生潜势被不断地注入相关主体的思维与知识结构之中，形成了对中医理论发展创新的决定性力量。由于认知主体对中医的认知过程是不断深入和完善的，因此中医隐喻的这种创生性将呈现出不断精进的态势，不断地将异质概念进行同化吸收，充实到中医思维体系之中，并不断地促进中医的知识结构的更新和文化语境的多样化。

第十一章　中医隐喻思维与中医思维方式

第一节　引言

千百年来，人类用孜孜不倦的求索精神，不断扩展对自然万物和人类自身的认识。思维作为人类有别于其他动物的区别性特征，自然成为了哲学、心理学、社会学、医学等众多学科关注的焦点。思维科学是以思维为研究对象的科学，是当今世界前沿科学之一，已成为各国科技竞争的制高点①。恩格斯就曾把思维誉为"地球上最美丽的花朵"。《心理学大辞典》②将思维界定为："认知活动的一种。人脑借助言语、表象或动作实现的、对客观现实的概括和间接的反映。反映的是事物的本质特征和事物之间的内在联系。"思维活动通过思维方式实现特定的思维目的。思维方式是思维主体在先前的实践和认识基础上，按照自身特定的知识、观念、语言、情感与意志、个性倾向等，运用思维工具去接受、反映、理解、加工客体对象或客体信息的思维活动的样式或模式（邢玉瑞，2010：4）。根据中医学的实际运用情况，邢玉瑞（2010：29）将中医思维方式划分为经验思维、取象思维、逻辑思维、辩证思维、系统思维、直觉与灵感思维六大类。

① 胡其峰：《原创思维：国家进步的灵魂——王琦教授谈中医原创思维研究》，《光明日报》2012年7月10日。

② 林崇德、杨治良、黄希庭：《心理学大辞典》，上海教育出版社2003年版。

当代隐喻研究已经充盈在哲学、心理学、语言学、认知科学、文学、工学、理学、医学等诸多学科研究领域，其中隐喻在人类思维方面的工作机制得到了学界前所未有的关注。隐喻思维蕴含着某种超越外在现实世界的意向，体现了人类意识与精神活动的原始结构和方向（李善廷，2008）。认知隐喻理论认为，认知主体将概念上不相容但存在一定相似之处的二域并置，出现矛盾意义的碰撞，在化解矛盾的过程中寻求统一，认识到二域之间在某一点上的相似关系（喻底），再结合其他因素（比如语境）就可以获得隐喻意义。认知隐喻研究的焦点不仅在语言层面，还在思维层面，因此对中医隐喻的探索回避不了对中医思维的解码，深度解剖中医隐喻思维与中医思维方式之间错综复杂的关系，有助于丰富中医隐喻思维的研究，揭示中医理论构建和中医临床诊治规律的心智操作方式，为中医学理论研究提供跨学科视角。本章主要关注的是，中医思维如何通过隐喻的方式对中医理论进行诠释和说明，揭示隐喻在中医思维过程中的方法论表现。

第二节　经验思维与中医隐喻思维

经验思维是以经验为依据决断问题的思维形式，是最基础的思维形式，它具有内容的重要性、直观的感知性、认识的表面性、观察的局限性、分析的非定量性特点（李祚山、胡朝兵，2011）。辩证唯物主义认为，经验是社会实践的产物。根据社会实践的类型，经验大致可以分为两种：基于日常生活实践的经验和基于科学实践的经验。基于日常生活实践的经验是在日常生产生活实践过程中逐渐累积起来的，它既不是系统的观察，也不是实验活动，而是一个人借助其亲身经验而发生的成长和教育（邢玉瑞，2010）。基于科学实践的经验是对客观存在的物体、属性、事件、效应及其过程和关系的一种感知和反映（邢玉瑞，2010：30）。经验体系是中医学中最核心的部分，是中医学赖以生存和发展的基石（邢玉瑞，2010）。

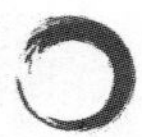

中医经验体系既有来自日常生活实践的概括与归纳，又有来自临床实践经验的参照与总结。比如：

> 女子七岁，肾气盛，齿更发长。二七，而天癸至，任脉通，太冲脉盛，月事以时下，故有子。三七，肾气平均，故真牙生而长极。四七，筋骨坚，发长极，身体盛壮。五七，阳明脉衰，面始焦，发始堕。六七，三阳脉衰于上，面皆焦，发始白。七七，任脉虚，太冲脉衰少，天癸竭，地道不通，故形坏而无子也。丈夫八岁，肾气实，发长齿更。二八，肾气盛，天癸至，精气溢泻，阴阳和，故能有子。三八，肾气平均，筋骨劲强，故真牙生而长极。四八，筋骨隆盛，肌肉满壮。五八，肾气衰，发堕齿槁。六八，阳气衰竭于上，面焦，发鬓斑白。七八，肝气衰，筋不能动。八八，天癸竭，精少，肾脏衰，形体皆极则齿发去。（《素问·上古天真论篇》）
>
> 滑伯仁治一人病伤寒，他医皆以为痉证，当进附子，持论未决。伯仁切其脉，两手沉实而滑，四末觉微清，以灯烛之，遍体皆赤斑，舌上苔黑而燥如芒刺，身大热，神恍惚，多谵妄语。滑曰：此始以表不得解，邪气入里，里热极甚，若投附必死。乃以小柴胡剂，益以知母、石膏饮之，终夕三进。次日以大承气汤下之，调理兼旬而安。（《名医类案·伤寒》）

《素问·上古天真论篇》中此段描述了男女生长发育与生殖功能演变的过程，这些经验知识的积累来自人类对其自身生长发育的观察和体悟。《名医类案·伤寒》中此段为医师滑伯仁诊治的伤寒病案，描述了古代医家基于临床经验，切其脉象，以灯烛之，辨其阴阳，以此为纲，揆度奇恒，诊断疾病，最后动手取效。

经验思维与中医隐喻思维的接口是 Lakoff（1987）和 Johnson（1987）提出的经验主义现实论（experientialist realism，又叫作 experientialism），这

里的经验包括人类基本的感觉——运动经验、情感经验、社会经验及一切正常人所具备的其他各种经验，还特别包括塑造这些经验并使之成为可能的人类天赋的认知能力（张敏，1998：40）。Johnson 和 Lakoff（2002）对经验（experience）作了如下定义：

> Experience is the result of embodied sensorimotor and cognitive structures that generate meaning in and through our ongoing interaction with our changing environment.（经验的产生依赖于体验性感知运动和认知结构，体验性感知运动和认知结构在我们持续不断地与变化的环境互动过程中创造意义。）

按照这个定义，人类的体验性感知运动和认知结构对人类经验的获取起到至关重要的作用，对此 Lakoff（1987）以及 Lakoff 和 Johnson（1999）提出了另外一个术语 embodiment（体验），并强调 experientialist realism（经验主义现实论）应该根据 embodiment（体验）来描写意义。Lakoff（1987：266）对 embodiment 做了如下解释：

> (Embodiment) is our collective biological capacities and our physical and social experiences as beings functioning in our environment.（体验是我们的整体性生物能力以及我们的身体和社会经验，如同在环境中发挥作用的存在。）

认知语言学认为，人类的概念系统是人类经验的产物，而经验是通过身体获得的（张敏，1998：40）。Lakoff 和 Johnson（1999）主张“心智体验性”（mental embodiment），认为心智是基于身体经验的，意义是基于身体经验的，思维也是基于身体经验的（Lakoff，2002）。认知语言学充分考虑到人在语言和认知中的作用，强调语言与人的身体经验和认知之间的密

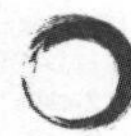

切关系，因此认知语言学框架下的隐喻思维便具有深刻的体验性和经验性。Lakoff 和 Johnson（1980：19）便指出："In actuality we feel that no metaphor can ever be comprehended or even adequately represented independently of its experiential basis.（事实上我们的感觉独立于经验基础，隐喻就不能被理解，甚至无法被恰当阐述。）"

中医隐喻思维基于体验或者经验，这主要体现在：日常生活体验和中医临床经验诱发意象图式的形成，进而获得基本概念和事物间的各种相关性，这些相关性不可避免地引导人们去创造隐喻、理解隐喻、阐述隐喻，并获取意义。比如人生于自然，时刻与自然环境互动，通过"仰观天文，俯察地理"的长期实践，逐渐认识到人与自然环境有着不可分割的密切关系，触发了对人与自然的深刻体悟：人与自然息息相通，人的机体本身对自然的变化有自动调节功能，从而确立了"天人相应"的观念，也就是中医隐喻思维的根隐喻"人体是自然"。"天人相应"隐喻思维方式在《内经》中有详细的记载，比如：

> 人与天地相参也，与日月相应也。故月满则海水西盛，人血气积，肌肉充，皮肤致，毛发坚，腠理郄，烟垢著。当是之时，虽遇贼风，其入浅不深。至其月郭空，则海水东盛，人气血虚，其卫气去，形独居，肌肉减，皮肤纵，腠理开，毛发残，膲理薄，烟垢落。当是之时，遇贼风则其入深，其病人也卒暴。（《灵枢·岁露论》）

人类通过日常生产生活经验获取对自然中月相、潮汐的基本认知，形成相关知识，并以这些知识为基础，与人体的腠理开闭、气血的内外虚实、皮肤的致密与疏松、肉腠的厚薄等联系起来考察，形成中医隐喻思维，并通过隐喻映射形成人体气血随着月相盈亏而产生的盛衰变化节律。在《名医类案·伤寒》中医师滑伯仁诊治的伤寒病案中，病人因伤寒而致痉，《金匮要略》认为痉病的主证为四肢拘急、角弓反张，盖寒主收引，寒邪可致筋脉拘急而致痉，所以诸医进附子，以温经祛寒而治。滑伯仁则根据临床实践经验，在病人症状特点和阴阳属性之间建立关联，形成隐喻思维，即是说，阴阳属性为始源域向目标域病人症状特征展开隐喻映射，从而将症状归于阴阳范畴，见其脉沉实而滑，盖滑为阳脉，又见身有赤斑，舌苔焦黑燥而起刺，身热谵语，这属于里热极甚的阳热病证，不应该以“痉均为寒”来认识。所以选用外疏热于表，内泻热于里，以小柴胡加知母、石膏疏少阳阳明之热，以大承气汤泻热以救阴，邪热得去，阴液得复，筋脉自得其养，痉病因之而愈。

第三节　取象思维与中医隐喻思维

取象思维是指在对事物的观察过程中，驻足于现象层面，通过表面之“象”来把握潜藏的本质，通过已有之“象”推测未知领域（任秀玲，2008）。取象思维在思维过程中离不开物象，以想象为媒介，“象”反映内容，“取”直观、为人熟知、易于理解之象，比附推论出一个抽象、为人陌生、难于理解之象，实现知此达彼的认知效果。这种以比附推论为核心的思维方式在《易经》中得到了发展和完善，使之逐步成为中国传统的思维方式之一，比如《易经》运用卦象推测所占之事的吉凶等等。中医学成功地借用了取象思维方法，并将其发展为核心方法论——取象比类，在特定的历史条件下，能够完成从已知推知未知，从宏观认识微观，从一般推论个别，从具体到抽象，由表及里，实属不易，更重要的是，中医取象思维实现了人类认知从一个领域到另一个领域的知识迁移，并从中获取理性认知，建构医学理论、探寻生理病理、指导临床施治、创新理论思路等，从这个意义上说，这种以象达意的思维逻辑与隐喻思维具有天然的吻合，这种吻合可以通过取象思维的三种操作方式（即援物比类、据象类推、揆度奇恒）进行说明。

援物比类指援引自然中一些与人体生理、病理等方面相似的规律性的

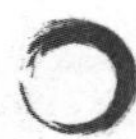

道理来推导出人体生理、病理的变化及其施治的方法（奕皓，1990）。比如“呜呼远哉天之道也，如迎浮云，若视深渊，视深渊尚可测，迎浮云莫知其极”（《素问·六微旨大论篇》），意思是：天的规律非常远大，如仰望空中的浮云，又像看望深渊一样，渊虽深还可以被测知，仰望浮云则不知它的终极之处。此句用浮云和深渊二物隐喻自然规律是不能直接靠感觉来把握的。再比如“胃者，水谷之大海，六府之大源也”（《素问·五藏别论篇》），用大海和源流来比喻胃的形状和功能。援物比类型的取象思维植根于现实之中，驰骋于联想之间，具有开拓视野、启迪思维的逻辑品格，能使枯燥的中医知识跃然纸上，并且通达明了，为世人所接受，这与隐喻思维具有异曲同工之妙。

据象类推是指经过长期的实践观察，总结出蕴含在很多事物现象之中的共有征象，并以文字、图像、符号等形式表达出来，如阴阳、五行、八卦、河图、洛书、太极等，然后通过共象推知个象的认知方式（贺娟，2012）。中医将自然和人体视为异质同构体，在自然和人体间搭建了许多共象，并通过隐喻的方式认识和把握人体结构、脏腑功能和疾病规律。最典型的例子是阴阳五行配伍。以阴阳五行共象为模型（又可称为始源域），比拟、认识、规范人体与自然界的方方面面（又可称为目标域），依照性质、功能、现象的相似或存在联系的法则，将各种事物整合在阴阳五行系统之中，并以此为基础推演人体生命现象和规律。比如《内经》将阴阳概念作为共象，通过隐喻的方式映射到人体，能够有效认识和阐述脏腑、经脉、肢体等的属性；将五行作为共象，通过隐喻的方式映射到人体，建立“内有五脏以应五音、五色、五时、五味、五位”的藏象理论。

揆度奇恒指运用正常的情况（恒）为尺度去衡量特异情况（奇），要求在揆度辨同异的基础上，在事物的统一体中把握事物的矛盾运动及变化过程（奕皓，1990）。《素问·疏五过论》云：“善为脉者，必以比类奇恒，从容知之”；《素问·五脏生成篇》曰：“夫脉之大小滑涩浮沉，可以指别，五脏之象，可以类推；五脏相音可以意识；五色微诊，可以目察；能合色脉，可以万全”，说明基于望闻问切能够获取疾病在人体整体层面的表现，揆度恒常与奇异，诊断疾病及其深浅。按照隐喻映射原理进行解读，恒常或奇异的运动变化为始源域，人的症状变化为目标域，当人的症状变化与正常的运动变化指数相应，产生的隐喻映射能够推导出无病的状态；当人的症状与超过或者未满正常的运动变化指数相应，产生的隐喻映射能够推导出有病的状态，并根据差异的大小继续推导病变严重程度。

> 寸口主中，人迎主外，两者相应，俱往俱来，若引绳大小齐等。春夏人迎微大，秋冬寸口微大，如是者，名曰平人。人迎大一倍于寸口，病在足少阳，一倍而躁，在手少阳。人迎二倍，病在足太阳，二倍而躁，病在手太阳。人迎三倍，病在足阳明，三倍而躁，病在手阳明。盛则为热，虚则为寒，紧则为痛痹，代则乍甚乍间。《灵枢·禁服》

第一句属于援物比类型隐喻：寸口脉象反映体内五脏之气的变化，人迎脉象是六腑之气在外的反映，两者反映的脏腑气表里相应，同来同往，就像二人共同牵引一绳索的两头，这边牵引，绳动，那边牵引，绳也动。第二句属于揆度奇恒型隐喻：春季夏季，人迎脉象微大，秋季冬季寸口脉象微大，脉象如此者，叫作正常无病的人。后面几句属于据象类推型隐喻，人迎脉象大一倍、大二倍、大三倍所呈现的躁象与阴阳特征进行匹配分析，并立足于阴阳推论对病症进行划分：人迎脉象比寸口大一倍，表明足少阳经有病；人迎脉象大一倍而呈躁象的，表明病在手少阳经。人迎脉象大二倍，表明病在足太阳经；人迎脉象大二倍而呈躁象，表明病在手太阳经。人迎脉象大三倍，表明病在足阳明经；人迎脉象大三倍而呈躁象，表明病在手阳明经。

第四节　逻辑思维与中医隐喻思维

逻辑思维是人们在认识过程中借助于概念、判断、推理反映现实的一

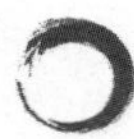

种理性活动。逻辑思维具有规范、严密、确定和可重复的特点，思维主体把感性认识阶段获得的对于事物认识的信息材料抽象成概念，运用概念进行判断，并按一定逻辑关系进行推理，从而产生新的认识。现从概念、判断、推理三个方面分析中医逻辑思维的隐喻性特征。

一　中医“概念”的隐喻性特征

概念思维即抽象思维，是把事物的一切可感形象抽调后得到的反映事物内在本质的思维形式（姚春鹏，2014），西方医学理论基于概念思维，采用确切的内涵和明晰的外延界定人体和疾病的本质属性和规律，这便是很多学者所强调的“科学性”，并以此为参照标准，展开对中医的批判，衍生出旷日持久的中医科学与非科学论战，甚至成为关于中医争鸣的焦点话题。事实上，中医逻辑思维有别于概念思维，这可以从中医之“象”的特征便可推知。中医之“象”是具有不同形态的信息态的存在（邢玉瑞，2014），根据人脑使用抽象力、思维力的不同，可分为客观事物表现于外的形象、人工符号对客观事物进行模拟标示的象、如同阴阳五行和道一般的抽象之象（崔艺馨、刘庚祥，2011），这种根据抽象度高低而构成的“象”的连续统姑且可以算作是中医思维的“概念”形式，之所以加上引号，是因为此“概念”非彼概念（抽象思维所言的概念），此“概念”无法直接定义客观事物（特别是人体、疾病、健康）的本质属性，而只能对客观事物（包括人体生命活动、生理病理等）外在征象进行模拟、反映和概括，任秀珍（1994）生动地将其称为“带象的观念”，在保留事物形象的情况下，反映出事物的本质。比如《内经》中出现许多诸如“君主之官、相傅之官、将军之官”等以象论脏的描述，运用隐喻映射的方式有效地建立了人体内部的“君主”“相傅”“将军”等形象，并且揭示了其对应脏腑在体内的功能。再比如中医采用的隐喻的方式，以水火属性表征阴阳概念，水的属性是寒凉、主静、运动趋势向下，火的属性是炎热、主动、运动趋势向上，凡是与水的属性相似的事物或现象均可界定为阴的概念，凡是与火的属性相似的事物或现象均可界定为阳的概念。以具象的水火将抽象的阴阳隐喻化是中医式概念思维的特色。中医思维的所谓“概念性局限”只是针对概念思维而言的，即不能准确地“把握理”，但它兼具理性思维元素和非理性思维元素的特征，并通过隐喻的方式串联起各种场境，不仅能反映静态物状，更能在多维度观照下反映人体的生理活动过程和生命现象的动态化特征，从而全面地“把握物”，采用这种方式对事物本质进行描摹是概念思维所无法比拟的。

二　中医判断的隐喻性特征

逻辑学中的判断表示肯定或否定某种事物的存在，或指明某一对象是否具有某种属性的思维过程。判断是中医理论在观念基础上，实现由已知形象到未知形象认识的中间环节，通过对各种未认识事物的形象作出与已知观念中的形象类同或类异关系的判别，才能进入推理阶段（任秀珍，1994）。这说明中医判断思维也具有由此及彼的隐喻性特征，虽然中医逻辑思维存在概念性局限，导致中医逻辑无法触及纯粹形式化的“属加种差”式的判断，但是这只是针对纯粹的概念思维而言的，虽有局限，即不能准确地“把握理”，但它兼具理性思维元素和非理性思维元素的特征，采用隐喻映射的方式（或称为比喻或“取譬”），对时空维度下人体的命理活动过程进行全方位把握。比如：

黄帝曰：余闻人有精、气、津、液、血、脉，余意以为一气耳，今乃辨为六名，余不知其所以然。岐伯曰：两神相搏，合而成形，常先身生，是谓精。何谓气？岐伯曰：上焦开，发宣五谷味，熏肤、充身、泽毛，若雾露之溉，是谓气。何谓津？岐伯曰：腠理发泄，汗出溱溱，是谓津。何谓液？岐伯曰：谷入，气满淖泽，注于骨，骨属屈

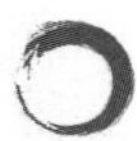

伸、泄泽，补益脑髓，皮肤润泽，是谓液。何谓血？岐伯曰：中焦受气，取汁变化而赤，是谓血。何谓脉？岐伯曰：壅遏营气，令无所避，是谓脉。（《灵枢·决气》）

此句是中医对人体精、气、津、液、血、脉的判断，借助了隐喻映射的方式，以人体外部形象、人体生理病理运动变化状态作为始源域，对目标域人体六气进行判断，这里的判断并不具备确切的内涵和明晰的外延，但对六气的功能性特征和发生性特征进行了相对合理而全面的界说和把握。再比如，《素问·阴阳应象大论篇》指出："阴阳者，天地之道也，万物之纲纪，变化之父母，生杀之本始，神明之府也""阴阳者，血气之男女也；左右者，阴阳之道路也；水火者，阴阳之征兆也；阴阳者，万物之能始也"等，《内经》对阴阳的判断也采用了隐喻映射的方式，借用具体事物或者事件对阴阳展开界说。

三　中医推理的隐喻性特征

推理是由一个或几个已知的判断（前提），推导出一个未知结论的思维过程。中医思维推理的特点主要表现为模式型推理和类比类推思维。类比类推思维在中医学中的运用与中医隐喻思维异曲同工，本书已在取象思维中有所介绍，此处重点讨论模式型推理。模式型推理是指从一个多因素的基本模式出发，按照一定的原则，把要研究的对象放在这一模式中进行推理，以认识把握客观对象的整体（刘文英，1988）。中医学中最典型的模式型推理是阴阳模式推理和五行模式推理，即是说，将自然与人体中相互关联的诸多元素和动态关系纳入阴阳和五行的框架范围之类进行解读，并通过阴阳和五行本身携带的意义推导出框架范畴中各个元素的意义及其相互关系，从这个角度分析，中医模式推理符合隐喻推理的基本特征。隐喻推理使得大部分抽象思维成为可能，使得抽象的科学论述成为可能（王寅，2006：61）。中医抽象理论的论述具有隐喻特性。现以阴阳模式推理为例进行说明。

> 阴中有阴，阳中有阳。平旦至日中，天之阳，阳中之阳也；日中至黄昏，天之阳，阳中之阴也；合夜至鸡鸣，天之阴，阴中之阴也；鸡鸣至平旦，天之阴，阴中之阳也。故人亦应之。夫言人之阴阳，则外为阳，内为阴；言人身之阴阳，则背为阳，腹为阴；言人身之藏腑中阴阳，则藏者为阴，腑者为阳，肝、心、脾、肺、肾五藏皆为阴，胆、胃、大肠、小肠、膀胱、三焦六腑皆为阳。所以欲知阴中之阴、阳中之阳者何也？为冬病在阴，夏病在阳，春病在阴，秋病在阳，皆视其所在，为施针石也。故背为阳，阳中之阳，心也；背为阳，阳中之阴，肺也；腹为阴，阴中之阴，肾也；腹为阴，阴中之阳，肝也；腹为阴，阴中之至阴，脾也。此皆阴阳表里、内外、雌雄相输应也，故以应天之阴阳也。（《素问·金匮真言论篇》）

阴阳思维是对自然现象的归纳和演绎，后发展成为阴阳哲学、阴阳学说等。阴阳学说与中医思维相结合，形成中医阴阳推理模式。如此段所言，阴阳之中，还各有阴阳；白昼属阳，平旦到中午，为阳中之阳；中午到黄昏，则属阳中之阴；黑夜属阴，合夜到鸡鸣，为阴中之阴；鸡鸣到平旦，则属阴中之阳。“夫言人之阴阳”说明了人的情况与自然现象相对应，由此搭建了从自然阴阳到人体阴阳的隐喻映射，将自然状态下的阴阳元素、阴阳属性、阴阳对立统一关系、阴阳知识系统地映射到人体，推导出人体脏腑组织、人体病症等的阴阳划分。

第五节　辩证思维与中医隐喻思维

辩证思维是指以变化发展视角认识事物的思维方式，这种思维方式以

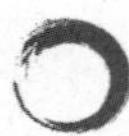

世间万物之间的客观联系为基础，对世界进行认识和感知，并在思考的过程中感受人与自然的关系，进而得到某种结论。辩证思维体现为矛盾性、具体性、系统性、全面性和整体性（且大有，1996：8－12）。辩证思维在中医学中的运用主要仍然体现为阴阳思维和五行思维（邢玉瑞，2010：101）。

阴阳思维中的阴阳对立制约、依存互根的推理属于辩证思维中的辩证统一推理，即依据条件组成对立统一的关系组合，然后展开推理。《素问·阴阳应象大论篇》说："阳生阴长，阳杀阴藏""阴在内，阳之守也；阳在外，阴之使也"，中医学认为人体内部的阴与阳是对立统一的，任何一方不能脱离另一方而单独存在。本书认为，这种阴阳互存互根的辩证思想通过隐喻映射的方式，拓展到中医理论的各个方面，形成中医学中许多辩证概念的理论依据。比如气与血、藏与象、经与络、营与卫、表与里、寒与热、虚与实、证与症等，都体现了阴阳辩证域的思维模式映射到人体域，形成中医看待人体和疾病最基本的态度。阴阳在一定条件下相互转化，则属于辩证转化推理，通过隐喻映射的方式，拓展到中医理论，形成中医理论中阴阳之变的思想，比如《灵枢·论疾诊尺》曰："四时之变，寒暑之胜，重阴必阳，重阳必阴，故阴主寒，阳主热，故寒甚则热，热甚则寒，故曰寒生热，热生寒，此阴阳之变也。故曰冬伤于寒，春生瘅热春伤于风，夏生后泄肠游夏伤于暑，秋生痃疟；秋伤于湿，冬生咳嗽。是谓四时之序也。"

五行思维模式是通过五行配伍和五行生克制化维持事物整体性的稳定状态的辩证思维模式。《素问·宣明五气论篇》曰："五脏所藏：心藏神，肺藏魄，肝藏魂，脾藏意，肾藏志"，此句将神志与五脏配伍一一对应，并通过隐喻映射的方式，指明脏腑在机体生命活动中所分担的特定思维、意念、情感、精神等职能，而五行生克制化的辩证关系又通过隐喻的方式映射到人体域，指导中医临床实践，指明各个脏腑所分担的职能不是孤立存在的，而是与机体整体状态休戚相关的，即某一脏腑发病时出现的相关症状与其他脏腑的生理病理功能变化有密切关联。比如《伤寒论》中叙述的有关"心藏神"的症状和治疗。《伤寒论》第 106 条"太阳病不解，热结膀胱，其人如狂"，表明热邪结于下焦，热上攻于心，导致心火亢盛；《伤寒论》第 212 条又指出："伤寒，若吐若下后不解，不大便五六日，上至十余日，日晡所发潮热，不恶寒，独语如见鬼状。若剧者，发则不识人，循衣摸床，惕而不安，微喘直视，脉弦者生，涩者死。微者，但发热谵语者，大承气汤主之。若一服利，则止后服。"此处又说明了胃热扰心导致的阳明腑实发狂；《伤寒论》第 303 条指出："少阴病，但欲卧也，得之二三日以上，心中烦，不得卧者，燥土克水，而烁心液也。心之液，水之根也，液耗水涸，精不藏神，故心烦，不得卧寐。黄连阿胶汤，黄连、芩、芍，清君火而除烦热，阿胶、鸡子黄，补脾精而滋燥土也。"此处的心发病又源于阴虚火旺、心肾不交。

第六节　系统思维与中医隐喻思维

《哲学大辞典》认为，系统思维是把物质当作一个整体加以思考的思维方式。简单来说就是对事情全面思考，把想要达到的结果，实现该结果的过程、过程优化以及对未来的影响等一系列问题作为一个整体系统进行研究的思维方式。《周易》中介绍了我国传统的系统思维方法，并直接影响了中医学的整体观与器官机能的整合观。中医系统思维能够把人看作是有机联系的完整的系统，并从系统和人体要素，人体要素和人体要素，系统和环境的相互联系、相互作用中综合地考察人，在此过程中，隐喻思维对于串联系统和要素、要素和要素、系统和环境之间的联系发挥着重要的作用。

> 人始生，先成精，精成而脑髓生，骨为干，脉为营，筋为刚，肉为墙，皮肤坚而毛发长，谷入于胃，脉道以通，血气乃行。(《灵枢·经脉》)

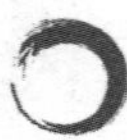

此段采用隐喻的方式，把人比喻为可以分化的系统：人的最初生成，先形成于精，由精发育而生成脑髓，以骨骼为支干，以脉管藏血气而养全身，以筋连串骨骼使之坚强，以肉为墙壁保护内脏，当皮肤坚韧时，毛发就附着生长。五谷入于胃，化生出各种营养，脉道借之通行全身，血气运行不息。中医崇尚人与天地相参的整体观，人体不完全是现代生物学意义上的生物体，而是被隐喻为一个元整体，人所发生的生理病理变化不可分解为各个部分进行考虑，而是通过系统整体运行和系统与环境互动进行把握。

比如《素问·宣明五气篇》曰："五气所病，心为噫，肺为咳"，《素问·咳论篇》曰："皮毛先受邪气，邪气以从其合也""五脏六腑皆令人咳，非独肺也。"这些言论强调了系统思维的联系性原理在肺脏受邪领域的具体化，"关系中心论"的思维方式被视为始源域，通过隐喻的方式映射到目标域：疾病诊断和治疗领域，推导出脏腑功能失调均能导致咳喘的观点，开创了围绕肺脏为主的五脏治疗思路。邓铁涛教授在此基础之上提出了"五脏相关理论"，即认为在病理上某一脏腑损害的长期发展，必然会引起其他脏腑的受损，出现其他脏腑虚损的症状，强调"以脾胃为中心，从肺论治，五脏相关"（魏伟超等，2017）。

再比如，《内经》提出"春夏养阳，秋冬养阴"的养生原则，属于系统与环境结合的思维方式。在此思维中，人的生理病理变化与自然界时空变化相对应，产生隐喻映射，不同的时空对人体产生不同的影响：春夏之际阳气旺盛，推导出人体阳气亦随之增长，表现出腠理开泄等征象；秋冬之际阳气内敛，推导出人体阳气也应之内收，腠理闭塞。

第七节　直觉思维与中医隐喻思维

直觉思维是指对一个问题未经逐步分析，仅依据内因的感知迅速地对问题答案作出判断、猜想、设想，或者在对疑难百思不得其解之中，突然对问题有“灵感”和“顿悟”，甚至对未来事物的结果有“预感”“预言”的一种心理现象。直觉思维的功能体现在两个方面：第一，帮助人们迅速作出优化选择；第二，帮助人们作出创造性的预见，特别是在创造性思维活动的关键阶段起着极为重要的作用。亚里士多德曾说：“直觉是科学知识的创始性根源。”

“医者，意也”是直觉思维在中医学中的运用。此语出自汉代名医郭玉的一句名言：“医之为言意也，腠理至微，随气用巧，针石之间，毫芒即乖。”《内经》对“医者，意也”的含义有明确的提示。比如《灵枢·本神》云：“所以任物者谓之心，心有所忆谓之意，意有所存谓之志，因志而变谓之思，因思而远慕谓之虑，因虑而处物谓之智。”可见中医学所说的“意”与心、志、思、虑、智等思维活动密切相关。唐代名医许胤宗云：“医特意耳，思虑精则得之。”此处“意”是指精湛的思虑。古代医家“医者，意也”之语主要是强调临症之时要善用直觉思维，用意以求理，不可轻率马虎，稍有不慎，就会酿成大错。尤以诊脉和用药为难（邢玉瑞，2010：153）。

中医诊脉过程离不开直觉思维，而在此过程中离不开隐喻性思维的促进作用。《素问·金匮真言论篇》云：“谨察五脏六腑，一逆一从，阴阳表里，雌雄之纪，藏之心意，合于心精。”说明诊脉过程中必须谨慎运用直觉思维，用心精思以知常处变，类似于取象思维中的揆度奇恒，不过按照隐喻映射分析，揆度奇恒中的始源域是恒常或奇异的运动变化情况，目标域是人的症状变化情况，二者都属于对已有知识的运用，并没有新创知识的出现。而对于诊脉过程中的直觉思维，可以超越已有知识的界限，创造出新的知识。此句的始源域是五脏六腑的气血逆顺、阴阳偏盛、表里变化、雌雄之纪等，而目标域是医者精思处变，灵活洞悉病源之后所掌握的人体气机变化，在此过程中，医者高超的直觉辨识能力决定新创知识的合理性。《灵枢·九针十二原》也云：“迎之随之，以意加之，针道毕矣”，此句说明针刺之道在于医者在两组概念域之间进行隐喻推导，即始源域

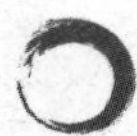

“邪”与目标域“泻”、始源域“去”与目标域“补”之间的隐喻映射，但对于“泻”与“补”的分寸，则需要医者对始源域“邪”与“去”的直觉体察。以上两个例子可见，在中医诊脉过程中，隐喻映射和直觉思维协同共振，直觉思维可以在始源域和目标域两个方面发挥作用，从而有助于做出相对精确的诊断。

隐喻思维对中医临床中用药的直觉判断也具有指导作用。如以下医案：

张某，男，48岁。

近二日因饮食不慎，又浴后当风，突发热恶寒，头痛恶心，腹痛下坠，里急后重，一日十数次，肛门灼痛，便为胶冻。脉浮数而滑，舌红苔薄白。曾服葛根黄芩黄连汤及香连丸无效。证属病邪在表，不宜苦寒清里，拟治以辛凉解表法：

双花15g，连翘15g，云苓15g，枳壳10g，桔梗10g，柴胡10g，前胡10g，川羌10g，大活10g，川芎10g，薄荷10g，甘草10g，鲜姜10g

二剂，水煎服。服后，诸证顿失，霍然而愈。

（《老中医医案选·高仲山医案》）

此医案中，对于张某一日下痢十余次，腹痛，里急后重的症状，之前的医师采用葛根黄芩黄连汤和香连丸。葛根黄芩黄连汤载于《伤寒论》第34条：“太阳病，桂枝证，医反下之，利遂不止，脉促者，表未解也，喘而汗出者，葛根黄芩黄连汤主之。”葛根黄芩黄连汤主治外感表证未解，热邪入里，身热，下利臭秽，肛门有灼热感，心下痞，胸脘烦热，喘而汗出，口干而渴，苔黄，脉数。香连丸，清热化湿，行气止痛，用于大肠湿热所致的痢疾。总之，前医的用药葛根黄芩黄连汤及香连丸与热痢治疗相对应，由此建立起医师高仲山在药物与疗效之间的隐喻性推导，得出了直觉判断：既然葛根黄芩黄连汤及香连丸无效，那么病人的病机不属于热痢范畴。后根据发热、恶寒、头痛、脉浮症状为始源域，根据已有知识推导出风热里表，而兼里滞的病因，采用祛湿的川羌、大活、云苓，宣降气机的枳壳、桔梗、柴胡、前胡，二剂而愈。

第八节　灵感思维与中医隐喻思维

灵感思维指人们在科学研究、科学创造、产品开发或问题解决过程中突然涌现、瞬息即逝、使问题得到解决的思维过程。灵感思维又称为顿悟，是人们在积累大量经验的基础之上，在创造活动中借助直觉启示所猝然迸发的一种领悟或理解的思维形式，比如诗人或文学家的“神来之笔”，军事指挥家的“出奇制胜”，思想战略家的“豁然贯通”，科学家、发明家的“茅塞顿开”等。《内经》中出现了有关灵感思维的记载，《素问·八正神明论篇》云：“神乎神，耳不闻，目明，心开而志先，慧然独悟，口弗能言，俱视独见，适若昏，昭然独明，若风吹云，故曰神。”此句中的“慧然独悟”“昭然独明”“若风吹云”等言论表达了人的意识达到了独悟、独明、独见的水平，却又是“口弗能言”，这是一种只能意会不能言传的境界，属于灵感思维创造新知识的阶段。引发灵感思维的因素有很多，比如仔细观察分析、长期实践钻研、调动潜意识能力等，本书认为，把握事物间相互联系基础之上的推导是产生灵感的重要条件，无论是长时间思考之后的久思而至，还是情急状况下的急中生智，无论是灵机一动的另辟蹊径，还是偶然情况下的豁然开朗，这些灵感思维形式都是在推导作用下的创新型发现。灵感思维与隐喻思维的交集在于，二者的运作过程都强调各种信息的对应、组合和匹配，然后实现推导，产生知识创新。新的知识是在原有知识的基础上发展起来的，已知与未知的对应是产生创新认识的关键。因此，要创新，就需要将已知和未知对应，产生隐喻映射，从映射中进行推理，受到启发，引发灵感，形成创造性认识。

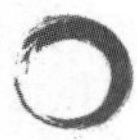

张某，男，46岁。

在中印边界自卫战中被炮弹炸伤头部，迅即发现癫痫。十余年来，先由半个月发一次，发生到一日发生数次，抽搐动风，日甚一日，曾在一次打开水途中昏倒，由于水瓶震裂，开水溅身而发生烫伤，来京前经一般理伤续骨方如复元活血汤等治疗，效果不明显，乃改用抵当汤加味。

水蛭12g，虻虫9g，桃仁12g，大黄9g，蟅虫9g，地龙15g，僵蚕9g，全蝎6g，蜈蚣2条，花蕊石20g。

初用时有二三天发作转甚，续而逐渐变轻。约服30剂后，即已不见复发，继续观察4月，病情一直稳定，乃同意病人回原籍休养，以原方制成蜜丸，继续服用以巩固疗效。并嘱其回乡后如有变化，可再来信考虑改方，五载未见回信。(《中医内科新论》)

抵当汤在《伤寒论》中是治疗蓄血的方剂，第124条："太阳病，六七日，表证仍在，脉微而沉，反不结胸，其人发狂者，以热在下焦，少腹当硬满，小便自利者，下血乃愈。所以然者，以太阳随经，瘀热在里故也。抵当汤主之。"第125条："太阳病，身黄、脉沉结、少腹硬、小便不利者，为无血也；小便自利，其人如狂者，血证谛也，抵当汤主之。"第237条："阳明证，其人喜忘者，必有蓄血，所以然者，本有久瘀血，故令喜忘，屎虽硬，大便反易，其色必黑者，宜抵当汤下之。"第257条："病人无表里证，发热七八日，虽脉浮数者，可下之。假令已下，脉数不解，合热则消谷善饥，至六七日，不大便者，有瘀血，宜抵当汤。"抵当汤虽然适用于治疗太阳之邪热与血结于下焦的发狂等证，但并没有治疗癫痫病的记载（鲁兆麟，2013：195）。此医案中的医师从炮弹炸伤头部、抽搐动风等现象的观察入手，通过隐喻的方式把炮弹炸伤—淤血—抽搐动风—昏眩倒扑联系起来，由此突发了淤血病机的灵感，从而突破了前人对抵当汤的认识，创新性地将从未治疗过癫痫病的抵当汤用于治疗外伤性癫痫。

第九节 结语

中医学是我国传统医学和智慧的结晶，中医思维则是其智慧之器。中医思维是指导中医理论建构与发展以及中医临床施治与处方用药的医学思维，而隐喻研究可以为中医思维研究提供全新的视角。本章研究表明，中医隐喻思维作为一种思维方式，其运用已经渗透到中医思维的方方面面，对于讲究经验性、逻辑性、整体性、系统性、辩证性、直觉性、灵感性的中医思维而言，绝对是不可规避的。中医思维通过隐喻的方式对中医理论和实践进行阐述和说明，其有效性可以通过中医隐喻把握中医概念、中医知识、中医临床的合理性、现实性和可能性中得到充分证明。研究发现，中医隐喻思维能够涵盖中医思维复杂性和多样性，有效串联中医学中诸多概念，较为全面而系统地阐释中医理论体系，整合中医理论中的点线交织、动静结合、理论与实践对接、知识传承与理论创新并举等问题。深度挖掘六大类中医思维方式（经验思维、取象思维、逻辑思维、辩证思维、系统思维、直觉与灵感思维）中的隐喻性特征，不仅有助于探讨中医理论构建和中医临床诊治过程中的心智运作方式，而且能够从认知隐喻学角度对中医学进行辩证分析与评述，探索中医发展的认知基础，丰富跨学科中医学理论研究，特别是中医思维方面的研究。

第十二章　中医隐喻的方法论意义

第一节　引言

中医思维是中医理论构建、完善、发展的核心，中医语言展现中医思维（黄慧雯等，2016），因此，中医语言研究有助于揭示中医思维，丰富中医理论跨学科研究。近几年来的中医隐喻研究热潮带来了如下启示：隐喻在中医药语言中无所不在，中医语言是一种基于隐喻认知的语言，中医独特的思维方式与隐喻认知过程具有一致性，有鉴于此，有必要采用认知隐喻学的研究手段，透过中医隐喻话语考察存在于中医思维中的隐喻，通过中医思维中的隐喻探索中医思维规律，并创新现有的认知隐喻理论，辩证分析中医理论的优劣，重新审视中医理论和话语体系，探索中医传承与发展的认知基础，为中医理论的重构和已经陷入瓶颈的中医理论研究提供全新的跨学科视角。本书所谈论的“中医隐喻”是针对中医文献、中医理论、中医实践、中医交际中所涉及的隐喻话语和隐喻思维。随着相关研究的不断深入，中医隐喻研究已然成为中医理论研究的一个全新的研究范式，有必要探究和揭示其方法论意义。

第二节　中医隐喻的方法论特征

一　中医与隐喻的统一

中医虽然饱受批判掣肘，却传承沿用至今，并始终长盛不衰，与时俱进，是因为中医能够摆脱纯粹的感性综合，与经验医学分道扬镳。在思维逻辑上，借助阴阳五行的天才演绎，跨越知性对经验材料的必然性连接，直接进入理性综合阶段的科学形态；在方法论上，中医学在漫长的历史演进过程中形成了一种经验直观、整体联系的理论符号学系统，核心在于取象比类（郭刚、王琦，2014）。取象比类有别于简单的类比推理，而是通过由此及彼的本质性追问，实现对生理、病理、健康、养生等医学问题的全局性谋划。由此及彼的思维倾向是中医思维的主旋律，也是隐喻性思维在中医学中萌芽生长的终极诱因。术语"隐喻"一词来自希腊语 metaphora，该词由两个义素构成，第一个义素 meta 意思是 across，有"超越""在……之后"之义，后一个义素 pherein 的意思则是 carry，有"传送"或"转换"之义，metaphor 表达的是 carry across，这个含义具有"由此及彼"之义（孙毅，2013：2）。隐喻作为一种渗透于语言、思维和活动中的认知手段，其中心（locus）不是语言，而是思维（任绍曾，2006），它是使经验概念化并加以诠释的工具（Lakoff，1993：204），其实质在于借助一类事物去理解和体验另一类事物（Lakoff，1980：5）。在探寻生命规律的抽象思索历程中，隐喻性思维不断出场，并始终与中医思维相辅相成，相得益彰，"中医隐喻思维"由此诞生（石勇等，2015；石勇，2018）。中医思维通过隐喻的方法对其理论的理性陈述进行解释和说明，其有效性体现在中医隐喻思维作为一种方法论把握实在对象（人体和自然）的合理性、可能性和现实性的综合性考察，仅仅用科学的名义、理性的标准去评判中医隐喻思维的合理性，不符合科学发展的基本精神。我们并不否定，中医隐

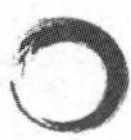

喻思维中曾经充斥着证据匮乏的主观猜测，因此而酿成的血案屡见不鲜，但也不乏证据充足的理性判断，取得了良好疗效，造福人类。在中医的世界里，隐喻思维始终是一个功过参半的角色，一方面，对中医有建构之功，是认识理解必然世界（人体世界）的一把钥匙，兼具形象生动、惟妙惟肖的描述特征和博喻巧譬、触类旁通的逻辑推导品格；另一方面，由于时代局限和认知水平局限，直接导致中医学充斥着大量主观臆测和牵强附会，导致中医施治的历史充满悲情色彩，似乎与科学性渐行渐远。但是，隐喻思维一旦跟中医结合，便贴上了“中医”的标签，并且被赋予了全新的内涵。中医承载着中国人民同疾病作斗争的历史经验和知识积累，中医理论体系是经过几千年来长期医疗实践逐步形成并发展起来的，其中充斥着预测、怀疑、批判、不断扬弃和不断创新的科学思维方式的指导。中医的认知史不仅是不断推进未知到已知的过程，也是不断启动其内在的纠错机制进行试错纠错的过程。因此，中医隐喻思维必须发挥中医推导演绎与寻求新知的创生性特长，发挥中医实践与理论升华相辅相成的特色，思维的过程始终伴随严格的临床实践考问，始终伴随着复杂的抽象综合与互动互证。

二　中医思维与隐喻思维的统一

面对无穷无尽的未知世界，用人类有限的认知能力和手段去探索无限的未知存在，几乎是人类带有悖论性和悲剧性的宿命。当人类历史步入现代，科学家承担了大多数的探索未知世界的重任，事物之间的关联成为他们思维的驱动程序，用于探索事物的本质，揭示事物之间的规律，进而把规律拓展到更多未知事物的认知过程之中，为人类更好地理解和把握世界提供便利。事实上，这种便利是非常有限的，有限的便利与无限的未知恰恰是人类难以弥合的鸿沟，也是一场极具悖论性的思辨，这场思辨便蕴含了隐喻思维的种子，恰如罗蒂的名言：“缺少隐喻，就不会有科学革命或者文化的突破。”中医学亦是如此。中医理论需要突破和创新，这种诉求呼唤全新的思维模式，用普遍接受的方式去审视与中医学相关的概念和命题，去指导日趋复杂的中医临床实践，显然无法满足创新的需求。面对思维有限性和命理无限性的悖论，医者或中医研究者会时时转换视角和思维方式，用全新的眼光观察人体内外的世界，经常会在一种有意识或者无意识的状态下使用隐喻思维，这主要体现在，将表面似乎毫无关联的事物联系起来，创造新的联系，创生新的意义。也正是从这个意义上分析，隐喻思维可以和中医思维达成良好的默契，不但可以美化中医语言表达，更能创生无限的中医假说，并通过临床实践的检测和验证，把隐喻的精髓发挥到极致。

隐喻思维作为一种方法论，其运用虽不能完全覆盖中医理论描述和阐释的方方面面，但是它的存在对讲究整体性、辩证性、实效性的中医思维来说，绝对是不可规避的。中医思维通过隐喻的方式对中医理论进行诠释和说明，对中医隐喻的探索回避不了对中医思维的解码，二者相辅相成、彼此勾连便形成了中医隐喻思维。中医隐喻思维蕴含着广阔的对应关系网，各种对应元素和关系在特殊的语境中融合为整体性的隐喻全景画面，为中医理论和中医语言不断输送具有系统解释力的思维养分，而非仅仅体现为语词的抉择与效用。任何理论和语言都不是一个始源域匹配一个目标域的封闭隐喻系统，几乎所有情况是以一配多或者以多配一的不规则的复杂隐喻体系。《内经》的作者们在著书立说的过程中，基于众多概念域不同的意象和内涵，基于自我认知能力和限度展开丰富多彩的隐喻谋划，其终极目标在于通过隐喻映射，最大限度地促进始源域对目标域描述的清晰度和适切性，并且还要附加丰富的美学效应、医学共同体的接受度、医患间的有效对话等诉求。但是，无论《内经》作者们的思考维度是多么天马行空，标新立异，他们对中医理论的立论和论证方式达成了一致的倾向性，即始终围绕天人相应思想展开能喻与所喻的设定，始终将阴阳五行整全式框架作为支配中医思维正常运转的基本逻辑，这充分彰显了中医隐喻

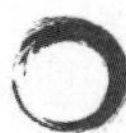

的集体意向性，也是中医隐喻思维的最大特色。中医隐喻思维的归类型映射结构完美地演绎了这一特色。通过在隐喻映射过程中加载类别（C），使中医隐喻思维对接了阴阳五行思维，成功地限制了取象比类方法论缺陷造成的无限类推倾向，同时也规范了隐喻映射中对始源域（S）的提取，符合中医整体性和系统性的思维取向。在天人相应和阴阳五行营造的语境下，中医隐喻思维通过双重映射结构将概念构造置于特定的坐标体系中，促使相关的中医学概念在特定语境所营造的广阔范围和视角下被描述、被解释、被运用，并通过对隐喻世界和现实世界的比较、验证、扬弃，进一步将合理的隐喻固着化、具体化，并不断丰满与完善。

第三节　中医隐喻的方法论功能

一　中医隐喻的交流功能

隐喻能够为理解人类经验世界提供特定的途径。Lakoff（1987：292，368，371）认为，意义是生命经验的产物，它直接建立于“人类经验的相互关系”，这种关系构成的有意义的概念正是所谓的“自然的隐喻概念”，即基本隐喻（basic metaphor）。后来，Lakoff 和 Turner（1989：50－52）又指出，基本隐喻是人类认知抽象概念的主要方法，它们规约于语言，一方面作为程式化的语言而存在，另一方面通过新奇化的“诗性用法”扩展自身存在，并通过“共同经验”自动发挥认知作用，张沛（2004：205）把这种自动认知称为“已知结构”映射“未知结构”的隐喻过程。本研究发现，从中医话语、理论系统到思维体系、临床施治，无不与隐喻过程之间发生千丝万缕的联系。中医概念的形成和拓展无法脱离经验性基底，并且始终与普遍的感知层次相融洽，因此作为建构中医核心概念的隐喻能够被中医共同体所理解和接受，促发了其存在的现实基础，更重要的是，以此方式建构的概念能够被有效地纳入中医知识体系之中，渗透于中医学共同体整体交流的融合，服务于中医实践，恒久而弥坚。

《周髀算经》上说："知地者智，知天者圣。"在认知水平和手段非常局限的时代，抽象思维活动的基础和参照主要来自对天地的认知，这一观点与《内经》崇尚的"天人相应"和"取象比类"思想不谋而合，比如：

> 善言天者，必有验于人。（《素问·举痛论篇》）
>
> 人与天地相参。（《灵枢·岁露》）
>
> 夫道者，上知天文，下知地理，中知人事，可以长久。（《素问·气交变大论篇》）
>
> 天地万物者，不以数推，以象之谓也。（《素问·五运行大论篇》）
>
> 援物比类，化之冥冥；不引比类，是知不明。（《素问·示从容论篇》）

《内经》将人体比附自然，将五脏六腑与日月、星辰、季节、山川、容器、管道、官职等一一对应，一方面彰显了先民高超生存智慧的鬼斧神工，另一方面也折射出在特定的生产生活环境、实践工具和认知手段条件下所营造出的共同经验性基底：对生命现象、脏腑经络、疾病健康的认识困囿于对自然界中"天之气""地之形""日月星辰"的认识，诉诸取象比类，用已知的"天""地""日月"解释未知的"人体"，用已知的自然现象和相互联系推知晦暗不明的"脏腑功能与病理变化"和"经络、脏腑之间的联系"。中医学的许多概念和理论通过这一共同的经验性基底展开，并形成认知机制，建构思维模式，中医隐喻成功地在知识与映射、猜想与临床、规约与创新之间架设了相对可靠的桥梁，创造性地把意向与其指向的对象结合在由"Be"（"是"）构成的意义关联之中，构造了由心灵世界通达可能世界的基本路径，促发了具有通约性的主体间性的形成，为中医学共同体成员之间、中医与其他学科之间、中医与社会成员之间相互认知、交流、建构中医学理论提供了有效的途径。不仅如此，历代医者可以

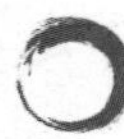

通过当下的“存在性隐喻”，结合临床经验积累，有理有节地利用中医隐喻架设的跳板，实现创造性飞跃。

二　中医隐喻的表征功能

表征（representation）是外部事物在心理活动中的内部再现，是知识在个体心理的反映和存在方式。在认知科学里，表征是指一个心智过程，在这个过程中主体将所面对的对象用大脑里的一个能体现这一物象的理想的“构念”（construct）（MacCorquodale & Meehl，1948）呈现出来。隐喻活动是：说话主体想找一个未知的喻体来表征已知的本体 x，他的心智发现 y 同 x 互为共相，有同一性，就用 y 作为喻体来表征 x，这就引发隐喻（徐盛桓，2015）。正如 Hallyn（2000：157）所言：“隐喻理论是一种关于表征的创新的理论。”千百年来，医者以直觉体悟为基础，以体验认知的方式获取人体命理活动的时空多维度关联，用隐喻的方式对中医学科范围内的实体、过程、状态、事件进行表征。面对复杂的人体生理病理，中医隐喻对概念域的选择没有局限于现实中的实体，而是从自然众多范畴中提取不同的角度为隐喻映射提供无限可能。取象比类所取之“象”不仅专属于物象、事象，还包含丰富多彩的表达功能关系和动态过程的变象、动象，中医由表及里的诊断方法也是通过对脏腑经络功能性变化之“象”的感悟和采集，把握疾病发生的原因，分析与之相关的病变机理。中医将人体视为一个动态平衡的整体系统，这就促成了中医将其隐喻思维的基础植根在基于运动过程的概念系统中，这种特定的思维模式（取象思维模式）不仅是中医隐喻的表征，又是中医理论创新的潜在的源泉。按照邢玉瑞（2010：129）的说法，中医取象思维之“象”偏重于事物的动态之象，而不是形体形质的静态之象。若以实体本位为主导，虽能形象生动地描述脏腑的特征、功能及其与之相关的医理和命理，但中医理论诸多方面的解释力缺失和推导性缺陷成为中医理论遭到批评的根源之一。由于中医知识的匮乏，抑或是受到西方医学实体本位思维的影响，近代以来批判中医的文化名人们大多基于实体本位思维看中医，其眼界显然无法覆盖中医的本真面目，对中医而言，“窥一斑”未必能“见全豹”，但基于“一斑”而攻击中医存在的理由，否定中医发展的基础，显然是对中医非常不公正的评判。因此，解放实体本位在象思维中的垄断地位，用过程本位弥补实体本位的不足，用自然界的动态变化阐明人体多种生理、病理现象，才能更加清晰全面地表征中医理论的精髓，这也更加符合中医理论动生造化的理念（孟庆云，2015）。比如“经络”“命门”“三焦”等中医概念因其没有对应的脏腑实体而成为中医学谜团，但可以通过过程隐喻进行表征，因为过程本位思维解放了具体实物的桎梏，强调对人体各个局部的宏观性把握，强调脏腑功能与疾病变化、时空运转的圆机照应。同时，当过程本位不依赖于位素的开放性特长得到凸显，动态变化的主体和客体也因此由封闭转为开放，过程的类型便可以百花齐放，海纳百川，可以是（五行）生克关系，也可以是（五脏）濡养和抑制，也可以是（事物间）促进和阻挠，也可以是（事物发展中）的“推波助澜”和“从中作梗”等等，这样一来，便可以最大限度地凸显“经络”“命门”“三焦”等中医概念在人体脏腑系统中的互动作用，也可以最大限度地发挥取象比类的推导性作用，为取象比类中的“取”与“比”提供了无限的畅想空间。“象”是显象与隐象、物象与动象的结合，比如从五材到五行，将现实中的五种材质抽象为五种特性，五行学说因此摆脱了“实体之物”的束缚，其解释力也因此而拓宽，再从五行到过程，将五种特性之间的关系抽象化为过程性存在，并采用 ABCDE 开放性符号呈现，从而进一步解放了五种特性，使五行从真正意义上摆脱了“物性制约”，打开了具有循环论倾向的五行封闭式谜团，迎来了动象本位思维的开放与灵活，大量的医学事实、成果、假设得以纳入生克过程体系中进行考量，凸显了五行思想最精华的东西。

但是，与“重视宏观和整体”的特色相伴，中医的不足在于“忽略生

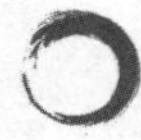

命所依赖的形体结构”“在生命活动机制的细节上知之较少”“在诊治形体和器质性疾病方面逊于西医”等（烟建华，2014），这就意味着，单纯依赖于过程隐喻表征的中医思维缺乏对脏腑实体的精确性和细节性描述，造成了中医在理论和临床方面的脱节。事实上，人体生理显象和变化动象以及中医所强调的功能、整体和动态特质必须付诸每个实实在在的个体才能落实于具体而生动的医案呈现之中，值得强调的是，中医隐喻思维必须接纳实体思维的存在，但是中医之实体并非是简单、孤立、静态的僵化个体存在，而是互为作用的生命网络关系体，实体通过变动不居的过程在生命网络中获取意义，并通过动态过程彰显生命存在的意义。多元并存、广泛联系、动态平衡的思想，几千年来，浸透于中医思维的深处，实体隐喻与过程隐喻编织的隐喻网络无疑将这种思想推到了前所未有的高度，将个体诉诸过程进行表征，不追究某一点上的细枝末节，同时将过程落实到具体的脏腑，方便医疗过程中的临症施治，这更符合人体在自然面前所形成的复杂适应系统，更有助于引领人类思维挺进驻扎着深奥医理和命理规律的坚不可摧的“堡垒”。脏腑系统的分类、脏腑系统之间的生克乘侮是恒量因素，各个系统的生理病理变化是变量因素，这不仅需要有丰富的知识储备和聪慧的医学悟性，更需要有适切于中医特征和生命规律的思维方式，方能辨证体悟，药到病除。比如《丹溪心法·咳嗽》有如下记载：“咳嗽有风寒、痰饮、火、劳嗽、肺胀。春作是春升之气，用清凉药，二陈加薄、荆之类；夏是火气炎上，最重用芩、连；秋是湿热伤肺；冬是风寒外来，以药发散之后，用半夏逐痰，必不再来。”这说明中医认知发病和用药不仅要体察脏腑实体，更要参照具有动态性特征的时间变化，按照季节变化推知病理变化，方可施药救治。再比如《证治准绳》中有数方鸡鸣散，主治湿性脚气，风湿流注，足腿肿重疼痛，步行困难。此药以讲究服药时间而闻名，须隔宿用水两大碗，慢火煎至一碗半，药渣再用水二大碗，煎至一碗，二汁相和，至次日五更鸡鸣时（半夜一到三点）作二、三次冷服，五更鸡鸣乃阳升阴降之时，可使寒湿之邪随阳气升发、肝气升达而散。这说明鸡鸣散的药理作用不是静态的僵化的按部就班，而是参照昼夜节律，随时空运转而择时用药，属实体与过程隐喻网络思维形态，其合理性也确实能够经受住现代医疗技术的检验，比如韩军、宋建国（2008）用代谢笼法观察鸡鸣散利尿作用及其昼夜差异，用玻片法观察鸡鸣散的抗凝作用和昼夜差异，结果发现：前者用药后排尿量明显增加，而且作用体现为昼夜差异性，夜间用药效果明显优于白天；后者用药后凝血时间明显延长，而且作用体现为昼夜差异性，白天用药凝血时间延长明显长于夜间。

三　中医隐喻的创生功能

在古代认知水平和手段非常有限的历史条件下，中医隐喻思维对中医理论的产生、发展、更新产生了深远的影响，有助于从事物的功能性、整体性、动态性角度出发，宏观地认识和把握人体结构，辩证地寻究疾病和生命的奥秘。人类进入21世纪已20年，提倡科学施治，在先进的科学仪器辅助下，对自身脏腑结构和疾病规律展开精确把握的方法越来越彰明昭著，中医思维如若故步自封，一成不变，将很难掩饰其理性的缺失，难逃被时代淘汰的命运，因此，在时代浪潮中追求嬗变才是中医生存之道，除了“实践”这一泛化方法论取向，更要对逻辑思辨基底进行深刻反思，中医的发展必须仰仗于思维方式的更新，中医隐喻思维的双重本位思维互补观便为中医思维方式的更新开启了一扇门。

中医共同体（历代医者）群体交流、传承知识、发展中医理论是形成中医隐喻思维的主观动机和集体意向，对客观世界特征的自发性体验和窥探成为追求生命规律复杂认知路向的坚实起点，医者肩负着悬壶济世的重大历史责任感与使命感，承载着日益增长的战胜疾病的夙愿，由此催生出永不停歇的医学认知和医疗实践，隐喻思维机制在医学认知精进的实践道路上不断“出场”，并伴随日趋丰富的“带象观念”，不断刷新业已存在的

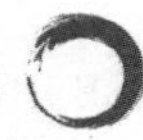

思维积淀，在医学创新的道路上实现自我超越。2000 多年的中医发展史证明，中医概念是不断运动变化的过程性存在，自然之象与人体之象作为相互对应的概念有机体，成为开启中医隐喻思维的起搏器，因双方共同的动态特征和过程特性而具备无限的转换生成可能，从而为中医学的创新与发展给予了无限的畅想空间。在中医理论和知识的创新过程中，隐喻创造者们（历代医家）时时转换视角，以全新的眼光观察人体内部和外部的世界，审视病症与时空的圆机照应，往往会在自觉或不自觉的状态下通过隐喻的方式，将表面看来并无联系的元素、关系、现象、事件结合起来，创造新的联系，产生新的意义。从这种意义上说，中医隐喻的创生功能不仅可以源源不断地提供中医假说，也在很大程度上把不明推论式推理的精髓发挥到了极致。这种创生性活动体现了隐喻创造者们（历代医家）对理论认知和预测的一致性倾向，而非个别医者瞬时的灵光闪现，是运用集体智慧的洞察力去捕捉尚未被发现的客观实在及其背后的规律，是推动中医假说、突破中医理论发展瓶颈的一种集体约定的结晶。新创的隐喻思维与隐喻表达因中医学共同体的集体约定而被广泛认同，因中医学实践的检验而积淀了深厚的认知认同感。从这个意义上说，中医隐喻的创生功能对推动中医理论发展有着重要的方法论意义，而且时常以一种潜在的、自然的、非意识的、微妙的方式发挥作用。

中医隐喻创生性活动也是隐喻创造者们（历代医家）蓄意运用隐喻进行的一场理性建构活动，是创新理论、探寻未知的强大的思维利器。这并非是一个单纯的概念域之间的匹配过程，而更多体现为认知主体发挥主观能动性的蓄意行为。在与疾病抗争的道路上，西方医学借助还原论方法，通过科学仪器和生化实验，用铁的事实作为支撑，结合毫无断裂的逻辑论证和经得起推敲的推理程序，形成无懈可击的医学概念和命题。与之不同，中医则借助医学与哲学的互参互渗，实现互惠，将阴阳五行哲学思辨方式融入思维体系之中，巧妙地绕过了西医式的对医学概念的单刀直入，而是通过仿象臆测、忖度联想，形成颇具中国特色的“带象”医学概念。

值得一提的是，中医思维元素并非是现在看来荒谬可笑的“望形生意”中的纯粹外在实体形态，而是结合时空因素，将形态、方位、关联、变化精妙地融合起来，进行圆机处理，幻化为中医隐喻思维的基体和推动思维方法不断更新的驱动程序。“比类”的比附意义因过程隐喻的开放性特长而无可限量，在思维跳跃中将普适性的宇宙动象串联为获取知识的逻辑前提，并在此坚实不催的地基之上不断构建探赜生理病理的平台，唯有在过程隐喻主导的视域下，“比类”才能真正意义上实现李约瑟（1990：314）的断言：“全部智慧就在于增加这相互联系作用的宝库中被直觉到的类比对应物的数目”，唯有在过程隐喻主导的视域下，中医思维才能按照乖戾与和谐、动态与平衡的整体证悟，基于临床实践的知识积淀，勇于猜度，勤于校验，使知识不断充实增益，扬弃更新，实现现象与本质共存，具象与抽象统一，普适与具体共现，推动联想、直觉、顿悟、灵感、辩证、逻辑等思维方式共同参与，在各种灵动思维的推动下，对生命疾病规律进行整体性宏观把握，呈现于形象性概念（如气、藏象等）和生命符号体系（如阴阳五行等）之中，这是获取理性认识，进行理论创新的基本方法，造就了中医的道术双馨。

隐喻作为一种思维工具，是科学共同体成员为了求解难题、突破理论发展的概念瓶颈的一种集体约定的结晶（郭贵春，2007：15－16）。实体隐喻与过程隐喻的互补态势为人类的心智提供了一种丰富的关于世界内容的知识，不仅能够涵盖中医象思维的复杂性和多样性，从而全面地、系统地、恰到好处地阐释中医理论体系，而且能够有效整合经验世界与必然世界中的各种点线交织、动静关联，促进人类对世界和人体的认识不断更新，不断改变审视人体内外世界的方式和角度，不断调整对世界的语言和心智表征，从而为中医学突破理论发展提供创新潜势。在此过程中，有关人体和自然的新信息日新月异，层出不穷，宇宙世界的普遍联系、经验的主客体关联、可认识性的假设、意义的溢出和延展，促使人类与未知世界不断接轨，从而创造相似，形成“可能性隐喻”，并通过推导性作用引导

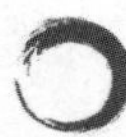

全新的医学假设和预测，推动中医学理论创新与临床发展，通过过程开放性带来的不同语境的不断涌现和相互交换实现隐喻意义永不停息的更新换代，而隐喻创生的效度、深度、广度，不仅通过可分析性的维度进行把握，还可以在创生与临床的张力之间游走，中医辨证论治和整体思维模式提升了这个张力的弹性空间，及这个空间的有效性效度，确定了这个空间的特色和水平。任何科学隐喻都是始于佯谬，在实证或试验的驱动下，通过规约化的程序，被某个科学共同体成员接受认同，最终形成相对稳定的科学范式，在医学现代化的感召下，实体和过程彼此协同，形成链接不同语境的强大能力，促进中医知识与其他各学科之间敞开交流与互动的窗口，中医隐喻思维得以创生各种新的假设和理性洞察，利用中医之“象”的特性去解构宇宙物性和动性之中的各种尚未挖掘的界限与鸿沟，由此架构可察对象与不可察对象之间的桥梁，从而缩小当下（权益性）认知与真理（永恒）认知之间的距离。因此，有学者（邓铁涛、郑洪，2008）提出了“观察—归纳思维”的回归模式，强调运用现代化医学手段的调研，为不断验证中医理论提供参考，并在此基础上作出有效归纳。在探索生命和疾病规律诸多未知世界的过程中，实体与过程的结合无疑具有强烈的利导作用，对于确定的知识体系可以提供完备的描述方案，对探索未知提供有说服力的参考，创生性对于规约的超越正是对于已有思维空间的突破甚至是革命，在破与立之间，中医理论早已破除了经验医学的枯燥与呆板。

第四节　结语

中医隐喻思维的方法论意义在于将当代认知隐喻理论运用于中医理论和中医思维的具体阐释和说明中，并由此形成一种系统的、统一的方法论思想。事实上，在过去十几年的时间里，中医隐喻研究引起了国内中医理论研究者的密切关注，他们的研究从不同的方面证明了隐喻的方法对中医研究的推动作用，促进了隐喻作为一种研究方法论的发展进程。随着相关研究的不断深入，中医隐喻作为一种方法论的合法性地位会不断巩固，成为当代中医学理论研究发展的一个新的生长点。但是人的生命现象拥有极其丰富而复杂的内涵，任何现有的研究方式和手段都仅仅只能从某一个方面揭示生命现象的局部特性，人类的认知能力与自然、人体的本真状态也不可能实现百分之百完美的吻合，而只能形成相对合理的态势和权益性结论，从这个意义上说，人类在探索生命未知的道路上可谓机遇与挑战并存。尽管如此，医者始终以探索未知、获取新知的勇气，以有限的认知手段和能力，通过隐喻这一神奇的认知术不断地揭示人体生命活动的真相，在不断趋近本真状态的道路上实现隐喻自身存在的意义和价值。但有一点，任何僵化、机械、非理性的思维模式必然会为更加灵活、多变、理性的思维方式所取代，中医的发展是无穷无尽的，任何思维方式都只能是中医发展道路上某个阶段的产物，任何中医理论创新的前提都是当下的所有理论在复杂的病因病理面前无能为力、难以化解，以致漏洞百出、血的教训，研究者不应该以后续发展的知识储备为预设和理论依据，采用双重标准来衡量之前的理论。唯有将尊重生命规律的复杂性作为思维的基点和前进的动力，中医思维方式才会从模糊走向清晰，进而在精进的道路上日趋完善。

第十三章 总结与展望

第一节 引言

在人类发展过程中有一个悖论，即明知无法真正地、彻底地、完满地认知世界和人本身，却不断地努力去改造世界和自我，这一悖论是推动人类认知能力不断提升的最大动力，促使当下所揭示的世界和人的面貌与其“本真”状态不断趋近，形成“相对合理”的态势，这种“相对性”张力为隐喻思维，特别是中医隐喻思维发挥作用提供了无限的空间。两千多年以来，医者立足于实践经验和亲身体证，建立了颇具中国特色的生命思维路向：对生命的认知必叩问自然。此路向成为中医隐喻思维的坚实起点，经取象比类幻化演绎，将抽象诡秘的人体生理命理规律寓于自然界中错综复杂的万类事物和万千气象，并将这种勾连人与自然的生态观与阴阳五行学说巧妙融为一体，形成了历经数千年检验而长盛不衰的人体生命医学①。中医隐喻思维观的疆域厘定能够基本涵盖中医理论体系所囊括的人体结构、生命现象、病因病理、治病养生等内容；中医隐喻思维的复杂性致思向度契合了中医“天人合一”和“天人相应”的整体证悟和思辨品格，千百年来成功地指导着中医临床的治病和防病；中医隐喻思维的创生性不断

① 此提法源于李时昌《非常中医：历经数千年检验的人体生命医学》，四川科学技术出版社2011年版。

开拓着人类认识中医药新领域、创造新理论、开发新成果的创新思维，支持着人类对于探寻生命本质的诉求。本章将回顾本书的基本内容，分析本书的研究特色、学术贡献，并指出对后续研究的展望。

第二节　本研究的主要内容

基于对《内经》等文献的研究和对中医思维路径的分析，本书提出中医隐喻思维。中医隐喻思维是坚持体验哲学观，将“天人相应”作为逻辑原点，以取象比类为核心方法论，对接阴阳五行思维逻辑，对人体、疾病、健康进行描述，进而寻求疾病辨证论治，指导养生之道的复杂认知活动。

认知语言学认为，体验是人类对世界进行概念化过程中的枢轴，概念通过身体对世界的感知觉经验而形成，并只有通过它们才能被理解。体验不仅与身体有关，还与社交有关，心智和推理基于身体经验和社会经验。中医思维明显具有体验认知的烙印，先民对农业生产、自然气候、身体空间、政治战争等各种外在自然环境或事物的体验成为许多中医概念的思维原点。比如先民从最初的日照向背总结出阴阳概念，从手指计数而得出“五数说”，从娘胎产婴获取“相生”，从事物间的属性制约获取“相克”，通过这些朴素的体验，获取对阴阳五行概念的基本认识，并蔓延到中医，将其最终编织为博大精深的理论体系。在此过程中，先民通过仰观俯视，身察体悟，取法于天道、自然、人事，形成天道与人道的合一，即天人相应，以自然界（大宇宙、宏观整体）和人（小宇宙、微观个体）互相感应、互为反应、互为映照的关系为基点，以阴阳（变化）和五行（生克乘侮）为机制，运用取象比类的方法，使天人关系为医所用，揭示宇宙时空变化规律与人的生命过程和防病治病规律之间的协同共振，形成连贯的、系统的概念体系和范畴体系。

中医的隐喻性不仅体现为话语层面的修辞手法，还体现为思维层面的

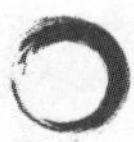

认知活动，反映了几千年来医者对于人体、疾病、健康等生命现象的概念化历程。中医话语体系具有隐喻性特征，这在中医学奠基之作《内经》以及中药学集大成之作《本草纲目》中挥洒得淋漓尽致，彰显了“无譬，则不能言”的诗学情怀和慎思明辨的逻辑品格。中医思维具有隐喻性特征。对于中药学而言，“药物功效是药物之象”概念隐喻贯穿于《本草纲目》全书之中，李时珍运用隐喻思维剖析药物的特性，阐明药物的释名、集解、主治等，更重要的是，根据药物之象推导药物的作用机理、归经、主治、四气五味等，发明新药、探寻新知；对于中医宏观理论而言，中医思维可以通过取象比类充分揭示，后者取材于经验世界中事物间的共性之象，运用“自然物象的运行状况及变幻规律”描述、解释、推导“人体的生理病理规律”，这一最基本的思维逻辑贯穿《内经》通篇，成为建构中医理论的核心认知手段，又与西方认知维度隐喻理论吻合，既异曲同工，又独辟蹊径，彰显中医特色。趋同之处在于：二者同属认知手段，同为二域模式下的知识迁移过程，基于被感知的相似性，实现具体到抽象的诠释和演绎；其特色在于：具有独特的归类型映射结构，破除了实体本位在映射中的垄断地位，对中医有描述之功，又有推导滥用之嫌，受限于中医学科、可接受性和认知水平，时时面临临床实践的考问，在中医理论创新和寻求新知的过程中具有重要的方法论意义。

面对复杂的人体生理病理，中医隐喻思维对概念域的选择具有多样性，通过归类型隐喻映射结构从自然众多范畴中选取不同的元素为隐喻映射提供无限的潜势，阴阳五行便是对自然中诸多元素最合理的切分和归类，为认识多样世界提供了简约的关系坐标，中医思维成功地借用了这个坐标，并系统地将阴阳五行学说医学化，将主流的哲学思想嬗变为医学思维。阴阳五行学说与中医学的结合看似完美无缺，却饱受批判与争议，合理与缺陷交织，从语言学角度分析，“象”的范围必须超越具体实体物象、事象的束缚，转而聚焦动态过程相同或相似前提下的开放性类推和类比。西方医学以实体本位思维主导，若以相同的方式审视中医，虽能形象生动地描述中医阴阳五行，但面对复杂多变的生理病理问题，难以自圆其说，对阴阳五行理论诸多方面存在解释力缺失和推导性罅隙，成为中医理论身陷囹圄的根源。因此，有必要解放实体本位在中医之“象”中的垄断地位，与之有互补关系的过程本位思维便出场了。中医五行学说中的过程本位思维衍生出过程隐喻，用代表生克乘侮关系的过程本位取代五行本位作为位素，以生克过程的特征性描述作为属性，以生克系统的内部衔接作为关系，用过程的动态平衡作为知识演绎人体脏腑的动态平衡。过程隐喻具备概念隐喻特质，符合中医的基本特征，能够有效化解上千年中医学困惑，对于揭示中医隐喻话语和中医理论背后的心智操作方式具有非常深远的意义。过程本位的出场赋予了中医隐喻思维的多元性特征，成就了两大隐喻网络之间的彼此勾连，纵横交错，指导辨证施治，经纬编织中医理论。一个是基于实体本位的实体隐喻，结合“天人相应”思想，涵盖阴阳五行理论，获取对人体生理病理的基本认识；另一个是基于过程本位的过程隐喻，以五行和阴阳的动态性为出发点，用图式化的生克过程和阴阳变化阐释脏腑间的动态平衡和人体阴阳盛衰。实体隐喻和过程隐喻两大隐喻集在概念隐喻内部关系、中医理论体系的构建、中医阴阳五行学说的阐释、中医临床施治等多个层面兼容互补，实体隐喻关注“点”，过程隐喻聚焦“线”，二者相结合构成的隐喻网络能够打通中医学诸多概念与人体结构特征、病机病理、治疗养生之间的密切关系，将千变万化的自然百态与抽象神秘的命理活动互参同纪，全面而充分地解释中医的理论基础，建构系统化的中医概念结构体系，并为中医学的合理性和现代化发展提供强有力的隐喻理论支持和心智运作描述。

中医学的目的在于全面而有效地把握人体世界，为人类认知复杂的命理知识提供可靠的方案和合理的范式，而隐喻正是实现这一目的的强大的思维工具。中医隐喻研究的焦点不仅停留在语言层面，即通过对中医话语的分析回溯存在于思维中的隐喻，还聚焦于思维层面，即通过中医思维中的隐喻揭示中医思维规律，特别是中医创生的机制，因此对中医隐喻的探

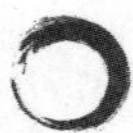

索回避不了对中医思维的解码，中医思维具有三大内容：一是以阴阳五行学说为纲的抽象思维；二是以取类比象的直觉认识和推演为特征的形象思维；三是在实践基础上厚积薄发而形成的“灵感”思维（宋琳莉、孟庆刚，2008；宋琳莉、孟庆刚，2009）。

本书通过归类型映射结构揭示了中医取象比类与阴阳五行思维对接的认知机制；立足于实体和过程双重本位，从多维视角审视了作为中医思维之“纲”的阴阳五行学说；基于隐喻与中医思维方式之间错综复杂的关系，深度挖掘了隐喻思维在中医经验思维、取象思维、逻辑思维、辩证思维、系统思维、直觉与灵感思维中的具体表现。这些研究不但丰富了中医思维研究，还从认知隐喻角度总结了中医理论构建和中医临床诊治过程中的心智操作方式。从应用功能角度分类，中医隐喻思维具有说理和推导双重工具性功能。说理性凸显隐喻的修辞功能和语言学功能，为中医话语增色添彩，便捷中医知识的阐述、理解和传承。推导性则凸显了中医隐喻思维的创生功能，张扬了触类旁通的逻辑品格，也彰显了中医取象比类的推理特性：基于“天人相应”集体意向性，在始源域自然场景变量元素与目标域人体场景变量元素之间创造掺杂着主体经验的相似，并且将这种创造行为发挥到极致，然后以此为基础展开隐喻映射，以期从已知推知未知，从简单推知复杂，从具体推知抽象，从自然推知命理。中医理论的建构与发展、中医知识的开发与创新通过取象比类的推导性作用得以实现。在中医的世界里，被高度主观化的相似可以成功地被发现，被创造，甚至被运用，但是推导性必须负载丰富的临床实践，才会成为临证治病的准绳。若要剥离实践性谈推导性，或基于合理的隐喻映射进行过度推理，则有悖于中医的初衷，致使有关中医的知识与现实情况渐行渐远，不但不能有效地构建和发展中医理论，反而会将其推向无底深渊。因此，中医隐喻的知识映射具有反复性，不但困囿于认知水平的局限，还受限于取象比类自身的类比推理性倾向，不可能“一步到位”式地全面揭示深邃诡异的命理现象和规律，只能反映其本质的各个维度和可能，体现为一种渐进式的由此及彼的本质性追问过程，而不是结果，体现为“取象”到“比类”思维路径上不断重复、不断深化的心智加工过程，其正确性与合理性始终都面临着严格的实践考问，其中充斥着上千年的假设与否定、证伪与证明，在成功经验与血的教训之间，许多知识被保留抑或被摒弃，知识映射才会一步步趋向准确与合理，这也是中医现代化的必然要求。

第三节 本研究的价值

一 学术价值

在近10年来围绕中医而展开的各种争鸣与思索的学术背景下，本研究明确界定了中医隐喻思维，并以此为基础重新审视中医理论和话语体系，无疑为处于批判旋涡中的中医提供了有力的理论支持，丰富了探索中医前途命运的“第三条路径”，为中医理论的重构和已经陷入瓶颈的中医理论研究提供了全新的跨学科视角。中医隐喻思维囊括了中国传统哲学和医学中的诸多概念，比如“天人相应”“阴阳五行”“取象比类”“辨证论治”“藏象学说”“六淫七情”等，具有双重映射结构、双重本位思维和双重应用功能三大本质特征，能够涵盖中医象思维的复杂性和多样性，全面而系统地阐释中医理论体系，描摹中医话语明辨与文采的交融。

本书结合当代认知科学研究成果对中国传统思维方式“取象比类”进行了重新诠释和界定，将二者糅合为建构中医理论体系的核心方法论，并围绕中医理论的合理、缺陷、弥补、发展等话题形成了中医隐喻的宏观认知规律：

1. 中医隐喻思维以“人体是自然”根隐喻展开，与“天人相应”相符，与“取象比类”相合，与“阴阳五行”对接。

2. 以概念隐喻理论为基础，针对取象比类的结构特征提出“鲜花原

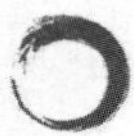

理”，认为取象比类以具有主体心理可及的“共性之象”为基础，以“类比可及性”为前提，运用隐喻映射，在自然、人体、疾病诸象间寻求类比，实现知识迁移。

3. 阴阳五行是中医理论的基础，也是中医思维的主旋律，二者与中医的结合可以通过实体隐喻揭示，但不全面，且有缺陷，这成为中医批判的认知根源。

4. 中医思维的宏观性、整体性、关联性、动态性特征更适切于过程隐喻，因此基于实体本位的思维逻辑不构成对中医理论的合理性批判。

5. 在过程隐喻视域下，过程不依附于位素，其主体和客体是开放的，过程的类型也是开放的，这能有效化解搁置上千年的部分中医学困惑，为中医摆脱“伪科学”指控提供了语言学理论支持，为中医的临床新发现预留了广阔的空间，为中医现代化提供了必备的逻辑前提。

6. 中医的缺陷在于重宏观轻实体，其弥补策略必然诉诸宏观与微观的结合，这一思想呼唤互补兼容的实体隐喻和过程隐喻彼此勾连，相互协作，共同编织中医理论体系，并为中医临床诊治和中医的现代化发展提供强有力的隐喻理论支持和心智运作描述。

7. 《本草纲目》语言表达的背后隐藏着物从其类、同形相趋、同气相求的中医隐喻思维，很善于运用带有感性、直观、形象的中药之象去揭示中药的效用和功能，大量的药名、集解、主治、发明、附方通过此法得以成形。

8. 中医隐喻思维具有创生性特长，除了对生命和疾病的全方位描述，更注重触类旁通的推导性品格，强调理论创新与临床实践的互动互证，成就了中医的道术双馨。

9. 中医隐喻创生性的前提为“天人相应”集体意向性；其思维路径是确定 HUMAN 场景中的某一元素 y 为本体（目标域），参照 y 在大脑中的构念，在 NATURE 范畴中寻觅和创造与 y 具有相似、相应和相关的元素 x，从而以 x 作为喻体（始源域）建构隐喻表达式，并在此基础之上衍生众多的附属隐喻；其工作机制为中医隐喻推理，此种推理受限于阴阳五行、“被接受”和认知水平。

10. 中医隐喻思维已经渗透到中医思维的方方面面，中医六大类思维方式通过隐喻的方式对其理论进行诠释和说明，从而有效地说明了隐喻在中医思维过程中的方法论意义。

本书基于《内经》封闭语料库量化分析了［生］［克］［移］三大主题下的过程隐喻表达，归纳出［生］主题下的八种过程隐喻，即［（自然中的）促发是生］［（药学中）化学性促发是生］［（脏腑）功能性濡养是生］［（疾病）滋生是生］［（经脉中）疾病发作是生］［（五材）物理性助长是生］［（气机）化生是生］［（六气）属性促进是生］；［克］主题下的九种过程隐喻，即［（脏腑）功能抑制是克］［（气候）制胜是克］［（阴阳）交争是克］［（情志）压抑是克］［（气机）抑止是克］［（五材）物理性抑制是克］［（经脉）胁制是克］［（宿属）克制是克］［（六气）属性抑制是克］；［移］主题下的两类过程隐喻，即“A［移］B”和“A［移］”。本书还发现，五行和五脏在过程隐喻语料中的词频数占它们在《内经》中词频总数的20.36%和18.14%。据此得出结论：《内经》文本中的过程隐喻表达大多用于解释人体内部气机、脏腑、经脉的运行规律，阐述六气（或淫）与人体的动态关联，传递有关气机运行方面的中医知识，过程隐喻在中医思维中占据重要地位。

通过本书的研究，重塑了上千年来完整的中医隐喻思维：受普适性的万物相似之象所启发，通过体（验）认（知）的方式择选各种表面类似却实质不同的各种元素，从具体的四诊之象（如色象、声象、脉象等），到抽象的脏腑之象（藏象），从通联人体内外的理法之象（阴阳之象、五行之象），到辨证施治的方药之象等，在思维跳跃中获取逻辑联系，构成匹配，通过隐喻映射的方式，推理新质过程的属性、走向、目的和效用等，这一思维路径依阴阳五行之理进行推敲，迅速地与人体、脏腑、经络、疾病、健康等命理概念融会贯通，从而将自然和社会的功能性、整体性、动

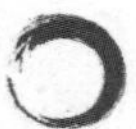

态性特质凝聚在人类生命活动的动态过程之中，诉诸形象性概念（如气、藏象、五运六气等）与中医话语体系对中医理论进行呈现与描述，解读与诠释，推理与创新，并通过漫长的临床实践，反复验证与反馈，逐步形成了对生命规律的认知自信、方法自信、理论自信，其终极目标是通向生命存在的本质。在中医隐喻思维作用之下描绘出的中医世界，更能够充分有效地揭示由象及理中医科学之道的深邃内涵。

二　应用价值

1. 本书运用认知语言学研究成果研究具有中国特色的医学、哲学、文化等方面的话题，有利于推动中华文化的传承与发展，有利于传递中医思维，促进中医与西医对话交流，相互取长补短，有利于为中医理论的重构和已经陷入瓶颈的中医理论研究提供全新的跨学科视角，对中医学经典著作《内经》《伤寒杂病论》《本草纲目》的量化分析和文本分析亦可以作为国内外中医文献学研究的重要参考。

2. 由于实体本位思维的错置、方法论缺陷和认知水平局限，直接导致中医学充斥着大量主观臆测和牵强附会，导致中医施治的历史充满悲情色彩，似乎与科学性渐行渐远，导致中医饱受诘难，成为近代以来文人大儒们批判的靶子，成为大众揶揄的话题，中医因此遭到批评。本书勾勒的中医隐喻思维脱胎于经验性基底，受惠于过程本位的开放性特质，体现为由此及彼的本质性追问过程，而不是结果，本研究可以算作是从隐喻思维层面总结和挖掘中医（阴阳五行）理论体系的一次尝试，必将启发更多的学者以弥补中医缺陷、恢复公众信赖、创新中医知识为根本出发点，从多维视角研究中医由象及理的思维艺术，有效整合理论与实践对接、传承与创新并举等问题，从而提升人类对于生命规律的认知自信、方法自信、理论自信。

第四节　进一步思考的问题

鉴于当前的理论修为、思维深度、认知广度、严谨程度等方面的限制，本研究存在许多不足之处，出于对学术的敬畏，期待后续研究能够围绕这些不足，开展更加深入而全面的探讨。

（一）本书明确界定了中医隐喻思维，创新隐喻理论，对中医文献中有关人体、疾病、健康的隐喻性话语进行描述和解释，尽管在一定程度上能够做到自圆其说，但是本研究的理论创新与运用受限于《内经》《伤寒杂病论》《本草纲目》等相关文献。事实上，我国医学宝库中有许多重要的医学典籍都可以作为后续研究的重要参考，当然，对于全方位把握生理学、病理学、诊断学、治疗原则和药物学，绝不会局限于上述医学巨著。

（二）过程隐喻继承了五行学说中诸多合理的因素，比如：它不仅继承了相生相克的原理和辨证施治的传统，而且认为生克过程包含施事与受事，施事与受事的定义又基于位素本身的语义特征，而对位素语义特征的总结恰恰是传统文化典籍（包括《内经》《伤寒杂病论》等）做得比较完备也值得继承的内容，但是这些总结和记录不一定都合理，所以，中医摆脱“伪科学”的指控还需要实验室条件下的实证研究。

（三）要充分而全面地阐释作为中医理论基础的阴阳五行学说，实体隐喻思维显然存在局限，也正因为如此，使很多人认为中医理论牵强附会，甚至将其贴上“伪科学”的标签，这对中医学是不公平的评价。事实上，经过两千多年实践经验的沉淀，中医的疗效已然无可厚非，撇开疗效不论，中医的理论体系仍有待于进一步挖掘和总结，这需要有全新的隐喻思维方式进行诠释，过程隐喻的提出只能算是这方面的一次尝试，且过程隐喻过分依附于实体隐喻的表述方法和术语体系，并没有形成一套独立的表达体系，有待于深入探讨。中医的现代化呼唤中医理论研究的与时俱进，这需要有更加高明的隐喻性思维去审视它、发展它，使之能够更好地服务于人类。

参考文献

Anderssen, R. S. and Broadbridge, P. and Yasuhide Fukumoto and Kenji Kajiwara & Simpson, M. and Turner, L., eds., *Agriculture as a Metaphor for Creativity in All Human Endeavors*, Singapore: Springer Nature Singapore Pte Ltd., 2018.

Bellavite, P. and Semizzi, M. and Lussignoli, S., eds., A Computer Model of the "Five Elements" Theory of Tradional Chinese Medicine, *Complementary Therapies in Medicine*, No. 3, 1998.

Black, M., "Metaphor", in Black, M., eds., *Models and Metaphors: Study in Language and Philosophy*, Ithaca: Cornell University Press, 1962.

Black, M., "More on Metaphor", in A. Ortony, eds., *Metaphor and Thought*, Cambridge: Cambridge University Press, 1974.

Bowdle, B. F. and Gentner, D., "The Career of Metaphor", *Psychological Review*, No. 112, 2005.

Cameron, L. and Low, G., eds., *Researching and Applying Metaphor*, Cambridge: Cambridge University Press, 1999.

Cooper, D. E., ed., *Metaphor*, Oxford: Basil Blackwell, 1986.

Croft, W. and D. A. Cruse, eds., *Cognitive Linguistics*, Cambridge: Cambridge University Press, 2004.

Danesi, M., "Language and the Origin of the Human Imagination", *New Vico Studies*, No. 4, 1986.

Danesi, M., "Concepts and Emotions", *New Vico Studies*, No. 11, 1993.

Davidson, D., "What Metaphors Mean", *Critical Inquiry*, No. 5, 1978.

Egan, D., ed., *The Dialectic of Position and Maneuver: Understanding Gramsci's Military Metaphor*, Leiden: Koninklijke Bril, 2016.

Evans, V. and Green, M., eds., *Cognitive Linguistics An Introduction*, Edinbergh: Edinbergh University Press, 2006.

Fauconnier, G. and Turner, M., "Conceptual Projection and Middle Spaces", *UCSD Cognitive Science Technical Report*, No. 9401, 1994.

Fauconnier, G. and Turner, M., "Blending as a Central Process of Grammar", in A. dele Goldberg, eds., *Conceptual Structure, Discourse and Language*, Stanford: Center for the study of language and information (distributed by Cambridge University Press), 1996.

Fauconnier, G., ed., *Mappings in Thought and Language*, Cambridge: Cambridge University Press, 1997.

Fauconnier, G. and Turner, M., "Conceptual Integration Network", *Cognitive Science*, No. 22, 1998.

Fauconnier, G. and Turner, M., "Metonymy and Conceptual Integration", in K. -U. Panther & G. Radden, eds., *Metonymy in Language and Thought*, Amsterdam: John Benjamins, 1999.

Fauconnier, G. and Turner, M., eds., *The Way We Think: Conceptual Blending and the Mind's Hidden Complexities*, New York: Basic Books, 2002.

Gentner, D., "Structure-mapping: a Theoretical Framework for Analogy", *Cognitive Science*, No. 7, 1983.

Gentner, D. and Bowdle, B. F., "Convention, Form, and Figurative Language Processing", *Metaphor and Symbol*, No. 16, 2001.

Gentner, D., Bowdle, B. F., Wolff, P. and Boronat, C. B., "Metaphor is Like Analogy", in D. Gentner, K. J. Holyoak, and B. Kokinov, eds., *The Analogical Mind: Perspectives from Cognitive Science*, Cambridge, MA: MIT Press, 2001.

Gentner, D. and Rattermann, M. J., "Language and the Career of Similarity", in S. A. Gelman & J. P. Byrnes, eds., *Perspectives on Language and Thought: Interrelations in Development*, London: Cambridge University Press, 1991.

Gentner, D. and Wolff, P., "Alignment in the Processing of Metaphor", *Journal of Memory and Language*, No. 37, 1997.

Gibbs, R. W., ed., *The Poetics of Mind: Figurative Thought, Language and Understanding*, Cambridge: Cambridge University Press, 1994.

Glucksberg, S., "Beyond Literal Meanings: the Psychology of Allusion", *Psychological Science*, No. 2, 1997.

Glucksberg, S., ed., *Understanding Figurative Language: From Metaphors to Idioms*, Oxford and New York: Oxford University Press, 2001.

Glucksberg, S., "Emotion Language: A New Synthesis?", *Contemporary Psychology*, No. 47, 2002.

Glucksberg, S., Brown, M., and McGlone, M., "Conceptual Metaphors are not Automatically Accessed During Idiom Comprehension", *Memory and Cognition*, No. 21, 1993.

Glucksberg, S. and Keysar, B., "Understanding Metaphorical Comparisons: Beyond Similarities", *Psychological Review*, No. 97, 1990.

Glucksberg, S. and Keysar, B., "How Metaphor Work", in A. Ortony, ed., *Metaphor and Thought*, Cambridge: Cambridge University Press, 1993.

Glucksberg, S., McGlone, M. and Mandfredi, D., "Property Attribution in Metaphor Comprehension", *Journal of Memory and Language*, No. 36, 1997.

Glucksberg, S. and McGlone, M., "When Love is not a Journey: What Metaphors Mean", *Journal of Pragmatics*, No. 31, 1999.

Goatly, A., ed., *The Language of Metaphors*, London: Routledge, 1999.

Grady, J., "Metaphor", in D. Geeraerts and H. Cuyckens, eds., *Cognitive Linguistics*, Oxford: Oxford University Press, 2007.

Halliday, M., ed., *An Introduction to Functional Grammar* (2nd edition), London: Edward Arnold, 1985/1994.

Hallyn, F., ed., *Metaphor and Analogy in the Sciences*, Kluwer Academic Publishers, 2000.

Herrmann, J. B. and T. Berber Sardinha, eds., *Metaphor in Specialist Discourse*, Amsterdam: John Benjamins Publishing Company, 2015.

Honeck, R. and Hoffman, R. R., eds., *Cognition And Figurative Language*, Hillsdale, NJ: Lawrence Erlbaum, 1980.

Hui Zhang and Weichao Di, "Making Iintelligence More Transparent", *Journal of Language and Politics*, No. 15, 2016.

Indurkhya, eds., *Metaphor and Cognition: An Interactionist Approach*, Klunwer Academic Publishers, 1992.

Johnson, M., ed., *Philosophical Perspectives on Metaphor*, Minneapolis: University of Minnesota Press, 1981.

Johnson, M., ed., *The Body in the Mind: The Body Basis of Meaning, Imagination and Reason*, Chicago: University of Chicago Press, 1987.

Johnson, M., and Lakoff, G., "Why Cognitive Linguistics Requires Embodied Realism", *Cognitive Linguistics*, No. 3, 2002.

Katz, S. M., ed., *Contemporary Psychoanalytic Field Theory: Stories, Dreams and Metaphor*, London-New York: Routledge, 2017.

Keysar, B. and Glucksberg, S., "Metaphor and communication", *Poetics Today*, No. 13, 1992.

Kittay, E. F., ed., *Metaphor, Its Cognitive Force and Linguistic Structure*, Oxford: Clarendon Press, 1987.

Kovecses, Z. , ed. , *Metaphor: A Practical Introduction*, Oxford: Oxford University Press, 2002.

Lakoff, G. , and Johnson, M. , eds. , *Metaphor We Live By*, Chicago: The University of Chicago Press, 1980.

Lakoff, G. , ed. , *Women, Fire, and Dangerous Things: What Categories Reveal about the Mind*, Chicago: University of Chicago Press, 1987.

Lakoff, G. , and Turner, M. , eds. , *More Than Cool Reason: A Field Guide To Poetic Metaphor*, Chicago: University of Chicago Press, 1989.

Lakoff, G. , "The Contemporary Theory of Metaphor", in A. Ortony, ed. , *Metaphor and Thought*, Cambridge and New York: Cambridge University Press, 1993.

Lakoff, G. , "What is a Conceptual System?", in W. F. Overton & D. S. Palermo, eds. , *The Nature and Ontogenesis of Meaning*, Hillsdale: Lawrence Erlbaum Associates Press, 1994.

Lakoff, G. , and Johnson, M. , eds. , *Philosophy in the Flesh*, New York: Basic Books, 1999.

Lakoff, G. , "Why Cognitive Linguistics Requires Embodied Realism", *Cognitive Linguistics*, 2002.

Langacker, R. W. , ed. , *Foundations of Cognitive Grammar Vol. I: Theoretical Prerequisites*, Stanford, California: Stanford University Press, 1987.

Levin, S. R. , ed. , *The Semantics of Metaphor*, Baltimore, Md: Johns Hopkins University Press, 1977.

Levin, S. R. , "Standard Approaches to Metaphor and a Proposal for Literary Metaphor", in A. Ortony, Ed. , *Metaphor and Thought*, Cambridge: Cambridge University Press, 1979.

MacCorquodale, K. and P. E. Meehl, "On a Distinction between Hypothetical

Constructs and Intervening Variables", *Psychological Review*, No. 55, 1948.

Miller, G. and P. Johnson-Laird, eds., *Language and Perception*, Cambridge, Mass: Belknap Press of Harvard University Press, 1976.

Mio, J. S. and Katz, A. N., eds., *Metaphor: Implications and Applications*, New Jersey: Lawrence Erlbaum Associates, 1996.

Ning Yu, Ed., *The Chinese HEART in a Cognitive Perspective Culture, Body and Language*, Berlin and New York: Mouton de Gruyter, 2009.

Ortony, A., ed., *Metaphor and Thought*, Cambridge: Cambridge University Press, 1979/1993.

Radman, Z., ed., *From a Metaphorical Point of View: a Multidisciplinary Approach to the Cognitive Content of Metaphor*, Berlin: Walter de Gruyter, 1995.

Radman, Z., ed., *Metaphor: Figures of the Mind*, Boston: Kluwer Academic Publisher, 1997.

Richards, I. A., ed., *The Philosophy of Rhetoric*, Oxford: Oxford University Press, 1936.

Ricoeur, P., ed., *The Rule of Metaphor*, Trans. By R. Czerny, London: Routledge & Kegan Paul, 1975/1986.

Semino, E., ed., *Metaphor in Discourse*, Cambridge and New York: Cambridge University Press, 2008.

Slavin, M., ed., *Metaphor and Imaginal Psychology: A Hermetic Reflection*, London-New York: Routledge, 2018.

Steen, G. J., ed., *Finding Metaphor in Grammar and Usage: A Methodological Analysis of Theory and Research*, Amsterdam/Philadelphia: John Benjamins Publishing Company, 2007.

Soskice, J. M., ed., *Metaphor and Religious Language*, Oxford: Oxford University Press, 1985.

Squier, S. M., ed., *Epigenetic Landscapes: Drawing as Metaphor*, Durham and London: Duke University Press, 2017.

Talmy, L., "Force Dynamics in Language and Thought", *Cognitive Science*, No. 2, 1988.

Tirrell, L., "Reductive and Nonreductive Simile Theories of Metaphor", *Journal of Philosophy*, No. 7, 1991.

Turner, M. and Fauconnier, G., "Conceptual Integration and Formal Expression", *Metaphor and Symbolic Activity*, No. 10, 1995.

Turner, M., ed., *The Literary Mind*, Oxford: Oxford University Press, 1996.

Turner, M. and Fauconnier, G., "A Mechanism of Creativity", *Poetic Today*, No. 20, 1995.

Turner, M. and Fauconnier, G., "Metaphor, Metonymy, And Binding", in A. Barcelona, ed., *Metaphor and Metonymy at the Crossroads*, Berlin and New York: Mouton de Gruyter, 2000.

Unschuld, P., eds., *Huang Di nei jing su wen: Nature, Knowledge, Imagery in an Ancient Chinese Medical Text*, Berkeley and Los Angeles, Calefornia: University of California Press, 2003.

Veale, T. and Ekaterina Shutova and Beata Beigman Klebanov, eds., *Metaphor: A Computational Perspective*, Morgan and Claypool Publishers, 2016.

Wheelwright, P., ed., *Metaphor and Reality*, Bloomington and London: Indiana University Press, 1975.

White, R. M., ed., *The Structure of Metaphor: the Way the Language of Metaphor Works*, Blackwell, 1996.

安军、郭贵春:《科学隐喻的本质》,《科学技术与辩证法》2005 年第 3 期。

安军、郭贵春:《科学隐喻的基本特征》,《科学技术与辩证法》2007 年第 2 期。

曹东义：《中医的思维模式，由模糊走向清晰》，《中医药通报》2012 年第 10 期。

崔艺馨、刘庚祥：《中医比象思维之应用》，《中医杂志》2011 年第 11 期。

成晓光：《作为研究方法的话语分析》，《外语教学与研究》2006 年第 2 期。

陈斌：《关于中医非科学的思考》，《医学与哲学》2013 年第 11 期。

陈晨、贾春华：《伦理视域下的五行生克观》，《中华中医药学刊》2015 年第 1 期。

陈徽：《什么是中医的科学性？——从阴阳五行论的解释框架说起》，《同济大学学报》（社会科学版）2009 年第 1 期。

陈嘉映：《语言哲学》，北京大学出版社 2003 年版。

陈晓：《试论“取象比类”及其局限性》，《上海中医药大学学报》2000 年第 1 期。

程雨明：《汉语中的语素短语》，载复旦大学中国语言文学研究所编《中国语言文学研究的现代思考》，复旦大学出版社 2015 年版。

程芝田：《医法心传》，上海书店 1988 年版。

戴明、贾春华：《“瘾疹”病因病机与治法的隐喻分析》，《中医杂志》2018 年第 12 期。

戴永生：《试探五行的数学模式》，《辽宁中医杂志》1998 年第 10 期。

邓铁涛、郑洪：《中医五脏相关学说研究——从五行到五脏相关》，《中国工程科学》2008 年第 2 期。

丁宇、李焱：《阴阳五行汇中医》，人民军医出版社 2012 年版。

窦鹏、黄玲、陈小梅：《浅谈中医学的取象比类思维》，《四川中医》2013 年第 3 期。

范春祥：《隐喻视角下中医典籍语言特点及其翻译研究》，《时珍国医国药》2012 年第 11 期。

范宏雅：《近三十年话语分析研究述评》，《山西大学学报》（哲学社会科学版）2003 年第 6 期。

方信盛、贾春华:《由〈易经〉切入〈黄帝内经〉探讨与中医理论思维之相关性》,《世界中医药》2015 年第 5 期。

方舟子:《批评中医》,中国协和医科大学出版社 2007 年版。

冯前进、牛欣、王世民:《五行学说的非线性动力学原理》,《中国中医基础医学杂志》2003 年第 7 期。

高博、崔蒙:《五行系统的三维模式探讨》,《中华中医药杂志》2011 年第 9 期。

高峻玉、郭照江:《中医系统的稳定性与中医理论的认识论特点》,《医学与哲学》1997 年第 3 期。

高黎:《基于概念隐喻与数据挖掘的中医人体之气研究》,博士学位论文,北京中医药大学,2018 年。

高忻洙、胡玲:《中国针灸学词典》,江苏科学技术出版社 2010 年版。

高也陶、潘慧巍、吴胜兵:《论〈黄帝内经〉脏腑的实体解剖观》,《中西医结合学报》2006 年第 4 期。

葛建军、张德英、马小顺:《"对中国传统医学缺陷的思考"一文值得商榷》,《中医教育》2001 年第 4 期。

龚玉苗、周榕:《隐喻生涯模型及其解释力》,《外国语文》2009 年第 3 期。

谷峰:《概念隐喻认知视角下〈伤寒论〉中医隐喻术语的英译》,《中国中西医结合杂志》2018 年第 3 期。

谷浩荣、贾春华:《基于原型范畴理论的中医"六淫"概念隐喻研究》,《世界科学技术——中医药现代化》2011 年第 6 期。

谷浩荣、贾春华、谢菁:《基于概念隐喻理论的中医藏象学说考察》,《世界科学技术——中医药现代化》2012 年第 5 期。

谷浩荣、贾春华、马子密、郭瑨:《基于概念隐喻的中医"时脏相应"理论研究》,《世界中医药》2014 年第 4 期。

谷浩荣:《基于概念隐喻的中医藏象学说研究》,博士学位论文,北京中医药大学,2014 年。

管小思：《中医学基础理论的核心系统模型原理分析》，《系统工程理论与实践》1999 年第 7 期。

郭刚、王琦：《中医取象思维的生命符号学解读》，《中医杂志》2014 年第 21 期。

郭刚、吕雅郁、郑燕飞、白明华、俞若熙、王琦：《中医原创思维模式的复杂性致思向度》，《中医杂志》2015 年第 13 期。

郭贵春：《科学隐喻的方法论意义》，《哲学堂》2006 年第 3 期。

郭瑨、贾春华、赵勇：《基于隐喻结构理论的中医水代谢分析》，《世界中医药》2016 年第 12 期。

郭蕾、王永炎、高思华：《阴阳——人体系统序参量解读（一）》，《中医药学刊》2004 年第 11 期。

郭沫若：《青铜时代》，人民出版社 1954 年版。

郭勇：《对中医发展的一些思考》，《浙江中医药大学学报》2008 年第 5 期。

韩金祥、韩奕：《论“天人相应”的科学内涵》，《中国民间医药》2010 年第 16 期。

韩军、宋建国：《中药方剂鸡鸣散的时间药理学实验研究》，《中国临床药理学与治疗学》2008 年第 7 期。

韩旭：《简论传统中医思维方式与临床应用》，《中华现代中医学杂志》2006 年第 3 期。

郝万山：《关于五行的讨论》，《北京中医药大学学报》2010 年第 1 期。

何星亮：《中西学术研究之异同》，《社会科学管理与评论》2003 年第 3 期。

何银洲：《中医如此神奇之阴阳五行藏象》，农村读物出版社 2008 年版。

何裕民：《解构与重建——论中医理论的出路》，《医学与哲学》1990 年第 9 期。

韩金祥：《量子中医学学科基本框架设想》，《中华中医药学刊》2012 年第 2 期。

贺娟：《科学方法论视野下的取象比类》，《北京中医药大学学报》2012 年第 12 期。

侯国金：《隐喻的本体论语用观》，《中国外语》2013 年第 3 期。

侯星宇：《基于隐喻认知的癌症放化疗术后中医防护思想与方法研究》，博士学位论文，北京中医药大学，2018 年。

胡敏文：《当代隐喻学跨学科多元研究述评》，《湖南社会科学》2010 年第 1 期。

胡奇军、韦国兵：《认知语言学隐喻观下的中医典籍翻译研究——以〈黄帝内经〉为例》，《江西中医药大学学报》2019 年第 2 期。

胡壮麟：《谈语法研究中的本位观》，《外国语》2011 年第 1 期。

黄顺基：《从现代科学技术看中医存废之争》，《辽东学院学报》（社会科学版）2007 年第 3 期。

黄慧雯、贾春华、郭瑨：《基于中医语言的中医思维研究》，《北京中医药大学学报》2016 年第 8 期。

黄慧雯、贾春华：《基于词频分析法的〈黄帝内经〉五藏核心观的建构》，《世界科学技术——中医药现代化》2017 年第 9 期。

黄慧雯、贾春华：《基于语言心理特征问卷调查的中西医术语认知机制的比较研究》，《中华中医药杂志》2018 年第 7 期。

黄志杰：《浅谈取象比类法对中医学的影响》，《中国中医基础医学杂志》2000 年第 12 期。

贾成祥、杨英豪：《阴阳五行学说的集成与中医理论体系的构建》，《中国中医基础医学杂志》2010 年第 1 期。

贾春华：《认知科学背景下的中医病因病机的概念隐喻研究》，《中国医药导刊》2008 年第 8 期。

贾春华：《中医学：一种基于隐喻认知的语言》，《亚太传统医药》2009 年第 1 期。

贾春华：《中医思辨录》，《北京中医药大学学报》2010 年第 7 期。

贾春华：《一种以身体经验感知为基础形成的理论——以“六淫”中的风

为例分析中医病因的隐喻特征》，《世界科学技术——中医药现代化》2011 年第 1 期。

贾春华：《具身心智视域下的中医五行概念隐喻的认知心理语言逻辑研究方案》，《世界中医药》2013 年第 1 期。

贾春华：《基于隐喻认知的中医语言研究纲领》，《北京中医药大学学报》2014 年第 5 期。

贾春华：《关于辨证求因认知进路推理模式的研究》，《世界中医药》2014 年第 11 期。

贾春华、郭瑨、朱丽颖、侯星宇：《重构中医学气—阴阳—五行结构图》，《世界中医药》2014 年第 9 期。

贾春华：《取象比类语境下的中医学》，《世界科学技术——中医药现代化》2017 年第 9 期。

贾春华：《中医学——一个隐喻的世界》，人民卫生出版社 2017 年版。

姜波：《以〈指环王〉为例探析事件结构隐喻》，《外语学刊》2015 年第 3 期。

蒋继彪、张斌：《功能翻译理论下的〈黄帝内经〉英译本比较研究》，《中国中医基础医学杂志》2014 年第 11 期。

蒋坚松：《汉英对比与汉译英研究》，湖南人民出版社 2002 年版。

金光亮：《反佐与佐药的概念辨析》，《中国杂志》2017 年第 23 期。

金日光、牟雪雁、李元柱：《中医传统五行字说与人类器官前生命动力元素分布的统计力学参数对比》，《世界科学技术——中医药现代化》2004 年第 1 期。

金志甲、邢玉瑞：《中医理论体系的主要特点——中医基础理论绪论（续）》，《陕西中医函授》2001 年第 5 期。

景红：《阴阳五行思想与〈黄帝内经〉》，《周易研究》2000 年第 3 期。

卡西尔：《人论》，上海译文出版社 1985 年版。

康砚澜：《取象比类思维下的中药药性理论探析》，《中医杂志》2017 年第

17 期。

蓝纯：《从认知角度看汉语的空间隐喻》，《外语教学与研究》1999 年第 4 期。

蓝纯、高秀平：《从认知视角看〈心经〉和〈金刚经〉中的概念隐喻》，《外语教学与研究》2016 年第 1 期。

兰凤利：《中医名词术语英译标准的哲学思考》，《医学与哲学》（人文社会医学版）2010 年第 7 期。

兰凤利、Friedirich G. Wallner：《取象比类——中医学隐喻形成的过程与方法》，《自然辩证法通讯》2014 年第 2 期。

黎锦熙：《新著国语文法》，商务印书馆 1993 年版。

李成华、孙慧明、张庆祥：《藏象术语的隐喻认知研究》，《中华中医药杂志》2015 年第 6 期。

李春雨、黄慧雯、贾春华：《概念隐喻视阈下的中医之“神”》，《辽宁中医杂志》2017 年第 2 期。

李海玉、潘桂娟：《中医学“火”的理论溯源》，《辽宁中医杂志》2009 年第 1 期。

李虹：《中医学发展的困境、反思与对策》，《医学与哲学》2011 年第 21 期。

李继华、王荣：《中医学“取象比类”思维的应用》，《临床合理用药》2010 年第 11 期。

李洁、马会霞、路振宇、姚荣妹、董晓鹏、包巨太：《〈黄帝内经〉中“阴阳思维模型”简析》，《中医杂志》2010 年第 4 期。

李今庸：《〈黄帝内经〉在东方医学科学中的重要地位》，《天津中医药大学学报》2009 年第 3 期。

李鲲：《中医理论中的认识论特点及哲学反思》，《山东中医药大学学报》2000 年第 1 期。

李莫男、张斌：《概念整合理论与〈黄帝内经〉隐喻翻译》，《时珍国医国药》2012 年第 12 期。

李启咏：《批驳“中医巫术论”》，《医药世界》2006 年第 11 期。
李善廷：《论隐喻的意向性》，《中国俄语教学》2008 年第 2 期。
李世燕、曲跃厚：《概念整合理论与〈黄帝内经〉隐喻翻译》，《清华大学学报》（哲学社会科学版）2004 年第 2 期。
李孝英：《概念合成理论框架中〈黄帝内经〉情感隐喻的意义构建》，《外语学刊》2016 年第 3 期。
李孝英、陈丽丽：《〈黄帝内经〉中情感隐喻类型及其认知机制研究》，《西安外国语大学学报》2017 年第 1 期。
李孝英：《中医典籍文化推广瓶颈：隐喻性语言的解读与翻译》，《中国文化论坛》2018 年第 2 期。
李孝英、解宏甲：《〈黄帝内经〉中“悲”情感的概念化研究》，《外语电化教学》2018 年第 3 期。
李孝英：《中医情感术语英译认知研究》，《上海翻译》2019 年第 3 期。
李孝英：《中医古籍情感概念隐喻概述》，《中国社会科学报》2019 年 7 月 4 日。
李约瑟：《中国科学技术史：第二卷》，科学出版社 1990 年版。
李照国：《黄帝内经·素问》，世界图书出版公司 2005 年版。
李照国：《〈黄帝内经〉的修辞特点及其英译研究》，《中国翻译》2011 年第 5 期。
李志强、张仁天：《论西方过程哲学思想的历史》，《理论探讨》2011 年第 6 期。
李致重：《从科学的出发点、含义、分类看中医》，《湖北中医杂志》2006 年第 1 期。
李祚山、胡朝兵：《心理学》，北京师范大学出版社 2011 年版。
栗洪武：《理性思辨研究方法在教育科学研究中的运用》，《陕西师范大学学报》（哲学社会科学版）2011 年第 2 期。
梁慧、王银泉：《从隐喻认知的角度看中医“经络”的英译》，《中国中西医结合杂志》2014 年第 10 期。

梁俊雄、王冠军：《中医文献的英译中重视汉英民族思维模式和语言结构的差异》，《广州中医药大学学报》2006 年第 4 期。

梁宁森：《“五行配五”的文化含义及其科学价值》，《北方论丛》2007 年第 2 期。

梁杏、兰凤利：《基于隐喻认知的脉象术语英译研究》，《中国中西医结合杂志》2014 年第 6 期。

廖美珍：《隐喻语篇组织功能研究——标题与正文之间的组织关系》，《外语教学与研究》2007 年第 5 期。

林佑益、贾春华：《从概念隐喻角度探讨〈金匮要略〉黄汗病病因病机》，《中医药学报》2012 年第 6 期。

林佑益、谢菁、贾春华：《基于隐喻特征赋予模型的中医“五行—五脏”配属研究》，《中医药学报》2014 年第 1 期。

林佑益、谢菁、贾春华：《基于隐喻结构映射模型的中医“五脏生克关系”概念隐喻研究》，《中医药学报》2014 年第 2 期。

刘长林：《阴阳的认识论意义》，《中国社会科学院研究生院学报》2006 年第 5 期。

刘高岑：《意向、隐喻与科学创新》，《科学技术与辩证法》2006 年第 6 期。

刘惠金、贾春华：《从隐喻认知角度探究中医之“火”的概念内涵》，《世界科学技术——中医药现代化》2011 年第 5 期。

刘惠金、贾春华：《一个以“火”为始源域的中医概念隐喻认知系统》，《中华中医药杂志》2012 年第 11 期。

刘瓅莹、陈嘉彧、陈骥：《〈黄帝内经〉中隐喻的语言特征及英译策略》，《中国中医基础医学杂志》2018 年第 8 期。

刘丽华、李明君：《意象图式理论研究的进展与前沿》，《哈尔滨工业大学学报》（社会科学版）2008 年第 4 期。

张宁：《基于隐喻认知的中医水疗法理论研究》，硕士学位论文，北京中医药大学，2018 年。

刘鹏杰：《中国现代作家笔下的医生形象》，硕士学位论文，河南师范大学，2014 年。

刘润兰、陶功定：《“亢害承制”调控机制的源流及其发展演变》，《中国中医基础医学杂志》2014 年第 7 期。

刘文平、富文俊：《五行体用模型的构建及其意义》，《中医杂志》2015 年第 11 期。

刘文英：《论中国传统哲学思维的逻辑特征》，《哲学研究》1988 年第 7 期。

刘永、娄政驰、陶海燕：《浅谈中医药学发展趋向》，《山西中医》2008 年第 24 期。

刘宇红、余晓梅：《现代汉语中的军事隐喻研究》，《语言教学与研究》2007 年第 3 期。

刘宇红：《隐喻的多视角研究》，世界图书出版公司 2011 年版。

刘臻、梅德明：《中西医语言认知差异及其战争隐喻分析》，《外语电化教学》2015 年第 7 期。

陆沉：《亚里士多德“实体论”中的矛盾及其原因》，《西南民族大学学报》（人文社会科学版）2003 年第 7 期。

鲁兆麟：《中医临床思维方法》，北京科学技术出版社 2013 年版。

罗希文：《黄帝内经：英文》，中国中医药出版社 2009 年版。

马建忠：《马氏文通》，商务印书馆 1983 年版。

马思思、贾春华、郭瑨：《从哥德尔的不完全定理论五行学说相生相克的不一致性》，《中医杂志》2016 年第 22 期。

马晓苗：《“象思维”的自组织运行机理研究——“象思维”系列研究之三》，《系统科学学报》2018 年第 3 期。

马子密、贾春华：《对中医学“痰饮”的认知语言学探讨》，《世界科学技术——中医药现代化》2011 年第 5 期。

马子密、贾春华：《取象比类——中国式隐喻认知模式》，《世界科学技术——

中医药现代化》2012 年第 5 期。

孟凯韬：《阴阳五行数学及其在中医学上的应用》，科学出版社 2007 年版。

孟庆岩、相光鑫、颜培正、张庆祥：《〈内经〉象思维的特点及应用》，《吉林中医药》2017 年第 1 期。

孟庆云：《〈黄帝内经〉的脏象》，《山东中医学院学报》1991 年第 4 期。

孟庆云：《中医理论的特点》，《中国中医基础医学杂志》2015 年第 1 期。

欧炳楠、李成森：《论〈黄帝内经〉中的类比推理——〈黄帝内经〉方法论初探之一》，《贵阳中医学院学报》1980 年第 3 期。

潘文国：《“本位”研究的方法论意义》，《华东师范大学学报》（哲学社会科学版）2002 年第 6 期。

彭昌柳：《中医语言将走向何方——中医隐喻研究文献》，《世界科学技术——中医药现代化》2014 年第 6 期。

彭昌柳：《基于概念隐喻理论的中医隐喻术语翻译策略研究》，《湖南中医药大学学报》2015 年第 10 期。

彭坚：《从中医临床角度解读阴阳五行学说》，《湖南中医药大学学报》2010 年第 7 期。

朴恩希、谢菁、贾春华：《从认知语言学角度初探中医五色理论》，《中华中医药杂志》2013 年第 9 期。

邱春华、贾春华：《培土生金法之合方在临床中的应用》，《天津中医药》2017 年第 11 期。

权五赫、贾春华：《一个以“金”为始源域的中医概念隐喻认知系统》，《世界中医药》2014 年第 11 期。

且大有：《辩证思维逻辑形式论纲》，内蒙古教育出版社 1996 年版。

任绍曾：《概念隐喻与语篇连贯》，《外语教学与研究》2006 年第 2 期。

任秀珍：《中医理论的概念、判断与推理形式》，《中国药学学报》1994 年第 2 期。

任秀玲：《〈黄帝内经〉建构中医药理论的基本范畴——取象》，《中华中医药杂志》2008年第9期。
塞尔:《心灵、语言与社会》,上海译文出版社2011年版。
申光:《中医学典籍的隐喻特征与厚重翻译法》,《河南中医学院学报》2009年第4期。
盛星明:《浅谈天人相应与中医养生》,《中医杂志》2003年第4期。
石如玉:《汉语语法本位观研究综述》,《文学界》2012年第3期。
石勇、刘毅、黎河:《〈黄帝内经〉多元隐喻系统的语义表达》,《贵阳中医学院学报》2015年第3期。
石勇、刘宇红:《基于五行理论的多元化隐喻系统研究——以〈黄帝内经〉为例》,《重庆师范大学学报》(哲学社会科学版)2015年第3期。
石勇:《中医隐喻思维规律刍议》,《中国中医基础医学杂志》2018年第6期。
斯坦哈特:《隐喻的逻辑——可能世界中的类比》,浙江大学出版社2009年版。
宋琳莉、孟庆刚:《中医学理论的哲学思想及其思维方式浅论》,《中国中医基础医学杂志》2008年第14期。
宋琳莉、孟庆刚:《基于复杂科学的系统思维与中医整体思维辨析》,《北京中医药大学学报》2009年第2期。
束定芳:《隐喻学研究》,上海外语教育出版社2000年版。
束定芳:《语言的认知研究》,上海外语教育出版社2004年版。
束定芳:《认知语义学》,上海外语教育出版社2008年版。
束定芳:《隐喻与转喻》,上海外语教育出版社2011年版。
孙美堂:《从实体思维到实践思维——兼谈对存在的诠释——从〈黄帝内经·素问〉的角度考察》,《哲学动态》2003年第9期。
孙天胜、高思华:《阴阳五行学说是中华民族理性与智慧的结晶——从〈黄帝内经·素问〉的角度考察》,《管子学刊》2009年第1期。
孙相如、何清湖:《探讨关于中医藏象理论文化基础的研究意义》,《中华中医药杂志》2014 年第 5 期。

孙亚:《隐喻与话语》, 对外经济贸易大学出版社 2013 年版。

孙亚、钱玉彬、马婷:《国外隐喻研究现状及发展趋势》,《现代外语》2017 年第 5 期。

孙毅:《认知隐喻学多维跨域研究》, 北京大学出版社 2013 年版。

陶定功:《〈黄帝内经〉生态医学思想解读》,《中医杂志》2011 年第 8 期。

唐树华、董元兴、李芳:《构式与隐喻拓展——汉英温度域谓语句形容词隐喻拓展差异及成因探析》,《外国语》2011 年第 1 期。

唐树华:《有些隐喻为什么不可能》, 复旦大学出版社 2013 年版。

涂纪亮:《美国哲学史》第一卷, 河北教育出版社 2000 年版。

汪炯:《中医的"取象比类"与比喻》,《扬州大学学报》(人文社会科学版)2006 年第 2 期。

王达洋、徐筱青、贺娟:《论〈黄帝内经〉"五脏藏神"理论及其临床意义》,《中医杂志》2017 年第 10 期。

王馥芳:《概念隐喻理论存在的认知局限》,《中国社会科学报》2014 年第 7 期。

王宏利、朱辉:《中医"取象比类"思维之象的科学内涵》,《中医药学刊》2006 年第 4 期。

王宏利:《中医取象比类的逻辑基础与科学内涵》,《南京中医药大学学报》(社会科学版)2013 年第 4 期。

王洪图:《王洪图内经讲稿》, 人民卫生出版社 2008 年版。

王惠颖:《中医科学性及其哲学内涵的思考》,《国医论坛》2010 年第 7 期。

王建:《中医存废之争的哲学思考》,《实用医技杂志》2007 年第 35 期。

王娇娇、周荣易、高卫萍:《中医学的认知方法——取象比类法》,《中国中医基础医学杂志》2016 年第 10 期。

王军:《隐喻映射问题再思考》,《外国语》2011 年第 4 期。

王茂、项成东:《"胆"隐喻的认知与中医理论》,《重庆第二师范学院学报》2013 年第 5 期。

王娜：《中医藏象学说隐喻翻译研究》，《中医药导报》2018 年第 14 期。

王琦：《中医原创思维的认识论与方法论》，《中华中医药杂志》2012 年第 9 期。

王前：《李约瑟对中国传统科学思维方式研究的贡献》，《自然辩证法通讯》1996 年第 2 期。

王前：《中国传统科学中"取象比类"的实质和意义》，《自然科学史研究》1997 年第 4 期。

王秋菊：《论〈内经〉阴阳学说对中医理论发展的影响》，《南京中医药大学学报》（社会科学版）2007 年第 4 期。

王树人、喻柏林：《论"象"与"象思维"》，《中国社会科学》1998 年第 4 期。

王树人：《中国象思维与西方概念思维之比较》，《学术研究》2004 年第 10 期。

王顺治：《"中医通道理论"的隐喻认知研究》，博士学位论文，北京中医药大学，2016 年。

王文斌：《再论隐喻中的相似性》，《四川外语学院学报》2006 年第 2 期。

王文斌：《隐喻的认知构建与解读》，上海外语教育出版社 2007 年版。

王文斌：《论英语的时间性特质与汉语的空间性特质》，《外语教学与研究》2013 年第 2 期。

王寅：《认知语言学》，上海外语教育出版社 2006 年版。

王寅：《体验哲学探源》，《外国语文》2010 年第 6 期。

王寅：《中国后语哲与体验人本观——十一论语言学研究新增长点》，《外语学刊》2012 年第 4 期。

王颖晓：《取象思维对藏象学说构建的作用》，《辽宁中医杂志》2007 年第 1 期。

王颖晓、李其忠：《取象比类与藏象学说的建构》，《江苏中医药》2006 年第 10 期。

王永炎、张启明：《象思维与中医辨证相关性》，《自然杂志》2011 年第 3 期。

王雨艳：《认知隐喻视域下的中医药典籍英译研究：以〈黄帝内经〉及〈伤寒论〉为例》，硕士学位论文，南京中医药大学，2013 年。

王振瑞、李经纬：《两种错误的中国医学史观——评“中医超科学论”和“中医伪科学论”》，《北京中医》2007 年第 6 期。

王自强：《〈黄帝内经〉的学术价值》，《江苏中医杂志》1981 年第 4 期。

魏伟超、吴伟、王创畅：《邓铁涛五脏相关理论在慢性阻塞性肺疾病治疗中的应用》，《中医杂志》2017 年第 34 期。

温世伟、贾春华：《中医理论的“象隐喻”》，《中医杂志》2018 年第 24 期。

温世伟、贾春华：《中医学理论的“象—概念隐喻”二重性》，《中医杂志》2019 年第 1 期。

温世伟、贾春华：《基于象隐喻的五行学说及其在中医理论体系中的建构作用》，《中医杂志》2019 年第 3 期。

温世伟、贾春华：《象隐喻视域下五行学说和西方四元素说的比较》，《中医杂志》2019 年第 7 期。

文旭、叶狂：《概念隐喻的系统性和连贯性》，《外语学刊》2003 年第 3 期。

翁芳、邢永革：《王世贞〈本草纲目·序〉对该书流传的影响》，《山西中医》2015 年第 3 期。

吴恩锋：《经济认知域的隐喻思维》，浙江大学出版社 2010 年版。

吴昌国：《数在中医阴阳理论中的应用研究》，《中国中医基础医学杂志》2002 年第 4 期。

吴清荣、贾春华：《基于类比与集合论的〈金匮要略〉篇章分析》，《吉林中医药》2015 年第 7 期。

吴润秋、杨绍华：《〈黄帝内经〉象思维研究》，《湖南中医杂志》2007 年第 1 期。

吴彤、贾春华：《“痛风病”中医病因病机的隐喻分析》，《世界科学技术——中医药现代化》2017 年第 9 期。

吴玉花：《〈气的乐章〉的隐喻认知分析》，《宁夏大学学报》（人文社会科学版）2018 年第 4 期。

吴宗杰、吕庆夏：《中医话语的语言哲学分析》，《浙江中医学院学报》2005 年第 6 期。

吴忠祥：《“天人相应”的生命观》，《中国中医基础医学杂志》1998 年第 4 期。

萧汉明：《论中医学的网络性思维》，《河北学刊》2007 年第 3 期。

肖建喜、许能贵：《论经穴命名中隐喻思维的应用》，《长春中医药大学学报》2011 年第 5 期。

小约翰·科布、大卫·格里芬：《过程哲学》，中央编译出版社 1999 年版。

谢菁、贾春华：《〈黄帝内经〉隐喻语言的类型与功能》，《中医药学报》2011 年第 1 期。

谢菁、贾春华：《中医病因病机语言中的战争隐喻》，《中医药学报》2011 年第 6 期。

谢菁、贾春华：《从认知角度看中医语言的容器隐喻》，《中医药学报》2012 年第 2 期。

谢菁、谷浩荣、贾春华：《从认知语言学角度探讨中医六淫概念隐喻——以湿邪概念为例》，《中医药学报》2012 年第 3 期。

谢菁、谷浩荣、贾春华：《基于认知的“中风病”病因病机概念隐喻研究》，《世界科学技术——中医药现代化》2012 年第 5 期。

谢菁、王鼎、贾春华、彭进、倪达常：《从认知体验哲学探讨中医概念隐喻的建构》，《时珍国医国药》2017 年第 2 期。

邢福义：《小句中枢说》，《中国语文》1996 年第 6 期。

邢玉瑞：《取象比类——关于〈思考中医〉的思考之三（续二）》，《陕西中医学院学报》2006 年第 2 期。

邢玉瑞:《经验、形而上学与中医学》,《浙江中医药大学学报》2010 年第 5 期。

邢玉瑞:《中医思维方法》,人民卫生出版社 2010 年版。

邢玉瑞:《象思维之"象"的含义》,《中医杂志》2014 年第 4 期。

邢玉瑞:《中医象思维的概念》,《中医杂志》2014 年第 10 期。

邢玉瑞:《中医象思维的概念浅析》,《中医杂志》2014 年第 15 期。

邢玉瑞:《中医学的概念特征研究》,《中医杂志》2015 年第 19 期。

徐春:《中医与取象比类》,《白求恩军医学院学报》2009 年第 7 期。

徐峰:《中医学的科学哲学反思》,博士学位论文,长安大学,2008 年。

徐烈炯:《生成语法理论》,上海外语教育出版社 1988 年版。

徐通锵:《语义句法刍议——语言的结构基础和语法研究的方法论初探》,《语言教学与研究》1991 年第 3 期。

徐以:《中医学现状和中医基础理论的缺陷》,《医学与哲学》1998 年第 1 期。

徐盛桓:《隐喻的起因、发生和建构》,《外语教学与研究》2014 年第 3 期。

徐盛桓:《隐喻研究的心物随附性维度》,《外国语》2015 年第 4 期。

许兰萍:《以整体观促进一场医学观念上的革命——中医整体观》,《中华老年多器官疾病杂志》2009 年第 6 期。

许志泉:《中医学术语的多义性及其标准化》,《山东中医学院学报》1994 年第 5 期。

[古希腊] 亚里士多德:《范畴篇解释篇》,方书春译,商务印书馆 1986 年版。

烟建华、邵雷:《我们如何科学看中医》,《中华中医药学刊》2007 年第 3 期。

烟建华:《〈内经〉的医学研究方法与中医科学》,《中国中医基础医学杂志》2014 年第 10 期。

闫顺利、赵雅婧:《过程思维与本体论递嬗》,《河北师范大学学报》(哲学社会科学版）2009年第7期。
闫舒瑶：《从认知的角度谈中医隐喻翻译》，《辽宁中医药大学学报》2008年第8期。
颜一：《流变、理念与实体——希腊本体论的三个方向》，中国人民大学出版社1997年版。
颜一：《实体（ousia）是什么？——从术语解析看亚里士多德的实体论》，《世界哲学》2002年第2期。
杨富斌：《怀特海：〈过程与实在〉》，中国城市出版社2003年版。
杨军、王振国：《〈本草纲目〉“发明”中取象比类法的应用》，《辽宁中医药大学学报》2010年第12期。
杨鹏：《中医科学性研究》，硕士学位论文，武汉理工大学，2009年。
杨晓媛、贾春华：《基于隐喻认知的中医脾胃治则研究》，《世界科学技术——中医药现代化》2012年第5期。
杨晓媛、贾春华：《“寒”、“热”在温度感觉与中医学之间的概念隐喻》，《世界科学技术——中医药现代化》2015年第12期。
杨秀杰：《隐喻及其分类新论》，《外语学刊》2005年第3期。
杨学鹏：《解构传统医学》，军事医学科学出版社2008年版。
姚春鹏：《黄帝内经》，中华书局2012年版。
姚春鹏：《象思维的基本特点》，《中医杂志》2014年第18期。
奕皓：《论〈黄帝内经〉取象比类的方法》，《湖南师范大学社会科学学报》1990年第4期。
殷平善、庞杰：《中医治疗学中的隐喻思维》，《医学与哲学》（人文社会医学版）2011年第1期。
于彤、陈华钧、吴朝晖、顾珮嵚、崔蒙、张竹绿：《中医“象思维”的OWL语义建模》，《中国数字医学》2013年第4期。
玉昆子：《阴阳五行里的奥秘》，华夏出版社2012年版。
张斌、杜福荣：《认知理论视域下的中医隐喻翻译》，《医学与哲学》（人文社会医学版）2011 年第 6 期。

张登本:《〈内经〉中的五行生克观》,《陕西中医函授》1985 年第 6 期。

张登本:《解读中医“火”概念的发生及其内涵》,《河南中医学院学报》2006 年第 3 期。

张登本、孙理军、李翠娟:《〈黄帝内经〉六淫理论的发生及其意义》,《中医药学刊》2006 年第 11 期。

张凤娟:《从原型范畴理论看隐喻的分类问题——对 Lakoff 隐喻分类方法的质疑》,《天津外国语学院学报》2008 年第 3 期。

张功耀:《告别中医中药》,《医学与哲学》（人文社会医学版）2006 年第 4 期。

张汉宜:《试论“取象比类”是中医理论的精髓》,《中华中医药杂志》2016 年第 12 期。

张恒、贾春华:《基于隐喻认知的中医火疗法作用机制研究》,《世界科学技术——中医药现代化》2017 年第 9 期。

张恒:《基于隐喻认知的中医火疗法理论研究》，硕士学位论文，北京中医药大学，2018 年。

张建理、朱俊伟:《动词隐喻的本体研究》,《外语教学》2011 年第 1 期。

张晶:《基于象思维的中医脉象语言描述中的隐喻认知》,《中华中医药学刊》2013 年第 10 期。

张敏:《认知语言学与汉语名词短语》，中国社会科学出版社 1998 年版。

张沛:《隐喻的生命》，北京大学出版社 2004 年版。

张其成:《“气—阴阳—五行”模型的复杂性再探》,《中国医药学报》2003 年第 5 期。

张汝伦:《现代西方哲学十五讲》，北京大学出版社 2003 年版。

张世茂、赵恒侠:《中医学基础理论学术争鸣 20 年综述》,《中国医药科学》2013 年第 19 期。

张曙光:《过程范畴与过程哲学》,《学术交流》1992 年第 5 期。

张文昊：《从语言学的角度浅析中医“气”概念的生成》，《云南中医学院学报》2010 年第 3 期。

张晓瑜、赵鹤龄：《实体的放逐与过程的拯救——论怀特海对西方实体观的终结和超越》，《自然辩证法研究》2010 年第 11 期。

张英远、徐贤淑、奚红：《中医理论术语的逻辑语义问题》，《上海中医药杂志》1999 年第 10 期。

张永康、赵心华：《〈黄帝内经〉中山水文化隐喻探究》，《复旦国际关系评论》2018 年第 2 期。

张宇鹏：《“象”的观念与藏象学》，《中国中医基础医学杂志》2012 年第 9 期。

张宇鹏：《论象思维在构建中医理论体系中的作用》，《中国中医基础医学杂志》2015 年第 2 期。

张喆：《“人是树”本体概念隐喻研究》，《解放军外国语学院学报》2018 年第 2 期。

赵敦华：《西方哲学简史》，北京大学出版社 2001 年版。

赵继伦：《论“象”的思维机制》，《东北师范大学学报》（哲学社会科学版）1996 年第 4 期。

赵力：《中医药影视剧中的中西医文化冲突聚焦——以〈黄连厚朴〉和〈刮痧〉为例》，《电影评介》2011 年第 9 期。

赵玲、郑希敏：《过程哲学对传统实体概念的批判》，《山东社会科学》2011 年第 9 期。

赵修诚：《阴阳五行是中医学理论的核心》，《中医杂志》1980 年第 8 期。

赵修诚：《阴阳五行是中医学的物质基础》，《四川中医》1987 年第 7 期。

赵彦春：《隐喻理论批评之批评》，《外语教学与研究》2010 年第 6 期。

周恩：《中医隐喻英译：原则与策略》，《中国中西医结合杂志》2018 年第 6 期。

周唯：《论中医学基本概念的抽象、具象二重性》，《中医研究》1995 年第

2 期。

祝世讷:《中西医学差异与交融》，人民卫生出版社 2000 年版。

朱文晓:《中国传统医学语言中的隐喻英译审美表现手段探析》，《中国中医基础医学杂志》2014 年第 10 期。

庄享静、贾春华:《一个以“木”为始源域的中医概念隐喻认知系统》，《世界中医药》2014 年第 11 期。

索　引

附　录

《内经》中［生］［克］［移］三大主题下的过程隐喻表达语料

生（总156句）

1 天地俱生，万物以荣，夜卧早起，广步于庭，被发缓形，以使志生，生而勿杀，予而勿夺，赏而勿罚，此春气之应。

2 其生五，其气三，数犯此者，则邪气伤人，此寿命之本也。

3 汗出见湿，乃生痤疿。

4 高梁之变，足生大丁受如持虚。

5 开阖不得，寒气从之，乃生大偻。

6 营气不从，逆于肉理，乃生痈肿。

7 因于露风，乃生寒热。

8 阴之所生，本在五味；阴之五宫，伤在五味。

9 东风生于春，病在肝，俞在颈项。

10 南风生于夏，病在心，俞在胸肋。

11 西风生于秋，病在肺，俞在肩背。

12 北风生于冬，病在肾，俞在腰股。

13 阴静阳燥，阳生阴长，阳杀阴藏，阳化气，阴成形。

14 寒极生热，热极生寒，寒气生浊，热气生清。清气在下，则生飧泄；浊气在上，则生胀。

15 味归形，形归气，气归精，精归化，精食气，形食味，化生精，气生形。

16 壮火之气衰，少火之气壮。壮火食气，气食少火。壮火散气，少火生气。

17 天有四时五行以生长收藏，以生寒暑燥湿风。人有五脏化五气，以生喜怒悲忧恐。

18 冬伤于寒，春必温病，春伤于风，夏生飧泄，夏伤于暑，秋必痎疟；秋伤于湿，冬生咳嗽。

19 东方生风，风生木，木生酸，酸生肝，肝生筋，筋生心，肝主目。其在天为玄，在人为道，在地为化。化生五味，道生智，玄生神，神在天为风，在地为木，在体为筋，在脏为肝。

20 南方生热，热生火，火生苦，苦生心。心生血，血生脾。心主舌。

21 中央生湿，湿生土，土生甘，甘生脾，脾生肉，肉生肺脾主口。

22 西方生燥，燥生金，金生辛，辛生肺，肺生皮毛，皮毛在肾，肺主鼻。

23 北方生寒，寒生水，水生咸，咸生肾，肾生骨髓，髓生肝，肾主耳。

24 故生因春，长因夏，收因秋，藏因冬。

25 阴之所生，和本曰和。

26 死阴之属，不过三日而死，生阳之属，不过四日而死。

27 所谓生阳死阴者，肝之心谓之生阳，心之肺谓之死阴。

28 恍惚之数，生于毫厘，毫厘之数，起于度量。

29 故其生五，其气三。

30 命曰气淫不分，邪僻内生，工不能禁。

31 至而不至，此谓不及，则所胜妄行，而所生受病，所不胜薄之也，命曰气迫。

32 五治不分，邪僻内生，工不能禁也。

33 草生五色，五色之变，不可胜视，草生五味，五味之美不可胜极，嗜欲不同，各有所通。

34 五味入口，藏于肠胃，味有所藏，以养五气，气和而生，津液相成，神乃自生。

35 肝者，罢极之本，魂之居也；其华在爪，其充在筋，以生血气，其味酸，其色苍，此为阳中之少阳。通于春气。

36 生于心，如以缟裹朱。

37 生于肺，如以缟裹红。

38 生于肝，如以缟裹绀。

39 生于脾，如以缟裹括蒌实。

40 生于肾，如以缟裹紫。

41 脑、髓、骨、脉、胆、女子胞此六者，地气之所生也。

42 夫胃、大肠、小肠、三焦、膀胱此五者天气之所生也，其气象天，故泻而不藏。

43 从阴阳始，始之有经，从五行生，生之有度，四时为宜。

44 五脏受气于其所生，传之于其所胜，气舍于其所生，死于其所不胜。病之且死，必先传行，至其所不胜，病乃死。此言气之逆行也，故死。

45 形乐志苦，病生于脉，治之以灸刺。

46 形乐志乐，病生于肉，治之以针石。

47 形苦志乐，病生于筋，治之以熨引。

48 形苦志苦，病生于咽嗌，治之以百药。

49 形数惊恐，经络不通，病生于不仁，治之以按摩醪药。

50 黄帝曰：黄疸、暴痛、癫狂、厥狂、久逆之所生也。五脏不平，六腑闭塞之所生也。头痛耳鸣，九窍不利，肠胃之所生也。

51 土者生万物而法天地，故上下至头足不得主时也。

52 人所以汗出者，皆生于谷，谷生于精。

53 人身非衣寒也，中非有寒气也，寒从中生者何？

54 肾者水也，而生于骨，肾不生，则髓不能满，故寒甚至骨也。

55 夫痎疟皆生于风，其盖作有时者何也？

56 寒生于内，故中外皆寒。

57 余知百病生于气也，怒则气上，喜则气缓，悲则气消，恐则气下，寒则气收，炅则气泄，惊则气乱，劳则气耗，思则气结。九气不同，何病之生？

58 心气热，则下脉厥而上，上则下脉虚，虚则生脉痿，枢折挈，胫纵而不任地也。

59 筋痿者生于肝使内也。

60 故下经曰：骨痿者，生于大热也。

61 帝曰：有病怒狂者，此病安生？岐伯曰：生于阳也。

62 岐伯曰：病生在肾，名为肾风，肾风而不能食，善惊，惊已，心气痿者死。帝曰：善。

63 岐伯对曰：病有浮沉，刺有浅深，各至其理，无过其道，过之则内伤，不及则生外壅，壅则邪从之。

64 余闻皮有分部，脉有经纪，筋有结络，骨有度量，其所生病各异。

65 是故百病之始生也，必先于皮毛。

66 此生病，从少腹上冲心而痛，不得前后，为冲疝，其女子不孕，癃痔、遗溺、溢干。

67 督脉生病治督脉，治在骨上，甚者在脐下营。

68 帝曰：肾何以能聚水而生病？

69 帝曰：诸水皆生于肾乎？

70 岐伯曰：肾者牝藏也，地气上者，属于肾，而生水液也。

71 岐伯曰：春者木始治，肝气始生，肝气急，其风疾。

72 岐伯曰：夫寒盛则生热也。

73 人有精气、津液、四肢、九窍、五脏十六部，三百六十五节，乃生百病，百病之生，皆有虚实。

74 今夫子乃言有余有五，不足亦有五，何以生之乎？

75 岐伯曰：皆生于五脏也。

76 血气不和，百病乃变化而生，是故守经隧焉。

77 余已闻虚实之形，不知其何以生？

78 血之与气并走于上，则为大厥，厥则暴死，气复反则生，不反则死。

79 夫邪之生也，或生于阴，或生于阳。其生于阳者，得之风雨寒暑；其生于阴者，得之饮食居处，阴阳喜怒。

80 阴虚生内热奈何？

81 帝曰：阳盛生外热奈何？

82 帝曰：阴盛生内寒奈何？

83 帝曰：夫子言虚实者有十，生于五脏，五脏五脉耳。

84 夫十二经脉皆生其病，今夫子独言五脏。

85 岐伯曰：五脏者故得六腑与为表里，经络支节，各生虚实，其病所居，随而谓之。今邪客于皮毛，入舍于孙络，留而不去，闭塞不通，不得入于经，流溢于大络，而生奇病也。

86 厥阴有余病阴痹；不足病生热痹。

87 辟除其邪，除其邪则乱气不生。

88 帝曰：逆四时而生乱气奈何？

89 阴静阳燥，阳生阴长，阳杀阴藏，阳化气，阴成形。

90 故刺不知四时之经，病之所生，以从为逆，正气内乱。

91 先寒而后生病者，治其本；先病而后生寒者，治其本。

92 先热而后生病者，治其本；先热而后生中满者，治其标。

93 黄帝问曰：天有五行御五位，以生寒暑燥湿风。人有五脏化五气，以生喜怒思忧恐。

94 夫变化之为用也，在天为玄，在人为道，在地为化，化生五味，道生智，玄生神。

95 故在天为气，在地成形，形气相感，而化生万物矣。

96 天以阳生阴长，地以阳杀阴藏。

97 岐伯曰：东方生风，风生木，木生酸，酸生肝，肝生筋，筋生心。

98 南方生热，热生火，火生苦，苦生心，心生血，血生脾。

99 中央生湿，湿生土，土生甘，甘生脾，脾生肉，肉生肺。

100 西方生燥，燥生金，金生辛，辛生肺，肺生皮毛，皮毛生肾。

101 北方生寒，寒生水，水生咸，咸生肾，肾生骨髓，髓生肝。

102 岐伯曰：东方生风，风生木，其德敷和，其化生荣，其政舒启，其令风，其变振发，其灾散落。

103 南方生热，热生火，其德彰显，其化蕃茂，其政明耀，其令热，其变销烁，其灾燔。

104 中央生湿，湿生土，其德溽蒸，其化丰备，其政安静，其令湿，其变骤注，其灾霖溃。

105 西方生燥，燥生金，其德清洁，其化紧敛，其政劲切，其令燥，其变肃杀，其灾苍陨。

106 北方生寒，寒生水，其德凄怆，其化清谧，其政凝肃，其令寒，其变栗冽，其灾冰雪霜雹。

107 炎光赫烈，则冰雪霜雹，眚于七，其主鳞伏彘鼠，岁气早至，乃生大寒。

108 寒热燥湿不同其化也，故少阳在泉，寒毒不生，其味辛，其治苦酸，其谷苍丹。

109 阳明在泉，湿毒不生，其味酸，其气湿，其治辛苦甘，其谷丹素。

110 太阳在泉，热毒不生，其味苦，其治淡咸，其谷黅秬。

111 厥阴在泉，清毒不生，其味甘，其治酸苦，其谷苍赤，其气专，其味正。

112 少阴在泉，寒毒不生，其味辛，其治辛苦甘，其谷白丹。

113 太阴在泉，燥毒不生，其味咸，其气热，其治甘咸，其谷黅秬。

114 故岁宜苦以燥之温之，必折其郁气，先资其化源，抑其运气，扶其不胜，无使暴过而生其疾。

115 二之气，阳乃布、民乃舒，物乃生荣。厉大至，民善暴死。

116 五之气，春令反行，草乃生荣，民气和。

117 热病生于上，清病生于下，寒热凌犯而争于中。

118 天气扰，地气正，风生高远，炎热从之，云趋雨府，湿化乃行。

119 蛰虫出现，流水不冰，地气大发，草乃生，人乃舒。

120 太过者其数成，不及者其数生，土常以生也。

121 为风生，终为肃；少阴所至，为热生，中为寒；太阴所至，为湿生，终为注雨，少阳所至，为火生，终为蒸溽；阳明所至，为燥生，终为凉；太阳所至，为寒生，中为温，德化之常也。

122 甚则位易气交，易则大变生而病作矣。

123 病生胠胁，气归于左，善太息，甚则心痛。

124 心胃生寒，胸膈不利，心痛否满。

125 主胜则腰重腹痛，少腹生寒，下为鹜溏，则寒厥于肠，上冲胸中，甚则喘，不能久立。

126 岐伯曰：乘其至也；清气大来，燥之胜也，风木受邪，肝病生焉；热气大来，火之胜也，金燥受邪，肺病生焉。

127 凡未诊病者，必问尝贵后贱，虽不中邪，病从内生，名曰脱营。

128 复问不知水所从生，涕所从出也。

129 工之所知，道之所生也。

130 是以悲哀则泣下，泣下水所由生。

131 有以比之，夫火疾风生，乃能雨，此之类也。

132 精泄则病益甚而恇，致气则生为痈疡。

133 饮食不节，而病生于肠胃。

134 黄帝问于岐伯曰：五脏之所生，变化之病形何如?

135 病生于头者，头重；生于手者，臂重；生于足者，足重。治病者，先刺其病所从生者也。

136 灸则强食生肉，缓带披发，大杖重履而步。

137 以白酒和桂，以涂其缓者，以桑钩钩之，即以生桑炭置之坎中，高下以坐等。

138 精泄则病甚而恇，致气则生为痈疽也。

139 癫疾始生，先不乐，头重痛，视举目赤，甚作极，已而烦心。

140 狂始生，先自悲也，喜忘、苦怒、善恐者得之忧饥。

141 先病而后生寒者，治其本；先热而后生病者，治其本。

142 先泄而后生他病者，治其本，必且调之，乃治其他病。先病而后中满者，治其标；先病后泄者，治其本；先中满而后烦心者，治其本。

143 故足之十二经脉，以应为十二月，月生于水，故在下者为阴。

144 寅者，正月之生阳也，主左足之少阳。

145 申者，七月之生阴也，主右足之少阴。

146 朝则人气始生，病气衰，故旦慧。

147 夕则人气始衰，邪气始生，故加。

148 少俞曰：夫天之生风者，非以私百姓也，其行公平正直，犯者得之，避者得无殆，非求人而人自犯之。

149 病生于内者，先治其阴，后治其阳，反者益甚。其病生于阳者，先治其外，后治其内，反者益甚。

150 血气盛则充肤热肉，血独盛者澹渗皮肤，生毫毛。

151 夫百病之始生也，皆于风雨寒暑，清湿喜怒，喜怒不节则伤脏。

152 故曰寒生热，热生寒，此阴阳之变也。

153 故曰：冬伤于寒，春生病热；春伤于风，夏生飧泄肠僻，夏伤于暑，秋生疟；秋伤于湿。

154 冬生咳嗽。是谓四时之序也。

155 有一脉生数十病者，或痛，或痈，或热，或寒，或痒，或痹，或不仁，变化无穷，其故何也？

156 形乐志苦，病生于脉，治之于灸刺。形苦志乐，病生于筋，治之以熨引。形东志东，病生于肉，治之以针石。形苦志苦，病生于咽喝，治之以甘药。形数惊恐，筋脉不通，病生于不仁。

胜（总221句）

1 所谓得四时之胜者，春胜长夏，长夏胜冬，冬胜夏，夏胜秋，秋胜春，所谓四时之胜也。

2 阴胜则阳病，阳胜则阴病。阳胜则热，阴胜则寒。重寒则热，重热则寒。

3 风胜则动，热胜则肿。燥胜则干，寒胜则浮，湿胜则濡泻。

4 怒伤肝，悲胜怒，风伤筋，燥胜风，酸伤筋，辛胜酸。

5 喜伤心，恐胜喜。热伤气，寒胜热。苦伤气，咸胜苦。

6 思伤脾，怒胜思，湿伤肉，风胜湿，甘伤肉，酸胜甘。

7 忧伤肺，喜胜忧，热伤皮毛，寒胜热，辛伤皮毛，苦胜辛。

8 恐伤肾，思胜恐，寒伤血，燥胜寒，咸伤血，甘胜咸。

9 阴胜则身寒，汗出身长清，数栗而寒，寒则厥，厥则腹满死，能夏不能冬。此阴阳更胜之变，病之形能也。

10 鼓一阳曰钩，鼓一阴曰毛，鼓阳胜急曰弦，鼓阳至而绝曰石，阴阳相过曰溜。

11 春胜长夏，长夏胜冬，冬胜夏，夏胜秋，秋胜春，所谓得五行时之胜，各以气命其脏。

12 岐伯曰：求其至也，皆归始春，未至而至，此谓太过，则薄所不胜，而乘所胜也。

13 至而不至，此谓不及，则所胜妄行，而所生受病，所不胜薄之也，命曰气迫。

14 变至则病，所胜则微，所不胜则甚。

15 鱼者使人热中，盐者胜血，故其民皆黑色疏理。

16 行所不胜曰逆胜，逆则死。行所胜曰从，从则活。

17 岐伯曰：比四时之病，以其胜治之愈也。

18 五脏受气于其所生，传之于其所胜，气舍于其所生，死于其所不胜。病之且死，必先传行，至其所不胜，病乃死。此言气之逆行也，故死。

19 传五脏而当死，是顺传其所胜之次。

20 五脏有病，则各传其所胜，不治。

21 其见人者，至其所不胜之时则死。

22 故邪气胜者，精气衰也。故病甚者，胃气不能与之俱至于手太阴，故真脏之气独见，独见者，病胜脏也，故曰死。

23 因不知合之四时五行，因加相胜，释邪攻正，绝人长命。

24 刺足少阴太阳，诸汗者，至其所胜日，汗出也。

25 诸当汗者，至其所胜日，汗大出也。

26 今邪气交争于骨肉而得汗者，是邪却而精胜也。

27 精胜则当能食而不复热；复热者邪气也，汗者精气也，今汗出而辄复热者，是邪胜也，不能食者，精无俾也。

28 今脉不与汗相应，此不胜其病也，其死明矣。

29 岐伯对曰：阴气少而阳气胜也，故热而烦满也。

30 是人者，素肾气胜，以水为事，太阳气衰，肾脂枯木不长，一水不能胜两火。

31 肝一阳也，心二阳也，肾孤脏也，一水不能胜二火，故不能冻栗，病名曰骨痹，是人当挛节也。

32 三阳俱虚则阴气胜，阴气胜则骨寒而痛。

33 夫疟气者，并于阳则阳胜，并于阴则阴胜？

34 阴胜则寒，阳胜则热。疟者，风寒之气不常也。

35 疟者阴阳更胜也，或甚或不甚，故或渴或不渴。

36 其风气胜者为行痹，寒气胜者为痛痹，湿气胜者为着痹也。

37 其风气胜者，其人易已也。

38 其热者，阳气多，阴气少，病气胜，阳遭阴，故为痹热。

39 今水不胜火，则骨枯而髓虚。

40 阴脉者，集于足下而聚于足心，故阳气胜则足下热也。

41 故阴气胜，则从五趾至膝上寒，其寒也不从外，皆从内。

42 肾气有衰，阳气独胜，故手足为之热也。

43 秋者金始治，肺将收杀，金将胜火，阳气在合，阴气初胜，湿气及体阴气未盛。

44 故燥胜则地干，暑胜则地热，风胜则地动，湿胜则地泥，寒胜则地裂，火胜则地固矣。

45 怒伤肝，悲胜怒，风伤肝，燥胜风，酸伤筋，辛胜酸。

46 喜伤心，恐胜喜；热伤气，寒胜热；苦伤气，咸胜苦。

47 思伤脾，怒胜思；湿伤肉，风胜湿；甘伤脾，酸胜甘。

48 忧伤肺，喜胜忧；热伤皮毛，寒胜热；辛伤皮毛，苦胜辛。

49 恐伤肾，思胜恐；寒伤血，燥胜寒；咸伤血，甘胜咸。

50 气有余，则制己所胜而侮所不胜；其不及，则己所不胜，侮而乘之，己所胜，轻而侮之。

51 气有胜复，胜复之作，有德有化，有用有变，变则邪气居之。

52 脾土受邪，赤气后化，心气晚治，上胜肺金，白气乃屈，其谷不成，咳而鼽，上应荧惑太白星。

53 春有惨凄残贼之胜，则夏有炎暑燔烁之复。

54 夏有惨凄凝冽之胜，则不时有埃昏大雨之复。

55 故岁运太过，畏星失色，而兼其母；不及则色兼其所不胜。

56 留守有多少，形见有善恶，宿属有胜负，征应有吉凶矣。

57 夫德化政令灾变，不能相加也；胜负盛衰，不能相多也。

58 气相胜者和，不相胜者病。

59 故曰：天恒其德，则所胜来复；政恒其理，则所胜同化，此之谓也。

60 崇高则阴气治之，污下则阳气治之，阳胜者先天，阴胜者后天，此地理之常，生化之道也。

61 故治病者，必明天道地理，阴阳更胜，气之先后，人之寿夭。

62 丹起，金乃眚，寒清时举，胜则水冰，火气高明，心热烦。

63 故气主有所制，岁立有所生，地气制己胜，天气制胜己，天制色，地制形，五类衰盛，各随其气之所宜也。

64 故各有制，各有胜，各有生，各有成，故曰不知年之所加，气之同异，不足以言生化，此之谓也。

65 能毒者以厚药，不胜毒者以薄药，此之谓也。

66 六化六变，胜复淫治，甘苦辛咸酸淡先后，余知之矣。

67 故岁宜苦以燥之温之，必折其郁气，先资其化源，抑其运气，扶其不胜，无使暴过而生其疾。

68 阳明、少角、少阴，清热胜复同。

69 阳明、少征、少阴，寒雨胜复同。

70 阳明、少宫、少阴，风凉胜复同。

71 阳明、少商、少阴，风凉胜复同。

72 阳明、少羽、少阴，雨风胜复同。

73 其发躁，胜复之作，扰而大乱，清热之气，持于气交。

74 初之气，地气迁，风胜乃摇，寒乃去，候乃大温，草木早荣。

75 二之气，火反郁，白埃四起，云趋雨府，风不胜湿，雨乃零，民乃康。

76 抑其运气，赞所不胜。

77 太阴、少角、太阳，清热胜复同，同正宫，丁丑、丁未、其运风、清热。少角（初正）、太征、少宫、太商、少羽（终）。

78 太阴、少征、太阳，寒雨胜复同，癸丑、癸未，其运热、寒雨。少征、太宫、少商、太羽（终）、太角。

79 太阴、少宫、太阳，风清胜复同，同正宫，己丑太一天符、己未太一天符，其运雨、风清。少宫、太商、少羽（终）、少角、（初）、太征。

80 太阴、少商、太阳，热寒胜复同，乙丑、乙未、其运凉、热。少商、太羽（终）、太角（初）、少征、太宫。

81 寒积于下，寒水胜火则为冰雹。

82 必折其郁气，而取化源，益其岁气，无使邪胜。

83 厥阴、少角、少阳，清热胜复同，同正角，丁巳天符、丁亥天符，其运风，清热。少角（初正）、太征、少宫、太商、少羽（终）。

84 厥阴、少征、少阳、寒雨胜复同，癸巳（同岁会）、癸亥（同岁会），其运热，寒雨。少征、太宫、少商、太羽（终）、太角（初）。

85 厥阴、少宫、少阳、风清胜复同，同正角，己巳，己亥，其运雨，风清。少宫、太商、少羽（终）、少角（初）、太征。

86 厥阴、少商、少阳、热寒胜复同，同正角，乙巳、乙亥、其运凉，热寒。少商、太羽（终）、太角（初）、少征、太宫。

87 厥阴、少羽、少阳、风雨胜复同，辛巳、辛亥、其运寒，雨风。少羽（终）、少角（初）、太征、少宫、太商。

88 风燥火热，胜复更作，蛰虫来见，流水不冰，热病行于下，风病行于上，风燥胜复，形于中。

89 五之气，燥湿更胜，沈阴乃布，寒气及体，风雨乃行。

90 必折其郁气，资其化源，赞其运气，无使邪胜。

91 故曰：无失天信，无逆气宜，无翼其胜，无赞其复，是谓至治。

92 天气反时，则可依则，及胜其主则可犯，以平为期，而不可过，是谓邪气反胜者。

93 无失天信，无逆气宜，无翼其胜，无赞其复，是谓至治。

94 热化寒化胜复同，所谓邪气化日也，灾七宫。

95 清化热化胜复同，所谓邪气化日也，灾三宫。

96 风化清化胜复同，所谓邪气化日也，灾五宫。

97 雨化风化胜复同，所谓邪气化日也。

98 寒化雨化胜负同，所谓邪气化日也。

99 热化寒化胜负同，邪气化日也。

100 丁丑、丁未岁，上太阴土清化热化胜负同，邪气化度也。

101 风化清化胜负同，邪气化度也。

102 雨化风化胜负同，邪气化度也。

103 寒化雨化胜负同，邪气化度也。

104 热化寒化胜负同，邪气化度也。

105 丁亥、丁巳岁，上厥阴木清化热化胜负同，邪气化度也。

106 下太阳水，风化清化胜负同，邪气化度也。

107 下少阴火，雨化风化胜负同，邪气化度也。

108 下太阳水，寒化雨化胜负同，邪气化度也。

109 下少阳相火，寒化雨化胜负同，邪气化度也。

110 夫六气之用，各归不胜而为化，故太阴雨化，施于太阳。

111 岐伯曰：太过者当其时，不及者归其己胜也。

112 夫六气正纪，有化有变，有胜有负，有用有病，不同其候，帝欲何乎？

113 故风胜则动，热胜则肿，燥热则干，寒胜则浮，湿胜则濡泄，甚则水闭胕肿，随气所在，以言其变耳。

114 夫六气之用，各归不胜而为化。

115 恶所不胜，归所同和，随运归从，而生其病也。故上胜则天气降而下，下胜则地气迁而上。

116 岐伯曰：时必顺之，犯者治以胜也。

117 所谓主气不足，客气胜也。

118 岐伯曰：以所不胜命之，则其要也。

119 岐伯曰：上淫于下，所胜平之；外淫于内，所胜治之。

120 岐伯曰：岁厥阴在泉，风淫所胜，则地气不明。

121 岁少阴在泉，热淫所胜，则焰浮川泽，阴处反明。

122 岁太阴在泉，草乃早荣，湿淫所胜，则埃昏岩谷，黄反见黑，至阴之交。

123 岁少阳在泉，火淫所胜，则焰明郊野，寒热更至。

124 岁阳明在泉，燥淫所胜，则雾雾清瞑。

125 岁太阳在泉，寒淫所胜，则凝肃惨栗。

126 厥阴司天，风淫所胜，则太虚埃昏，云物以扰。

127 少阴司天，热淫所胜，佛热至，火行其政。

128 太阴司天，湿淫所胜，则沉阴且布，雨变枯槁。

129 少阳司天，火淫所胜，则温气流行，金政不平。

130 阳明司天，燥淫所胜，则木乃晚荣，草乃晚生，筋骨内变。

131 太阳司天，寒淫所胜，则寒气反至，水且冰，血变于中，发为痈疡。

132 岐伯曰：司天之气，风淫所胜，平以辛凉，佐以苦甘，以甘缓之，以酸泻之。

133 热淫所胜，平以咸寒，佐以苦甘，以酸收之。

134 湿淫所胜，平以苦热，佐以酸辛，以苦燥之，以淡泄之。

135 火淫所胜，平以酸冷，佐以苦甘，以酸收之，以苦发之，以酸复之。热淫同。

136 燥淫所胜，平以苦湿，佐以酸辛，以苦下之。

137 寒淫所胜，平以辛热，佐以甘苦，以咸泻之。

138 邪气反胜，治之奈何?

139 岐伯曰：风司于地，清反胜之，治以酸温，佐以苦甘，以辛平之。

140 热司于地，寒反胜之，治以甘热，佐以苦辛，以咸平之。

141 湿司于地，热反胜之，治以苦冷，佐以咸甘以苦平之。

142 火司于地，寒反胜之，治以甘热，佐以苦辛，以咸平之。

143 燥司于地，热反胜之，治以平寒，佐以苦甘，以酸平之，以和为利。

144 寒司于地，热反胜之，治以咸冷，佐以甘辛，以苦平之。

145 其司天邪胜何如?

146 岐伯曰：风化于天，清反胜之，治以酸温，佐以甘苦。

147 热化于天，寒反胜之，治以甘温，佐以苦酸辛。

148 湿化于天，热反胜之，治以苦寒，佐以苦酸。

149 火化于天，寒反胜之，治以甘热，佐以苦辛。

150 燥化于天，热反胜之，治以辛寒，佐以苦甘。

151 寒化于天，热反胜之，治以咸冷，佐以苦辛。

152 帝曰：六气相胜奈何？

153 岐伯曰：厥阴之胜，耳鸣头眩，愦愦欲吐，胃膈如寒。

154 独胜则湿气内郁，寒迫下焦，痛留顶，互引眉间，胃满。

155 少阳之胜，热客于胃，烦心、心痛、目赤，欲呕、呕酸、善饥、耳痛、溺赤、善惊、谵妄。暴热消烁，草萎水涸，介虫乃屈。

156 阳明之胜，清发于中，左胠胁痛、溏泄、内为嗌塞。

157 太阳之胜，凝栗且至，非时水冰，羽乃后化。

158 岐伯曰：厥阴之胜，治以甘清，佐以苦辛，以酸泻之。

159 少阴之胜，治以辛寒，佐以苦咸，以甘泻之，太阴之胜，治以咸热，佐以辛甘，以苦泻之。

160 少阳之胜，治以辛寒，佐以甘咸，以甘泻之。阳明之胜，治以酸温，佐以辛甘，以苦泄之。

161 太阳之胜，治以甘热，佐以辛酸，以咸泻之。

162 治诸胜复，寒者热之，热者寒之，温者清之，清者温之，散者收之，抑者散之，燥者润之。

163 故上胜而下俱病者，以地名之；下胜而上俱病者，以天名之。所谓胜至，报气屈伏而未发也。

164 所谓胜至报气，屈伏而未发也。复至则不以天地异名，皆如复气为法也。

165 帝曰：胜复之动，时有常乎？气有必乎？

166 岐伯曰：初气终三气，天气主之，胜之常也；四气尽终气，地气主之，复之常也。有胜则复，无胜则否。

167 帝曰：善。复已而胜何如？岐伯曰：胜至而复，无常数也，衰乃止耳。复已而胜，不复则害，此伤生也。

168 帝曰：复而反病何也？岐伯曰：居非其位，不相得也。大复其胜，则主胜之，故反病也，所谓火燥热也。

169 帝曰：治之何如？岐伯曰：夫气之胜也，微者随之，甚者制之；气之复也，和者平之，暴者夺之。皆随胜气，安其屈伏，无问其数，以平为期，此其道也。

170 帝曰：善。客主之胜复奈何？岐伯曰：客主之气，胜而无负也。帝曰：其逆从何如？

171 岐伯曰：主胜逆，客胜从，天之道也。

172 帝曰：其生病何如？岐伯曰：厥阴司天，客胜则耳鸣掉眩，甚则咳，主胜则胸胁痛，舌难以言。

173 少阴司天，客胜则鼽、嚏、颈项强、肩背瞀热。

174 太阴司天，客胜则首面胕肿，呼吸气喘。主胜则胸腹满，食已而瞀。

175 少阳司天，客胜则丹胗外发，及为丹熛、疮疡、呕逆、喉痹、头痛、溢肿、耳聋、血溢、内为瘛瘲。

176 主胜则胸满、咳、仰息，甚而有血，手热。

177 太阳司天，客胜则胸中不利，出清涕，感寒则咳，主胜则喉嗌中鸣。

178 厥阴在泉，客胜则大关节不利，内为痉强拘瘛，外为不便；主胜则筋骨繇并，腰腹时痛。

179 少阴在泉，客胜则腰痛。主胜则厥气上行，心痛发热，鬲中，众痹皆作，发于胠胁，魄汗不藏，四逆而起。

180 太阴在泉，客胜则足痿下重，便溲不时；主胜则寒气逆满，食饮不下，甚则为疝。

181 少阳在泉，客胜则腰腹痛而反恶寒，甚则下白溺白；主胜则热反上行，而客于心，心痛发热，格中而呕，少阴同候。

182 阳明在泉，客胜则清气动下，少腹坚满，而数便泻。主胜则腰重腹痛，少腹生寒。

183 六气之胜，何以候之？岐伯曰：乘其至也；清气大来，燥之胜也，风木受邪，肝病生焉。

184 热气大来，火之胜也，金燥受邪，肺病生焉；寒气大来，水之胜也，火热受邪，心病生焉；湿气大来，土之胜也，寒水受邪，肾病生焉；风气大来，木之胜也，土湿受邪脾病生焉。

185 气可令调，明知胜复，为万民式，天之道毕矣。

186 帝曰：胜复之变，早晏何如？岐伯曰：夫所胜者胜至已病，病已愠愠而复已萌也。夫所复者，胜尽而起，得位而甚，胜有微甚，复有少多，胜和而和，胜虚而虚，天之常也。

187 帝曰：胜复之作，动不当位，或后时而至，其故何也？

188 故大要曰：谨守病机，各司其属，有者求之，无者求之，盛者责之，虚者责之，必先五胜，疏其血气，令其调达，而致和平，此之谓也。

189 岐伯曰：胜复之气，会遇之时，有多少也。阴气多而阳气少，则其发日远；阳气多而阴气少，则其发日近。此胜复相薄，盛衰之节，疟亦同法。

190 夫二火不胜三水，是以脉乱而无常也。

191 二阳一阴，阳明主病，不胜一阴，软而动，九窍皆沈。

192 三阳一阴，太阳脉胜，一阴不为止，内乱五脏，外为惊骇。

193 二阴二阳病在肺，少阴脉沈，胜肺伤脾，外伤四支。

194 夫一水不胜五火，故目眦盲。

195 凡用针者，虚则实之，满则泄之，宛陈则除之，邪胜则虚之。

196 邪胜则虚之者，言诸经有盛者，皆泻其邪也。

197 皮又厚，其肉坚，故天气甚寒，不能胜之也。

198 见其色而不得其脉，反得其相胜之脉，则死矣。

199 在颈支腋之间，下不胜其上，其应善酸矣。

200 形气不足，病气有余，是邪胜也，急泻之。

201 阴阳俱动，乍有形，乍无形，加以烦心，命曰阴胜其阳。

202 血气经络胜形则寿，不胜形则夭。

203 形气之相胜，以立寿夭奈何？

204 伯高答曰：平人而气胜形者寿；病而形肉脱，气胜形者死，形胜气者危矣。

205 丙笃丁死，火胜金也。

206 壬笃癸死，水胜火也。

207 甲笃乙死，木胜土也。

208 戊笃己死，土胜水也。

209 庚笃辛死，金胜木也。

210 日中人气长，长则胜邪，故安。

211 脏独主其病者，是必以脏气之所不胜时者甚，以其所胜时者起也。

212 少俞曰：黄色薄皮弱肉者，不胜春之虚风；白色薄皮弱肉者，不胜夏之虚风；青色薄皮弱肉，不胜秋之虚风；赤色薄皮弱肉，不胜冬之虚风也。

213 岐伯曰：先巫者，因知百病之胜，先知其病之所从生者，可祝而已也。

214 少俞曰：苦入于胃，五谷之气，皆不能胜苦，苦入下脘，三焦之道，皆闭而不通，故变呕。

215 岐伯曰：形胜色，色胜形者，至其胜时年加，感则病行，失则忧矣。形色相得者，富贵大乐。黄帝曰：其形色相当胜之时，年加可知乎？

216 下管虚则邪气胜之，积聚以留，留则痈成，痈成则下管约。

217 四时之变，寒暑之胜，重阴必阳，重阳必阴。

218 正风者，其中人也浅，合而自去，其气来柔弱，不能胜真气，故自去。

219 阳胜者，则为热，阴胜者，则为寒。

220 寒胜其热，则骨疼肉枯；热胜其寒，则烂肉腐肌为脓，内伤骨，内伤骨为骨蚀。

221 寒气化为热，热胜则腐肉，肉腐则为脓。

乘（总 4 句）

1 因而喜，大虚则肾气乘矣，怒则肝气乘矣，悲则肺气乘矣，恐则脾气乘矣，忧则心气乘矣，此其道也。故病有五，五五二十五变及其传化。传，乘之名也。

2 气有余，则制己所胜而侮所不胜；其不及，则己所不胜，侮而乘之，己所胜，轻而侮之。

3 诸乘所不成之运，则甚也。

4 肾乘心，心先病，肾为应，色皆如是。

侮（总 2 句）

1 气有余，则制己所胜而侮所不胜；其不及，则己所不胜，侮而乘之，己所胜，轻而侮之。

2 侮反受邪，侮而受邪，寡于畏也。

传（总 50 句）

1 俞气化薄，传为善畏，及为惊骇。

2 故病久则传化，上下不并，良医弗为。

3 阴阳，积传为一周，气里形表，而为相成也。

4 二阳之病发心脾，有不得隐曲，女子不月；其传为风消，其传为息贲者，死不治。

5 三阳为病，发寒热，下为痈肿，及为痿厥；其传为索泽，其传为疝。

6 一阳发病，少气，善咳，善泄；其传为心掣，其传为隔。

7 故春刺散俞，及与分理，血出而止。甚者传气，间者环也。

8 五脏受气于其所生，传之于其所胜，气舍于其所生，死于其所不胜。

病之且死，必先传行。

9 至其所不胜，病乃死。此言气之逆行也，故死。

10 五脏相通，移皆有次。五脏有病，则各传其所胜，不治。法三月，若六月，若三日，若六日。传五脏而当死，是顺传其所胜之次。

11 病入舍于肺，名曰肺痹，发咳上气弗治，肺即传而行之肝，病名曰肝痹。

12 脾传之肾，病名曰疝瘕，少腹冤热而痛，出白，一名曰蛊。当此之时，可按、可药。弗治。

13 肾传之心，病筋脉相引而急，病名曰瘛。

14 然其卒发者，不必治于传，或其传化有不以次，不以次入者，忧恐悲喜怒，令不得以其次，故令人有大病矣。

15 故病有五，五五二十五变及其传化。传，乘之名也。

16 心移热于肺，传为膈消。

17 肺移热于肾，传为柔痓。

18 肾移热于脾，传为虚，肠澼，死不可治。

19 鼻渊者，浊涕不下止也，传为衄衊、瞑目。故得之气厥也。

20 五脏各以其时受病，非其时各传以与之。

21 故本病曰：大经空虚，发为肌痹，传为脉痿。

22 邪中之，则腠理开，开则入客于络脉，留而不去，传入于经，留而不去，传入于腑，廪于肠胃。

23 孙络之脉别经者，其血盛而当泻者，亦三百六十五脉，并注于络，传注十二络脉，非独十四络脉也，内解泻于中者十脉。

24 肾汗出逢于风，内不得入于脏腑，外不得越于皮肤，客于玄府，行于皮里，传为胕肿，本之于肾，名曰风水。

25 人伤于寒，而传为热，何也？岐伯曰：夫寒盛则生热也。

26 岐伯曰：风雨之伤人也，先客于皮肤，传入于孙脉，孙脉满则传入于络脉，络脉满则输于大经脉，血气与邪并，客于分腠之间，其脉坚大，故曰实。

27 民病头痛，发热恶寒而疟，热上皮肤痛，色变黄赤，传而为水，身面胕肿、腹满仰息、泄注赤白、疮疡、咳唾血、烦心，胸中热，甚则鼽衄，病本于肺。天府绝，死不治。

28 呕逆躁烦、腹满痛、溏泄，传为赤沃。

29 寒入下焦，传为濡泻。

30 寒极反热，嗌络焦槁，渴引水浆，色变黄赤，少气脉萎，化而为水，传为胕肿，甚则入肺，咳而血泄。尺泽绝，死不治。

31 今子所言，皆失八风菀热，五脏消烁，传邪相受。

32 臣悉尽意，受传经脉，颂得从容之道以合从容，不知阴阳，不知雌雄。

33 是以俱悲则神气传于心，精上不传于志，而志独悲，故泣出也。泣涕者，脑也，脑者阴也。

34 必先通十二经脉之所生病，而后可得传于终始矣。

35 谷入于胃，乃传之肺，流溢于中，布散于外，精专者，行于经隧，常营无已，终而复始，是谓天地之纪。

36 人受气于谷，谷入于胃，以传与肺，五脏六腑，皆以受气。

37 余愿闻六府传谷者，肠胃之大小长短，受谷之多少奈何？

38 广肠传脊，以受回肠，左环叶脊上下，辟大八寸。

39 愿闻病之变化，淫传绝败而不可治者，可得闻乎？

40 瘖乎其无声，漠乎其无形，折毛发理，正气横倾，淫邪泮衍，血脉传溜，大气入脏，腹痛下淫，可以致死，不可以致生。

41 诸病以次相传，如是者，皆有死期，不可刺也。

42 通其营输，乃可传于大数。

43 以火泻之，疾吹其火，传其艾，须其火灭也。

44 谷气津液已行，营卫大通，乃化糟粕，以次传下。

45 留而不去，则传舍于络脉，在络之时，痛于肌肉，故痛之时息，大经代去。

46 留而不去，传舍于经，在经之时，洒淅喜惊。

47 留而不去，传舍于俞，在俞之时，六经不通四肢，则肢节痛，腰脊乃强。

48 留而不去，传舍于伏冲之脉，在伏冲之时体重身痛。

49 留而不去，传舍于肠胃。

50 故阴阳合传而精明也。

移（总 28 句）

1 黄帝曰：五脏相通，移皆有次。

2 其病者在奇邪，奇邪之脉则缪刺之，留瘦不移节而刺之。

3 经言气之盛衰，左右倾移。

4 阴阳上下交争，虚实更作，阴阳相移也。

5 岐伯曰：疟之且发也，阴阳之且移也，必从四末始也。

6 黄帝问曰：五脏六腑寒热相移者何？

7 岐伯曰：肾移寒于肝，痈肿少气。

8 脾移寒于肝，痈肿筋挛。

9 肝移寒于心，狂隔中。

10 心移寒于肺，肺消。肺消者饮一溲二，死不治。

11 肺移寒于肾，为涌水。涌水者，按腹不坚，水气客于大肠，疾行则鸣濯濯，如囊里浆水之病也。

12 脾移热于肝，则为惊衄。

13 肝移热于心，则死。

14 心移热于肺，传为膈消。

15 肺移热于肾，传为柔痓。

16 肾移热于脾，传为虚，肠澼，死不可治。

17 胞移热于膀胱，则癃溺血。

18 膀胱移热于小肠，膈肠不便，上为口糜。

19 小肠移热于大肠，为虑瘕，为沉。

20 大肠移热于胃，善食而瘦入，谓之食亦。

21 胃移热于胆，亦曰食亦。

22 胆移热于脑，则辛頞鼻渊。鼻渊者，浊涕不下止也，传为衄衊、瞑目。故得之气厥也。

23 岐伯曰：五脏之久咳，乃移于六腑。

24 岐伯曰：按摩勿释，着针勿斥，移气于不足，神气乃得复。

25 故曰：因天之序，盛衰之时，移光定位，正立而待之，此之谓也。

26 故阴阳不相移，虚实不相倾，取之其经。

27 浅而留之，微而浮之，以移其神，气至乃休。

28 周痹之在身也，上下移徙随脉，其上下左右相应，间不容空。

来（总 60 句）

1 粗大者，阴不足阳有余，为热中也。来疾去徐，上实下虚，为厥巅疾。

2 夫平心脉来，累累如连珠，如循琅玕，曰心平，夏以胃气为本。病心脉来，喘喘连属，其中微曲，曰心病。

3 死心脉来，前曲后居，如操带钩，曰心死。

4 平肺脉来，厌厌聂聂，如落榆荚，曰肺平。秋以胃气为本。病肺脉来，不上不下，如循鸡羽，曰肺病。死肺脉来，如物之浮，如风吹毛，曰肺死。

5 平肝脉来，软弱招招，如揭长竿末梢曰肝平，春以胃气为本，病肝脉来，盈实而滑，如循长竿，曰肝病。

6 平脾脉来，和柔相离，如鸡践地，曰脾平，长夏以胃气为本。病脾病来，实而盈数，如鸡举足，曰脾病，死脾脉来，锐坚如鸟之喙，如鸟之距，如屋之漏，如水之流，曰脾死。

7 平肾脉来，喘喘累累如钩，按之而坚曰肾平。冬以胃气为本，病肾脉来如引葛，按之益坚，曰肾病。死肾脉来发如夺索，辟辟石弹石，曰肾死。

8 万物之所以始生也，故其气来软弱，轻虚而滑，端直以长，故曰弦，反此者病。

9 岐伯曰：其气来实而强，此谓太过，病在外。其气来不实而微，此谓不及，病在中。

10 夏脉者心也，南方火也，万物之所以盛长也，故其气来盛去衰，故曰钩，反此者病。

11 岐伯曰：其气来盛去亦盛，此谓太过，病在外，其气来不盛去反盛，此谓不及，病在中。

12 故其气来轻虚以浮，来急去散，故曰浮，反此者病。

13 其气来毛而中央坚，两傍虚，此谓太过，病在外；其气来毛而微，此谓不及，病在中。

14 故其气来沈以搏，故曰营，反此者病。

15 其气来如弹石者，此谓太过，病在外；其去如数者，此谓不及，病在中。

16 其来如水之流者，此谓太过，病在外。

17 真脏来见，期一岁死，见其真脏，乃予之期日。

18 急虚身中卒至，五脏绝闭，脉道不通，气不往来，譬如堕溺，不可为期。

19 脉绝不来，若人一息五、六至，其形肉不脱，真脏虽不见，犹死也。

20 脉不往来者死，皮肤著者死。

21 故曰：方其来也，必按而止之，止而取之，无逢其冲而泻之。

22 真气者，经气也，经气太虚，故曰其来不可逢，此之谓也。

23 邪之新客来也未有定处，推之则前，引之则止，逢而泻之，其病立已。

24 脉来悬钩浮为常脉。

25 至数之机，迫迮以微，其来可见，其往可追。

26 至而至者和；至而不至，来气不及也；未至而至，来气有余也。

27 以道而去，去而速来，曲而过之，是谓省遗过也。

28 寒来不杀，温病乃起，其病气怫于上，血溢目赤，咳逆头痛、血崩、胁满、肤腠中疮。

29 五之气，阳乃去，寒乃来，雨乃降，气门乃闭，刚木早凋。

30 草树浮烟，燥气以行，霿雾数起，杀气来至，草木苍干，金乃有声。

31 岐伯曰：乘其至也；清气大来，燥之胜也，风木受邪，肝病生焉；热气大来，火之胜也。

32 金燥受邪，肺病生焉；寒气大来，水之胜也，火热受邪，心病生焉；湿气大来，土之胜也，寒水受邪，肾病生焉；风气大来，木之胜也，土湿受邪脾病生焉。

33 神不慈，则志不悲，阴阳相持，泣安能独来。

34 其来不可逢，其往不可追。

35 其来不可逢者，气盛不可补也。

36 来者为顺者，言形气之平，平者顺也。

37 始刺浅之，以逐邪气，而来血气，后刺深之。

38 脉口人迎应四时也，上下相应而俱往来也，六经之脉不结动也，本末之寒温之相守司也。

39 邪气来也紧而疾，谷气来也徐而和。

40 其脉滑大，以代而长者，病从外来，目有所见，志有所恶，此阳气之并也，可变而已。

41 故往来移行肠胃之间，水凑渗注灌，濯濯有音。

42 审按其道以予之，徐往徐来以去之，其小如麦者，一刺知，三刺而已。

43 凡刺寒邪，日以温，徐往徐来，致其神。

44 血脉凝结，坚搏不往来者，亦未可即柔。

45 正气者，正风也，从一方来，非实风，又非虚风也。

46 正风者，其中人也浅，合而自去，其气来柔弱，不能胜真气，故自去。

47 其气外发，腠理开，毫毛摇，气往来行，则为痒。

48 因视风所从来而占之，风从其所居之乡来为实风。

49 从其冲后来为虚风，伤人者也，主杀，主害者。

50 风从南方来，名曰大弱风，其伤人也，内舍于心，外在于脉，气主热。

51 风从西南方来，名曰谋风，其伤人也，内舍于脾，外在于肌，其气主为弱。

52 风从西方来，名曰刚风，其伤人也，内舍于肺，外在于皮肤，其气主为燥。

53 风从西北方来，名曰折风，其伤人也，内舍于小肠，外在于手太阳脉，脉绝则溢，脉闭则结不通，善暴死。

54 风从北方来，名曰大刚风，其伤人也，内舍于肾，外在于骨与肩背之膂筋，其气主为寒也。

55 风从东北方来，名曰凶风，其伤人也，内舍于大肠，外在于两胁腋骨下及肢节。

56 风从东方来，名曰婴儿风，其伤人也，内舍于肝，外在于筋纽，其气主为身湿。

57 风从东南方来，名曰弱风，其伤人也，内舍于胃，外在肌肉，其气主体重。

58 此八风皆从其虚之乡来，乃能病人。

59 风雨从南方来者，为虚风，贼伤人者也。

60 风从西方来，万民又皆中于虚风，此两邪相搏，经气结代者矣。

去（总 42 句）

1 厥气上行，满脉去形。

2 所谓阴阳者，去者为阴，至者为阳。

3 今精坏神去，营卫不可复收。

4 营泣卫除，故神去之而病不愈也。

5 浑浑革至如涌泉，病进而色弊；绵绵其去如弦绝死。

6 粗大者，阴不足阳有余，为热中也。来疾去徐，上实下虚，为厥巅疾。来徐去疾，上虚下实，为恶风也。故中恶风者，阳气受也。

7 南方火也，万物之所以盛长也，故其气来盛去衰，故曰钩，反此者病。

8 其气来盛去亦盛，此谓太过，病在外，其气来不盛去反盛，此谓不及，病在中。

9 故其气来轻虚以浮，来急去散，故曰浮，反此者病。

10 其去如数者，此谓不及，病在中。

11 经络虚，卫气去，形独居，是以因天时而调血气也。

12 候呼引针，呼尽乃去，大气皆出，故命曰泻。

13 风寒客于脉而不去，名曰疠风，或名曰寒热。

14 五脏皆有合，病久而不去者，内舍于其合也。

15 刺之迫脏，脏会，腹中寒热去而止。

16 邪中之，则腠理开，开则入客于络脉，留而不去，传入于经，留而不去，传入于腑，廪于肠胃。

17 冬者水始治，肾方闭，阳气衰少，阴气坚盛，巨阳伏沉，阳脉乃去，故取井以下阴逆，取荥以实阳气。

18 夫邪之客于形也，必先舍于皮毛，留而不去，入舍于孙脉，留而不去，入舍于络脉，留而不去，入舍于经脉，内连五脏，散于肠胃，阴阳俱感，五脏乃伤，此邪之从皮毛而入，极于五脏之次也。

19 初之气，地气迁，风胜乃摇，寒乃去，候乃大温。

20 五之气，阳乃去，寒乃来，雨乃降，气门乃闭，刚木早凋。

21 初之气，地气迁，燥将去，寒乃始，蛰复藏水乃冰，霜复降，风乃至，阳气郁。

22 二之气，寒不去，华雪水冰，杀气施化，霜乃降，名草上焦，寒雨数至。阳复化，民病热于中。

23 奇之不去则偶之，是谓重方；偶之不去则反佐以取之，所谓寒热温凉反从其病也。

24 未去而去曰病，去而不去曰病，反者死。

25 冲阴则志去目，志去则神不守精，精神去目，涕泣出也。

26 若行若按，如蚊虻止，如留如还，去如弦绝，令左属右，其气故止，外门已闭，中气乃实，必无留血，急取诛之。

27 气至而去之者，言补泻气调而去之也。

28 邪气独去者，阴与阳未能调而病知愈也。

29 补则实，泻则虚，痛虽不随针，病必衰去矣。

30 百岁，五脏皆虚，神气皆去，形骸独居而终矣。

31 此皆尝有所伤于湿气，藏于血脉之中，分肉之间，久留而不去。

32 若有所堕坠，恶血在内而不去，卒然喜怒不节，饮食不适，寒温不时，腠理闭而不通。

33 留而不去，则传舍于络脉，在络之时，痛于肌肉，故痛之时息，大经代去，留而不去，传舍于经，在经之时，洒淅喜惊。

34 留而不去，传舍于俞，在俞之时，六经不通四肢，则肢节痛，腰脊乃强，留而不去，传舍于伏冲之脉，在伏冲之时体重身痛，留而不去，传舍于肠胃，在肠肾之时，贲响腹胀，多寒则肠鸣飧泄，食不化，多热则溏出糜。

35 留而不去，传舍于肠胃之外，募原之间，留着于脉，稽留而不去，息而成积，或着孙脉，或着络脉，或着经脉，或着俞脉，或着于伏冲之脉，或着于膂筋，或着于肠胃之募原，上连于缓筋，邪气淫泆，不可胜论。

36 寒热之毒气也，留于脉而不去者也。

37 按其道以予之，徐往徐来以去之，其小如麦者，一刺知，三刺而已。

38 容之则心伤，心伤则神去，神去则死矣。

39 微内而徐端之，适神不散，邪气得去。

40 推下至缺盆中，而复止如前，热去乃止，此所谓推而散之者也。

41 邪气者，虚风之贼伤人也，其中人也深，不能自去。正风者，其中人也浅，合而自去，其气来柔弱，不能胜真气，故自去。

42 寒则真气去，去则虚，虚则寒搏于皮肤之间。

至（总 129 句）

1 二七而天癸至，任脉通，太冲脉盛，月事以时下，故有子。

2 二八肾气盛，天癸至，精气溢泻，阴阳和，故能有子。

3 贼风数至，暴雨数起，天地四时不相保，与道相失，则未央绝灭。

4 故邪风之至，疾如风雨，故善治者，治皮毛，其次治肌肤，其次治筋脉，其次治六腑，其次治五脏。

5 所谓阴阳者，去者为阴，至者为阳。

6 鼓阳至而绝曰石，阴阳相过曰溜。

7 岐伯曰：求其至也，皆归始春，未至而至，此谓太过，则薄所不胜，而乘所胜也。

8 至而不至，此谓不及，则所胜妄行，而所生受病，所不胜薄之也，命曰气迫。

9 所谓求其至者，气至之时也。谨候其时，气可与期，失时反候，五治不分，邪僻内生，工不能禁也。

10 岐伯曰：变至则病，所胜则微，所不胜则甚。

11 赤脉之至也，喘而坚。诊曰：有积气在中，时害于食名曰心痹。得之外疾，思虑而心虚，故邪从之。

12 白脉之至也，喘而浮。上虚下实，惊，有积气在胸中，喘而虚。名曰肺痹。寒热，得之醉而使内也。

13 青脉之至也。长而左右弹。有积气在心下，肢胠。名曰肝痹。得之寒湿，与疝同法。腰痛足清头痛。

14 黄脉之至也，大而虚。有积气在腹中，有厥气，名曰厥疝。女子同法，得之疾使四肢，汗出当风。

15 黑脉之至也，上坚而大。有积气在小腹与阴，名曰肾痹。得之沐浴，清水而卧。

16 贼风数至，虚邪朝夕，内至五脏骨髓，外伤空窍肌肤，所以小病必甚，大病必死。

17 浑浑革至如涌泉，病进而色弊；绵绵其去如弦绝死。

18 肝与肾脉并至，其色苍赤，当病毁伤不见血，已见血湿若中水也。

19 人一呼脉四动以上曰死，脉绝不至曰死，乍疏乍数曰死。

20 绝不至曰死，乳之下其动应衣，宗气泄也。

21 太阳脉至，洪大以长；少阳脉至，乍数乍疏，乍短乍长；阳明脉至，浮大而短。

22 肝受气于心，传之于脾，气舍于肾，至肺而死。

23 心受气于脾，传之于肺，气舍于肝，至肾而死。

24 脾受气于肺，传之于肾，气舍于心，至肝而死。

25 肺受气于肾，传之于肝，气舍于脾，至心而死。

26 肾受气于肝，传之于心，气舍于肺，至脾而死。

27 其见人者，至其所不胜之时则死。

28 真肝脉至，中外急，如循刀刃，责责然如按琴瑟弦，色青白不泽，毛折，乃死。

29 真心脉至，坚而搏，如循薏苡子，累累然，色赤黑不泽，毛折，乃死。

30 真肺脉至，大而虚，如以毛羽中人肤，色白赤不泽，毛折，乃死。

31 真肾脉至，搏而绝，如指弹石，辟辟然，色黑黄不泽，毛折，乃死。

32 真脾脉至，弱而乍数乍疏，色黄青不泽，毛折，乃死。

33 太阳脏独至，厥喘虚气逆，是阴不足阳有余也。表里当俱泻，取之下俞。

34 阳明脏独至，是阳气重并也。当泻阳补阴，取之下俞。

35 少阳脏独至，是厥气也。蹻前卒大，取之下俞。

36 少阳独至者，一阳之过也。

37 一阴至，厥阴之治也。

38 二阴搏至，肾沈不浮也。

39 夫邪气之客于身也。以胜相加，至其所生而愈，至其所不胜而甚，至于所生而持，自得其位而起。

40 经之动脉，其至也，亦时陇起，其行于脉中，循循然。

41 其至寸口中手也，时大时小，大则邪至，小则平。

42 呼尽内针，静以久留，以气至为故，如待所贵，不知日暮。

43 其气以至，适而自护，候吸引针，气不得出，各在其处，推阖其门，令神气存，大气留止，故命曰补。

44 候邪不审，大气已过，泻之则真气脱，脱则不复，邪气复至，而病益蓄。

45 不可挂以发者，待邪之至时而发针泻矣。

46 故阴气从足上行至头，而下行循臂至指端；阳气从手上行至头，而下行至足。

47 诸当汗者，至其所胜日，汗大出也。

48 帝曰：其至何如？岐伯曰：至必少气时热，时热从胸背上至头，汗出，手热、口干、苦渴、小便黄、目下肿、腹中鸣、身重难以行，月事不来，烦而不能食，不能正偃，正偃则咳，病名曰风水，论在刺法中。

49 此先客于脊背也，每至于风府，则腠理开，腠理开，则邪气入，邪气入，则病作，以此日作稍益晏也。

50 夫子言卫气每至于风府，腠理乃发，发则邪气入，入则病作，今卫气日下一节，其气之发也，不当风府，其日作者奈何？

51 故邪中于头项者，气至头项而病；中于背者，气至背而病；中于腰脊者，气至腰脊而病；中于手足者，气至手足而病。

52 温疟者，得之冬中于风，寒气藏于骨髓之中，至春则阳气大发，邪气不能自出其寒饮食入胃，从肺脉上至于肺，则肺寒，肺寒则外内合，邪因而客之，则为肺咳。

53 按之则热气至，热气至则痛上矣。

54 故风者，百病之长也，至其变化，乃为他病也，无常方，然致有风气也。

55 首风之状，头面多汗，恶风、当先风一日，则病甚，头痛不可以出内，至其风日，则病少愈。

56 肝脉惊暴，有所惊骇，脉不至若暗，不治自已。

57 脉至而搏，血衄身热者死。脉来悬钩浮为常脉。

58 脉至如数，使人暴惊，三四日自已。

59 脉至浮合，浮合如数，一息十至以上，是经气予不足也，微见九十日死。

60 脉至如火薪然，是心精之予夺也，草干而死。

61 脉至如散叶，是肝气予虚也，木叶落而死。

62 脉至如省客，省客者，脉寒而鼓，是肾气予不足也，悬去枣华而死。

63 脉至如丸泥，是胃精予不足也，榆荚落而死。

64 脉至如横格，是胆气予不足也，禾熟而死。

65 脉至如弦缕，是胞精予不足也，病善言，下霜而死，不言可治。

66 脉至如交漆，交漆者，左右傍至也，微见三十日死。

67 脉至如涌泉，浮鼓肌中，太阳气予不足也。少气味，韭英而死。

68 脉至如颓土之状，按之不得，是肌气予不足也。五色先见黑，白垒发死。

69 脉至如悬雍，悬雍者，浮揣切之益大，是十二俞之予不足也。水凝而死。

70 脉至如偃刀，偃刀者，浮之小急，按之坚大急，五脏菀热，寒热独并于肾也，如此其人不得坐，立春而死。

71 脉至如丸滑，不直手，不直手者，按之不可得也。是大肠气予不足也。枣叶生而死。

72 脉至如华者令人善恐，不欲坐卧，行立常听，是小肠气予不足也。季秋而死。

73 内夺而厥，则为喑俳，此肾虚也，少阴不至者厥也。

74 刺实须其虚者留针，阴气隆至，乃去针也；刺虚须其实者，阳气隆至，针下热，乃去针也。

75 经气已至，慎守勿失者，勿变更也。

76 病在骨，骨重不可举，骨髓酸痛，寒气至，名曰骨痹。

77 帝曰：其有至而至，有至而不至，有至而太过，何也？

78 岐伯曰：至而至者和；至而不至，来气不及也；未至而至，来气有余也。

79 帝曰：至而不至，未至而至，如何？岐伯曰：应则顺，否则逆，逆则变生，变则病。

80 地乃燥清，凄怆数至，胁痛、善太息，肃杀行，草木变。

81 帝曰：气至而先后者何？岐伯曰：远太过则其至先，远不及则其至后，此后之常也。帝曰：当时而至者何也？岐伯曰：非太过非不及，则至当时，非是者害也。

82 帝曰：四时之气，至有早晏高下左右，其候何如？岐伯曰：行有逆顺，至有迟速，故太过者化先天，不及者化后天。

83 夫气之所至也，厥阴所至为和平，少阴所至为暄，太阴所至为埃溽，少阳所至为炎暑，阳明所至为清劲，太阳所至为寒氛，时化之常也。厥阴所至为风府，为兴启；少阴所至为火府，为舒荣；太阴所至为雨府，为员盈。

84 庚苍；太阳所至为寒府，为归藏；司化之常也。

85 厥阴所至，为生为风摇；少阴所至，为荣为形见；太阴所至，为化为云雨；少阳所至，为长为蕃鲜；阳明所至，为收为雾露；太阳所至，为藏为周密；气化之常也。

86 厥阴所至为毛化，少阴所至为羽化，太阴所至为倮化，少阳所至为羽化，阳明所至为介化，太阳所至为鳞化，德化之常也。

87 厥阴所至为生化，少阴所至为荣化，太阴所至为濡化，少阳所至为茂化，阳明所至为坚化，太阳所至为藏化，布政之常也。

88 厥阴所至为飘怒太凉，少阴所至为太暄寒，太阴所至为雷霆骤注烈风，少阳所至为飘风燔燎霜凝，阳明所至为散落温，太阳所至为寒雪冰雹白埃，气变之常也。

89 厥阴所至为挠动，为迎随；少阴所至为高明焰，为曛；太阴所至为沈阴，为白埃，为晦暝；少阳所至为光显，为彤云，为曛；阳明所至为烟埃，为霜，为劲切，为凄鸣；太阳所至为刚固，为坚芒，为立，令行之常也。

90 厥阴所至为里急，少阴所至为疡胗身热，太阴所至为积饮否隔，少阳所至为嚏呕为疮疡，阳明所至为浮虚，太阳所至为屈伸不利，病之常也。

91 厥阴所至为支痛，少阴所至为惊惑，恶寒战栗，谵妄，太阴所至为积满，少阳所至惊躁，瞀昧暴病，阳明所至为鼽尻阴股膝髀足病，太阳所至为腰痛，病之常也。

92 厥阴所至为緛戾，少阴所至为悲妄衄蔑，太阴所至为中满霍乱吐下，少阳所至为喉痹耳鸣呕涌，阳明所至皴揭，太阳所至为寝汗痉，病之常也。

93 厥阴所至为胁痛、呕泄，少阴所至为语笑，太阴所至为重胕肿，少阳所至为暴注、瞤、暴死，阳明所至为鼽嚏，太阳所至为流泄，禁止，病之常也。

94 岐伯曰：不远热则热至，不远寒则寒至，寒至则坚否，腹满、痛急、下利之病生矣。热至则身热，吐下霍乱，痈疽疮疡、瞀郁、注下。

95 黄帝问曰：五气交合，盈虚更作，余知之矣。六气分治，司天地者，其至何如？岐伯再拜对曰：明乎哉问也。天地之大纪，人神之通应也。

96 岁少阳在泉，火淫所胜，则焰明郊野，寒热更至。

97 太阳司天，寒淫所胜，则寒气反至，水且冰，血变于中，发为痈疡。

98 所谓胜至，报气屈伏而未发也。复至则不以天地异名，皆如复气为法也。

99 岐伯曰：胜至而复，无常数也，衰乃止耳。

100 岐伯曰：气有高下，病有远近，证有中外，治有轻重，适其至所为故也。

101 帝曰：其脉至何如？岐伯曰：厥阴之至其脉弦，少阴之至其脉钩，太阴之至其脉沉。

102 阳之至大而浮，阳明之至短而涩，太阳之至大而长。至而和则平，至而甚则病，至而反者病，至而不至者病，未至而至者病。阴阳易者危。

103 岐伯曰：脉至而从，按之不鼓，诸阳皆然。

104 岐伯曰：脉至而从，按之鼓甚而盛也。

105 岐伯曰：夫所胜者胜至已病，病已愠愠而复已萌也。

106 帝曰：胜复之作，动不当位，或后时而至，其故何也？

107 岐伯曰：气至之谓至，气分之谓分。

108 上下无常，合而病至，偏害阴阳。

109 帝曰：三阳独至者，是三阳并至，并至如风雨，上为巅疾，下为漏病。

110 帝曰：三阳者至阳也，积并则为惊，病起疾风，至如礔砺。

111 三阳独至，期在石水。二阴独至，期在盛水。

112 至阴虚，天气绝；至阳盛，地气不足。阴阳并交，至人之所行。阴阳并交者，阳气先至，阴气后至。

113 气至而有效，效之信，若风之吹云，明乎若见苍天，刺之道毕矣。

114 一其形，听其动静，知其邪正，右主推之，左持而御之，气至而去之。

115 五脏之所溜处，阔数之度，浅深之状，高下所至。

116 气至而去之者，言补泻气调而去之也。

117 所谓五脏之气，已绝于内者，脉口气内绝不至，反取其外之病处，与阳经之合，有留针以致阳气，阳气至则内重竭，重竭则死矣。

118 所谓五脏之气，已绝于外者，脉口气外绝不至，反取其四末之输，有留针以致其阴气，阴气至则阳气反入，入则逆，逆则死矣。其死也，阴气有余，故躁。

119 如是，则僻邪不至，长生久视。

120 所谓气至而有效者，泻则益虚，虚者，脉大如其故而不坚也。

121 故一刺则阳邪出，再刺则阴邪出，三刺则谷气至，谷气至而止。

122 所谓谷气至者，已补而实，已泻而虚，故以知谷气至也。

123 浅而留之，微而浮之，以移其神，气至乃休。

124 故气至阳而起，至阴而止。

125 少阴气至则啮舌，少阳气至则啮颊，阳明气至则啮唇矣。视主病者，则补之。

126 肠胃所入至所出，长六丈四寸四分，回曲环反，三十二曲也。

127 凡此十二盛者，至而泻之，立已。

128 黄帝曰：积之始生，至其已成，奈何？

129 岐伯答曰：察其所痛，以知其应，有余不足，当补则补，当泻则泻，毋逆天时，是谓至治。